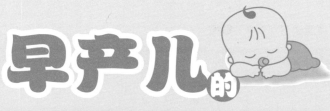

早产儿的
临床基础管理策略

主　编　李胜玲
主　审　邱银萍

电子工业出版社
Publishing House of Electronics Industry
北京·BEIJING

图书在版编目（CIP）数据

早产儿的临床基础管理策略 / 李胜玲主编. —北京：电子工业出版社, 2019.6

ISBN 978-7-121-35649-0

Ⅰ. ①早… Ⅱ. ①李… Ⅲ. ①早产儿－护理 Ⅳ. ①R473.72

中国版本图书馆CIP数据核字(2018)第267496号

本书作为国家自然科学基金项目（81660385）研究成果，由宁夏医科大学学术
著作出版计划支持出版

策划编辑：汪信武
责任编辑：汪信武
印　　刷：北京天宇星印刷厂
装　　订：北京天宇星印刷厂
出版发行：电子工业出版社
　　　　　北京市海淀区万寿路173信箱　　邮编：100036
开　　本：720×1000　　1/16　　印张：22.75　　字数：370千字
版　　次：2019年6月第1版
印　　次：2019年6月第1次印刷
定　　价：98.00元

凡所购买电子工业出版社图书有缺损问题，请向购买书店调换。若书店售
缺，请与本社发行部联系，联系及邮购电话：（010）88254888，88258888。

质量投诉请发邮件至zlts@phei.com.cn，盗版侵权举报请发邮件至dbqq@phei.
com.cn。

本书咨询联系方式：QQ 20236367。

《早产儿的临床基础管理策略》
编委人员名单

主　编　李胜玲

主　审　邱银萍

编　者　（按姓氏拼音排序）

安春燕（宁夏回族自治区人民医院）

崔慧敏（宁夏医科大学）

段小风（宁夏医科大学）

李胜玲（宁夏医科大学）

李　玉（宁夏医科大学）

刘　琴（银川市妇幼保健院）

马惠荣（银川市第一人民医院）

穆国霞（宁夏医科大学）

孙彩霞（宁夏医科大学总医院）

王　燕（宁夏医科大学）

王晓燕（宁夏医科大学）

谢丽龙（宁夏回族自治区妇幼保健院）

张丹丹（宁夏医科大学）

插　图　赵燕楠

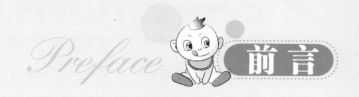

前　言

　　我国早产儿的数量已位居世界第二，伴随着生殖技术的发展及计划生育国策的改变，早产儿的出生率仍将进一步增加。由于早产儿器官功能发育不完善，出生后会面临诸多问题和挑战，即使新生儿重症监护病房（NICU）的建立和发展极大地降低了早产儿的死亡率，早产依然是5岁以下儿童死亡的主要原因；且幸存的早产儿尤其是低出生体重儿极易存在脑瘫、智力低下、视听觉障碍等严重的神经系统后遗症，从而影响其生活质量。因此，早产依然是全球性的公共健康问题之一。如何提高早产儿的生存质量已成为当代新生儿领域的严峻挑战，无疑对产科、NICU的监护技术、临床管理方法及管理质量等都提出了更高的要求。而现有的产科和儿科相关专业书籍中虽然都涉及了早产儿问题，但较少进行系统阐述，更没有将早产儿临床基础管理研究的新观点、新理论融入其中，其涉及的深度和广度也难以满足临床基础管理实践的需要。

　　本书编者们依据早产儿相关领域的国内外最新研究成果和临床指南，结合国卫办妇幼发[2017]9号中的《早产儿保健工作规范》，将早产儿的临床基础管理分为产前、产时、产后（住院期间）三个不同时期。从早产儿不同时期面临的重点临床问题出发，如产前管理、产时管理、健康评估、日常护理的关键技术、体温管理、营养管理、疼痛管理、用药管理、相关疾病的筛查、出院管理等进行了详细阐述，形成了较系统的早产儿临床基础管理模式，体现了产科、新生儿科密切协作的"围生"医学理念；即强调了在熟悉早产儿生长发育动态变化基础上的临床管理，又涵盖了近年来国内外早产儿临床基础管理领域的研究成果。

本书语言精炼、深入浅出、逻辑严密、结构严谨。希望本书的出版可以作为早产儿父母的指导用书，更可以作为产科及新生儿科医护工作者学习、查阅、在职培训的参考用书，并对提高早产儿的临床基础管理能力、改善早产儿的预后有所启迪和帮助。但是，因为水平、时间有限，书中可能有不妥或疏漏之处，敬请各位读者在阅读过程中不吝赐教，我们将进一步修订改进。

李胜玲

2018 年 5 月

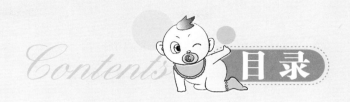

Contents 目录

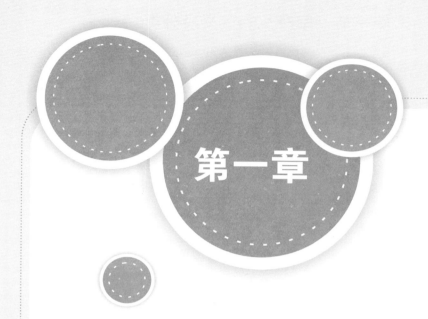

第一章

绪　论

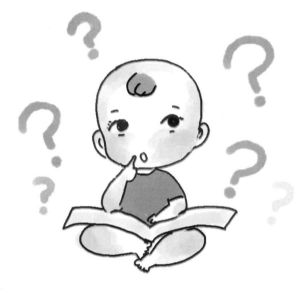

第一节　早产儿的定义及分类

　　早产儿是当今围生医学和新生儿医学研究的重要内容。世界卫生组织（WHO）2017 年公布的数据显示：全球早产儿发生率为 5%~18%，且呈现上升趋势。随着围生医学和新生儿急救医学的迅速发展，早产儿尤其是低出生体重儿，甚至极低或超低出生体重儿的存活率明显提高。但是，幸存的早产儿不仅易存在脑瘫、智力低下等严重的神经系统后遗症，还会在认知行为、社会适应能力等方面存在问题，给家庭、社会造成沉重的负担，成为世界性医疗保健问题。

一　早产儿的定义

　　世界卫生大会于 1948 年首次提出关于早产儿的定义，即胎龄 < 30 周和（或）出生体重 ≤ 2500g 的活产新生儿。后来发现，尽管不同种族新生儿的胎龄相近，但平均出生体重却存在较大差异，导致一些低出生体重足月儿被错误划分为早产儿，而体重 > 2500g 的早产儿被误认为足月儿。随着对胎儿宫内发育迟缓的认识逐步加深，才意识到胎龄与胎儿的成熟有密切关系，WHO 于 20 世纪 60 年代建议修改早产儿的定义。WHO 认为：早产儿是指自末次月经第 1 天计算，胎龄 < 37 周（胎龄 < 259d）的新生儿。近年来，学者们不断探讨早产儿存活的极限期，一些欧美发达国家由于其医疗技术先进，使得更小孕周、更低体重的早产儿可以在宫外存活，他们将早产儿的胎龄提前至 24 周甚至 20 周，定义为孕周满 20 周至不满 37 周、体重 500g 至不足 2500g 者。我国关于早产儿的定义尚未统一。有学者提出，由于妊娠 28 周以后，胎儿体重大多在 1100g 以上，各器官形态及功能基本成熟，具备宫外生存的条件。因此，从我国实际情况出发，将早产儿孕周的低限定为 28 周；也有学者认为早产儿是指胎龄 < 37 周（259d）、体重 < 2500g 的活产婴儿。目前多数文献将出生胎龄 < 37 周（259d）的新生儿称为早产儿。

二 早产儿的分类

早产儿分类有许多方法，如根据出生胎龄、出生体重、出生体重与胎龄的关系及出生后周龄等进行划分。

（一）根据胎龄分类

胎龄（GA）是从末次月经第 1 天起至分娩为止，通常以周表示。胎龄是评价早产儿结局和预后的主要指标之一，依据胎龄分类能更准确地反映出不同阶段间早产儿的存活率，预测早产儿护理所需要的技术，评估早产儿的远期健康状况。根据胎龄可将早产儿分为以下 3 类：

1. 极早早产儿

胎龄＜ 28 周的早产儿，约占 5%。

2. 早期早产儿

胎龄 28~31 周的早产儿，约占 10%。

3. 轻型早产儿

胎龄 32~36 周的早产儿，约占 85%。有学者将 32~36 周进一步划分成两个亚组：①中度早产儿，指 32~33 周出生的早产儿；②晚期早产儿，指 $34^{+0/7}$（239d）~$36^{+6/7}$ 周（259d）出生的早产儿。关于胎龄 32~36^{+6} 周的早产儿，还有许多其他的描述，如晚期早产儿、边缘早产儿、近足月儿、轻度早产儿和中度早产儿等。由于缺乏公认的定义和术语，对近足月儿或晚期早产儿的研究和统计颇为混乱。2005 年，美国国家儿童健康与人类发展研讨会建议将胎龄 34~36^{+6} 周的新生儿命名为晚期早产儿，取代近足月儿。该提议主要基于两个理由：①胎龄 34 周是公认的产科干预界点，通常认为孕 34 周后胎儿发育接近成熟，不再对其采取积极干预防止早产；②晚期早产儿的并发症和死亡风险高于足月儿，因此，晚期早产儿可以更好地反映该组新生儿的早产状况及生长发育风险，促使人们关注其特殊需要。

（二）根据出生体重分类

出生体重是指出生 1h 内的体重。绝大多数早产儿的出生体重均较低。根据出生体重可将早产儿划分为以下 3 类：

1. 低出生体重儿

出生体重为 1500~2500g 的新生儿。

2. 极低出生体重儿

出生体重为 1000~1500g 的新生儿。

3. 超低出生体重儿

出生体重 < 1000g 的新生儿。

（三）根据出生体重与胎龄的关系分类

根据出生时体重与该胎龄平均体重的比较而定。

1. 小于胎龄早产儿

出生体重在相同胎龄平均体重的第 10 百分位以下的新生儿。根据重量指数 =[出生体重（g）× 100/ 出生身长（cm^3）] 和身长头围之比可将小于胎龄早产儿分为非匀称型和匀称型。①非匀称型：此型常由孕母血管性疾病引起的胎儿生长发育必需物质（如氧气、营养）供给缺乏所致。由于损伤发生在妊娠晚期，胎儿大部分器官已发育，故各器官细胞数目正常，但细胞体积缩小，损伤为可逆性，一旦营养供给充足，受累细胞可恢复正常大小。出生时早产儿身长、头围正常，但皮下脂肪消失，呈营养不良外貌；重量指数 < 2.00（胎龄 ≤ 37 周）或重量指数 < 2.20（胎龄 > 37 周），身长与头围之比 < 1.36。②匀称型：此型常由染色体异常、遗传代谢性疾病、先天性感染所致。由于损伤发生在孕早期，故引起胎儿各器官细胞有丝分裂受阻，细胞数目减少，但仍保持有正常的细胞体积。患儿出生时头围、身长、体重成比例减少，体型匀称；重量指数 > 2.00（胎龄 ≤ 37 周）或重量指数 > 2.20（胎龄 > 37 周），身长与头围之比 > 1.36。

2. 适于胎龄早产儿

出生体重在相同胎龄平均体重的第 10~90 百分位的新生儿。

3. 大于胎龄早产儿

出生体重在相同胎龄平均体重的第 90 百分位以上的新生儿。

（四）根据出生后周龄分类

1. 早期新生儿

出生后 2 周以内的新生儿称早期新生儿。早期新生儿属于围生儿，是新生儿从胎儿转变为独立生活的适应阶段，发病率和病死率最高，因此对早期新生儿的护理、治疗和监测极为重要。

2. 晚期新生儿

出生后第 2 周至第 4 周末的新生儿称晚期新生儿，此时新生儿已初步完成最重要的适应阶段，但发育尚不够成熟，仍需继续适应，护理仍然很重要。

第二节　早产儿的病因学及流行病学

早产是围生期新生儿死亡的主要原因，全世界约 70% 新生儿死亡的原因是早产。近 20 年来，随着经济的迅速发展，医疗技术水平的快速提升，早产的流行趋势也发生了变化，早产发生率逐年升高。虽然早产儿的病死率不断下降，但存活者功能障碍的发生率却不断增加，而这一人群近期和远期的医疗花费已经成为国家主要的公共卫生问题。尽管对其发生的原因研究颇多，但确切病因仍不清楚。

一　早产的病因

（一）感　染

感染是早产的主要原因，由感染导致的早产占 40% 以上。孕 30 周前早产 80% 是由感染引起。早产以前被认为主要是阴道或宫颈内微生物上行性感染所致，但近年来许多证据证明，其他部位的感染性疾病也是早产的诱发因素。常见的感染性疾病如下：

1. 羊膜腔感染

羊膜腔感染包括羊水、胎盘、胎膜的感染或临产前、产时发生的子宫感染。微生物培养是诊断羊膜腔感染的金标准。微生物侵入羊膜腔引起早产有 4 种途径，最常见的为阴道、宫颈上行性感染，其次为经胎盘血行扩散及由腹腔经输卵管逆向播散和侵入性操作的感染。值得注意的是，羊膜腔感染患者中，约有 12.5% 表现为临床绒毛膜羊膜炎，其余均为亚临床感染，不易识别。抗生素的使用并没有减少早产的发生率，反而延迟了分娩的时间，增加了早产儿的体重，最终由于抗生素未控制羊膜炎而导致早产。

2. 胎膜早破

胎膜早破分为早产胎膜早破（PPROM）与足月产胎膜早破。PPROM占早产的30%~40%。PPROM主要由两条路径实现：一是减少胎膜韧性，二是增加前列腺素释放量。细菌产生的毒素和细胞外基质降解酶破坏了绒毛膜、羊膜的结构，从而使其功能下降，最终导致早产胎膜的破裂。同时，维生素、微量元素的缺乏也可导致PPROM，其主要危害是宫腔感染、脐带脱垂、胎儿窘迫、胎肺发育不良等。由于PPROM导致早产不可避免，如有发现，必须尽快终止妊娠。

3. 细菌性阴道炎

研究发现，在早孕期间患有细菌性阴道炎是一个非常危险的因素，在16周之前和20周之前患有细菌性阴道炎的孕妇发生早产的危险分别是无细菌性阴道炎孕妇的7倍和4倍。细菌性阴道炎上行感染，现已趋向有症状治疗；若无症状者给予治疗，反而会造成阴道菌群紊乱，最终导致早产。因此，除非有早产史者，一般不主张妊娠中期筛查。

4. 泌尿道感染

解脲支原体为泌尿道感染常见的病原体，孕妇一旦感染，可致流产、早产、胎儿宫内生长受限、胎死宫内、产褥期感染和新生儿感染等，也是引起早产的重要原因。

5. 牙周病

研究表明，18%的早产与孕妇牙周病有关。孕期的中重度牙周疾病可以使自发性早产的危险性增加2倍。牙周病的严重程度是早产的独立危险因素，它主要是由口腔革兰阴性厌氧菌感染引起的一种慢性感染性疾病。研究表明，牙周病病原体在侵入宿主牙周组织时导致菌血症，将细菌运至远处组织，进而引起肝脏的急性炎性反应，分泌大量的细胞因子和炎性介质，造成宫缩，导致早产。

（二）子宫因素

宫颈功能不全如先天性宫颈发育不良或继发于分娩、流产或手术操作的宫颈损伤，削弱了宫颈胶原纤维功能，导致宫颈内口松弛，羊膜囊向宫颈管膨出，均可导致胎膜早破而早产。子宫畸形，如单角子宫、双角子宫、子宫纵隔、双子宫等先天发育不全，子宫内膜异位症，子宫平滑肌伸展性差，静止期难以维持，易发生早产。此外，正常发育的子宫，由于妊娠期过度膨胀造成宫腔压力过高、子宫平滑肌伸展过度，也可致早产。

（三）医源性早产

医源性早产又称干预性早产，是指产妇并发妊娠特有疾病（前置胎盘、胎盘早剥、产科并发症、子痫前期、子痫），妊娠合并内外科疾病，胎儿出现宫内窘迫、胎儿生长受限、胎儿畸形，必须立即终止妊娠而导致的早产，占早产总数的 18.7%~35.2%，平均为 25%。15%~25% 的早产是由产科或妊娠合并症引起的。绝大多数的多胎（占早产总数的 10%）以早产而分娩（50% 是医源性的原因）。医源性早产的新生儿病死率是 13%，与其他早产的病死率无明显差异，说明早产儿病死率与孕龄有关，而与医源性早产无关。对于体重 < 1000g 的医源性早产儿与自发性早产儿、PPROM 早产儿结局无明显差异。但医源性早产儿需要出生后监护者的比例（12.9%）低于非医源性早产儿（27.8%）。

（四）其 他

母亲因素包括孕妇年龄（以 20~30 岁为低点，孕产妇年龄与早产率呈"U"形关系）、既往早产史或低出生体重儿生育史、母亲出生体重 < 2.5kg、孕前肥胖或孕期体重增加不够、酗酒、吸烟、滥用药物、缺乏卫生期保健等，均与早产有关。综上所述，早产的病因是多方面的，早产可能是单一因素或多种因素同时作用的结果。

二 早产儿的流行病学特点

（一）季节分布特点

早产的发生具有季节性特征，不同地区的早产高发季节不尽相同。伦敦的早产率峰值一年只有一次，出现在冬季 12 月；而日本和美国一年中则出现两次早产率峰值，分别在 8 月和 12 月或 1 月。国内也有部分类似报道，青岛市早产率 6 月份最低，10 月份最高；浙江省嘉兴市夏季早产率最高；西宁市 4 月份出现早产率峰值。早产季节差异是地理气候、温湿度等外环境因素的季节性特点的反映。

（二）地理分布特点

发达国家的早产率普遍处于 5%~10% 的较低水平；发展中国家的情况较为严峻，早产率通常为 5%~18%。2002 年加拿大活产数据库报告早产率为 7.6%（< 37 周），2004 年丹麦全国登记系统报告的早产率为 6.3%（22~37 周），2005 年美国国家卫生统计中心发布的早产率为 12.7%（< 37 周），而 2005 年全苏格兰地区医院数据库报告的早产率为 7.6%（24~37 周），津巴布韦 1997—1998 年 17 174 名新生儿中 16.8% 为早产儿（< 37 周），巴西南部某地区所有医院 2004 年横断面调查的早产（< 37 周）发生率为 14.6%。我国目前早产的基线水平多参考中华医学会 2004 年 16 省城市医院早产儿回顾性调查数据：早产儿发生率为 7.8%（28~37 周），新生儿住院患者中早产儿占 19.7%。早产地理分布的不平等性，既可能与经济、医疗技术发展水平不同有关，也可能与种族、营养状况等诸多因素有关。

（三）人群分布特点

不同特征人群的早产发生率具有明显差异。年龄 < 18 岁或 > 35 岁，产次过高，既往有流产、早产史，贫困、文化程度低、劳动强度大的妇女，以及具有不良生活习惯如吸烟、酗酒、吸毒的妇女人群，早产发生率均处于较高水平。1993—2005 年针对中国南北 10 县（市）的调查结果显示：早产发生率为 4.75%，其中 26~30 岁组早产率最低，为 4.43%；40 岁以上组早产率则达到 8.19%；具有既往早产史的妇女中有 10.66% 再次早产；文盲组早产率为 7.00%。2000 年美国白人妇女的单胎早产率为 9.4%，黑人为 16.2%。同时，近一半的双胎儿和 90% 的多胎儿（三胞胎及以上）为早产儿。早产在某些特定人群中存在高发或低发现象，反映出该类人群中存在共同的危险因素或保护因素，这为进一步研究早产提供了线索。

第三节 早产儿的存活现状和生命质量

随着产科产前监护技术的快速发展和儿科医学的不断进步，早产儿的存活率大大提高。但是，早产原因复杂，影响早产儿生命质量的因素也是多方面的，存活率的增加又可能带来一系列发育障碍和社会问题，所以早产仍然是当今医学最主要的挑战之一，也是最值得关注的公共健康问题之一。

一 早产儿的存活现状

随着新生儿重症监护学科的快速发展，早产儿的存活率大幅度上升，特别是孕周 < 32 周，出生体重 < 1500g 的极低体重儿，体重在 1000~1500g 的早产儿存活率达 89.5%，≤ 1000g 的早产儿存活率为 60.6%。如果仅以存活时间作为标准，新生儿监护无疑是当今医学最成功的领域之一。然而，20 世纪 40 年代开始出现定量化的指标，测定新生儿救治过程中对其产生的伤害，特别是心理和神经系统损伤，如脑瘫、认知功能低下、耳聋、失明和生长发育迟缓等，作为判定早产儿发育和生存质量的标准。自此，早产儿特别是极早早产儿或极低体重儿的发育和生存质量越来越引起人们的关注。

早产儿常见的健康问题有支气管肺发育不良、晶体后纤维增生症、坏死性小肠结肠炎、轻 / 中度神经发育后遗症等，其中神经发育缺陷（如脑瘫）报道率最高。出生体重 < 750g 的早产儿预后更差，他们无追赶性生长，随着年龄的增长，各种后遗症更加明显。虽然这些早产儿生命早期发病率并未增加，但在学龄期会出现许多明显的功能异常，如视觉行为或言语水平落后、持续的识别能力不足、注意力缺陷、逻辑推理障碍等。同时，早产儿青春期的健康问题如特殊性学习能力障碍、智力障碍、行为问题等也较多见。

二 生命质量

生命质量一方面是以人的体力和智力水平来衡量，另一方面是以痛苦和意识丧失来衡量，残疾、畸形、智力低下等都降低了生命的质量和价值。判断生命质量和价值高低主要有两个因素：一是生命本身的质量；二是个体生命对他人、社会和人类的意义。现代医学的目的是预防疾病、维护健康、提高生命质量，因此，早产儿的生命质量及治疗本身对其造成的远期影响开始成为医护人员关注的问题。早产儿是否应该终止治疗、如何执行也成为医学伦理学界、法律界关注的焦点。

第四节　新生儿重症监护发展概况

新生儿重症监护是一种综合性、多学科的救治模式，指对病情不稳定的危重新生儿给予持续的护理、复杂的外科处置、连续的呼吸支持及其他较强的干预。新生儿重症监护病房（NICU）是危重新生儿进行集中监护、治疗和护理的重要场所。NICU的建立、完善及新生儿重症监护技术的发展，使许多危重新生儿尤其是极低、超低出生体重儿得到及时、有效的治疗，抢救成功率与存活率明显提高。

一　国外新生儿重症监护的发展

（一）初创期（19世纪末至20世纪初）

1. 新生儿医学兴起

19世纪时，新生儿死亡率极高，许多新生儿死于低体温、低体重、呼吸窘迫及感染，当时主要由产科医生负责新生儿的救治工作。直到20世纪中期，促进新生儿健康及预防死亡、救治新生儿的重任逐渐从产科医生转至儿科医生。一些欧美国家成立了早产儿护理机构，在大学开设新生儿医学和护理学课程，关于新生儿的专业医学书籍也相继出版。

2. 创建新生儿评分

1952年，Virginia Apgar向麻醉研究学会提交了一篇关于分娩时新生儿评估的论文，促使人们开始关注新生儿。1958年，Virginia Apgar建议采用5个评估指标来评估新生儿，即在出生后1min评估新生儿心率、呼吸、反射活动、肌张力及皮肤颜色，必要时予以干预并评估 5min 时的状况。虽然 Apgar 评分尚存诸多争议，但该方法至今仍是国际公认的评价新生儿状况的有效工具，使临床医生能准确、迅速地对新生儿进行整体评估，以便及时做出相应处理。

3. 婴儿暖箱的发明

19 世纪时，人们认为早产儿"先天不足、身体虚弱"，护理措施主要包括准确测量体重、预防感染、喂养和保暖，新生儿监护技术十分有限。1878 年，法国发明的婴儿暖箱是提高早产儿存活率的第一个重大技术突破，法国产科医生 Stephane Etienne Tarier 注意到环境温度对早产儿的重要性，强调使用暖箱为早产儿保暖。他的学生 Martin Arthur Couney 在 1939 年的纽约博览会上展示了数个放置有早产儿的暖箱。早产儿与父母分离，由护士轮流照护，这种护理方式吸引了众人的关注，纽约的许多早产儿被送交给 Martin Arthur Couney 进行照护，Martin Arthur Couney 成为美国史上第一个为早产儿提供特殊护理的医生，被誉为"暖箱医生"。此后，欧美国家纷纷开始设计各式各样的暖箱并使用。1940 年，塑料透明暖箱的问世改善了暖箱的视觉效果，提升了对早产儿的观察及治疗水平，成为现代暖箱的重大进步。1958 年，纽约哥伦比亚大学 William Siverman 及其同事的研究证实，通过调控环境温度保持体温可以显著降低低出生体重儿的死亡率，此项发现使体温管理成为早产儿医学的一个重要基础。

4. 婴儿配方奶的研制

将不同比例的碳水化合物、蛋白质和脂肪加入牛奶中用于喂养，称之为配方奶。近似母乳的配方奶于 1920 年上市，随后逐渐出现以浓缩牛奶为原料添加碳水化合物的足月儿和早产儿奶制品。为了补充母乳喂养，DaFoe 在浓缩的牛奶、水和玉米糖浆中添加数滴朗姆甜酒来喂养五胞胎。1940 年，Levine 和 Gordon 报道，采用增加钠、钙、磷、蛋白质并减少饱和脂肪含量的配方奶喂养的早产儿其生长发育更快速。然而，摄入高蛋白往往导致液体潴留、氮质血症及代谢性酸中毒。直到 1980 年初，以乳清为主的早产儿配方奶问世，才使得此类问题得以解决。

（二）快速发展期（1960—1980 年）

1. NICU 的创建

1960 年，Scaffer 在其专著中率先提出新生儿医学的概念。1963 年 8 月，美国总统肯尼迪的第三个儿子 Patrick Bouvier Kennedy 早产出生，因患有呼吸窘迫被送到波士顿儿童医院经高压氧舱救治，于出生后 39h 死于肺透明膜病，这一事件引起了公众及医学界对建立 NICU 的深思。两年后，世界上第一家 NICU 在美国耶鲁大学纽黑文医院建立，成为近代新生儿医学发展史上的一个里程碑。1975 年，美国儿科委员会将新生儿医学确定为独立专业学科。1976 年美国儿科学会发表报告 *Toward Improving the Outcome of Pregnancy* 之后，NICU 在世界各国相继成立并迅速发展，新生儿医学进入蓬勃发展的时代。早产儿护理日趋中心化，存活率大大提高，地区中心危重儿集中救治的观念深入人心。以 NICU 为核心的地区性新生儿医疗救护网的形成是近代新生儿医学的重大发展，通过 NICU 及其急救网络，能最有效地利用人力、物力，确保危重新生儿及时得到监护和救治。

2. NICU 监护技术的发展

NICU 在 20 世纪中期得到快速发展，主要表现为技术微型化。

（1）体温调控：关于产热和散热平衡影响因素的研究发现，辐射散热导致热量丢失，分娩室和早产婴儿室开始广泛使用辐射式暖箱。有研究发现，棕色脂肪是产热的重要来源，根据不同体重及不同胎龄早产儿的体温设立不同范围的中性温度，以降低能量消耗。

（2）静脉营养支持：1851 年，有报道采用柔软的红色橡胶导管实施管饲，1950 年引入聚乙烯胃管。由于早产儿胃肠道发育不成熟，尤其是伴有水肿和呼吸困难者，常因需要禁食 72h 甚至更长时间而得不到足量的营养，因此，如何为早产儿提供早期营养成为亟待解决的问题。静脉营养成为早产儿护理的一个重要转折点，微量输液泵的发明为静脉营养管理提供了条件。许多研究者尝试为早产儿及手术后的婴儿静脉输注水解蛋白。Dudrick 和 Wilmor 通过动物实验发现，可以通过大血管进行输注含有适当浓度氮的高热量液体，但输注水解蛋白或酪蛋白容易发生代谢性酸中毒、高氨血症及氮质血症等并发症，而新型氨基酸营养液的问世大大减少了此类并发症的发生。随着脂肪乳剂的应用，微量元素和维生素添加剂被用于早产儿的营养支持。最初采用大静脉血管和脐动脉输注营养液，近年来外周中心静脉置管（PICC）成为安全、快捷、效果良好的静脉营养途径。

（3）呼吸支持：NICU 呼吸治疗趋于精密化、尖端化。肺透明膜病（HMD）是早产儿常见的肺部并发症，每年造成许多早产儿死亡。1959 年，Mary Ellen Avery 和 Jere Mead 的研究证实，肺透明膜病与肺表面活性物质缺乏有关。第一代新生儿呼吸机于 1963 年引入临床。随着呼吸机在临床上的应用，与呼吸机相关的肺支气管发育不良（BPD）和肺间质气肿受到关注。1967 年首次描述了 BPD，认识到 BPD 是肺发育不成熟、氧中毒、气压伤等因素共同作用的结果。持续正压通气（CPAP）促进了早产儿呼吸支持的极大改善。1971 年，Gregory 等首先用硅胶制成鼻塞，经气管插管使用 CPAP 治疗 NRDS。1973 年，Kattwinkel 使用鼻塞 CPAP，1975 年设计简易水封瓶 CPAP；也有学者尝试通过气管内插管给予肺泡表面活性物质成分来治疗 NRDS，但治疗效果并不理想。1980 年，Fujwara 报道在早产儿中成功使用了从牛肺提取的外源性液体表面活性物质，此后有许多医院的 NICU 相继开展不同表面活性物质产品的临床随机对照试验。外源性表面活性物质治疗 NRDS 使其病死率大大降低。

（4）心电监护和血压监测：20 世纪 60 年代以前，对生命体征的监测主要由管床护士根据患儿病情进行间断监测。由于延长的频繁的呼吸暂停可能导致诸多不良远期预后，所以临床开始使用呼吸监护仪；其后又研发了经皮血氧饱和度、常规血气及无创呼吸暂停、心率和血压监护仪。19 世纪初，治疗呼吸暂停或发绀主要采用氨水和小剂量威士忌刺激疗法。1930 年开始对早产儿和发绀的婴儿进行氧气吸入治疗，主要根据肤色来判断氧气吸入治疗指征，由于缺乏简便有效的血氧监测手段造成许多早产儿发生视网膜病变。20 世纪 70 年代中期，血氧监测技术得到进一步发展，经皮血氧监测取代间歇微量采血监测血氧压力，为持续监测血氧提供了全新方法。1980 年，脉搏血氧测定法问世，有效克服了传统方法的缺点，即采用一种可缠绕于手指或足趾的轻薄感应器来监测血氧饱和度，无须使用加热的电极片，因而不必经常更换部位，很快在临床上广泛应用。脐动脉插管技术的成熟使新生儿及早产儿血压监测成为可能，通过对动脉血压的直接监测建立新生儿血压正常参考值，随后又出现了无创血压监测方法。

（5）新生儿转运：20 世纪 70 年代初期，高危新生儿出生后从产科门诊转至 NICU 时常缺乏完善的转运设备。因而，新生儿转运受到儿科医生关注，多家医院开始提供新生儿转运服务，建立了区域性的危重新生儿转运系统，为危重新生儿提供快捷的生命通道；利用新生儿转运暖箱、呼吸机、监护仪等专用设备对新生儿实施生命体征监护、呼吸支持、输液等措施。新生儿转运体系的建立极大地提高了新生儿的存活率，并且已经被许多研究证实，成为新生儿医学史上的又一里程碑。

（6）胎龄评估、新生儿分类及生长发育分类：胎儿的成熟与胎龄密切相关，疾病风险及处置也因胎龄的不同而存在很大差异，因此，出生后的胎龄评估对确定早产程度极为重要。由于通过母亲末次月经日期评估胎龄存在较大误差，Suzanne Saint-Anne Dargassies、Amiel-Tison、Dubowwitz 等学者提出采用外表特征及神经系统检查来评估胎龄，构建了 Bllarda 评分（NBS）、Finnstrom 评分、Dobowwitz 评分等方法。20 世纪 50 年代末期，有学者报道，糖尿病母亲因病情控制不佳而分娩的体重超重的新生儿容易发生呼吸窘迫综合征、低血糖、高胆红素血症等并发症。还有学者发现，胎儿因胎盘血供不足而出现发育障碍，提出胎儿宫内生长迟缓（IUGR）的概念。1967 年，Lulu Lubchenco 根据出生体重将新生儿分为小于胎龄儿、适于胎龄儿及大于胎龄儿。一些研究小组绘制出生长发育曲线以预测不同胎龄儿的出生体重、头围及身长。生长发育分类体系的构建为新生儿生长发育提供了测量标准，促进了医生对早产儿生长发育的评估和管理。

（7）光照疗法：Rh 溶血病是新生儿医学界面临的一个重要问题，常需要通过换血来预防核黄疸。1956 年，英国 Gremer 等最先报道将光照疗法应用于胆红素治疗，从此，光照疗法成为新生儿黄疸的主要治疗手段。1968 年，美国 Lucey 等提出传统光照疗法模式（蓝色荧光灯照射），后来有研究提出卤素聚光灯也可用于光照疗法。20 世纪 70 年代，日本发明了经皮胆红素测量仪，对新生儿黄疸动态监测具有较好应用价值，为筛查病理性黄疸、临床早期干预提供了依据。20世纪80年代以后，陆续出现了蓝光毯、光纤毯、蓝光床等技术，使光照疗法变得更安全、简便。在光源的选择上，除蓝光外，还有绿光、白光灯、蓝绿光、冷光源LED等。

（8）新生儿疾病筛查：为新生儿时期一些尚未出现的疾病提供了早期诊断、早期干预的方法，对于降低儿童智力低下的发生率具有重要意义，成为20世纪公共卫生的一项创举。1961年，Guthrie发明的细菌抑制法，用于检测干血滤纸片中的苯丙氨酸浓度，开创了新生儿疾病筛查的历史。20世纪60年代后期，欧美国家相继对氨基酸代谢异常的疾病进行筛查。从1962年单一的苯丙酮尿症筛查开始，随着筛查技术的发展，目前已形成包括内分泌系统疾病、先天性代谢性疾病、传染性疾病、血红蛋白病在内的50余种疾病的筛查。除了筛查病种的增加及筛查技术的提高外，筛查还逐渐形成了包括实验室检测、筛查异常结果的管理、确诊检查、疾病管理、评估等系统服务体系。

（三）早产儿时代（1980年至今）

20世纪80年代以来，早产儿的出生率逐年增加，早产儿的存活率和生存质量成为新生儿医学界的重要问题之一。

1. 心肺支持

呼吸机治疗是NICU治疗呼吸衰竭的重要措施。高频通气（HFV）以呼吸频率高、潮气量低、小于或等于解剖无效腔为特征，具有减少肺损伤及慢性肺疾病等优点，20世纪80年代初被用于重症新生儿尤其是早产儿的治疗，目前已成为NICU不可缺少的治疗方法。随着血压监测技术的发展，对新生儿肺部血压情况和持续肺动脉高压也有了更深的认识。新生儿持续性肺动脉高压（PPHN）是一种威胁新生儿生命的疾病，临床研究一直在寻找一种仅扩张血管而不影响体循环血压的治疗方法。体外膜肺（ECMO）是一种体外生命支持技术，通过在体外完成静脉血的氧合和二氧化碳的排出来替代肺功能。Bartlett和Hanken率先在新生儿科临床应用ECMO建立了标准的ECMO环路系统，成功救治许多胎粪吸入综合征患儿。ECMO的临床应用使常规治疗无效的急性心肺功能衰竭患儿死亡率从80%下降至25%。20世纪90年代，研究者发现吸入一氧化氮能选择性地舒张肺血管，使肺部血液由非通气区流向通气区，减少由右向左分流，改善通气血流比值，提高氧合指数，降低肺动脉压。这是新生儿医学呼吸技术理论的重要突破，主要用于新生儿低氧性呼吸衰竭和PPHN。

1999年，美国食品药品监督管理局（FDA）批准将吸入一氧化氮作为出生体重为2500g以上的新生儿低氧血症性呼吸衰竭的常规治疗。2001年，欧盟国家药品管理局也批准将吸入一氧化氮应用于临床。目前，高频通气联合应用肺泡表面活性物质、吸入一氧化氮已成功用于治疗新生儿呼吸窘迫综合征及持续性肺动脉高压，部分取代ECMO治疗肺发育不良所致的重症呼吸衰竭。

随着人们对新生儿窒息复苏的观念发生改变，采用100%氧进行新生儿复苏的方法受到质疑，人们开始关注100%氧对呼吸生理、脑血循环的潜在不利影响及氧自由基的潜在组织损害。研究发现，空气复苏能得到与纯氧复苏相近的效果。如果新生儿不能建立自主呼吸，可根据Apgar评分采用简易呼吸器、气管插管或辅助通气。此外，关于羊水胎粪污染处理也得到了进一步的发展。产科医生和儿科医生开始意识到运用当代先进的科学手段可以极大程度地防止新生儿窒息导致的死亡和各种并发症。1987年，美国心脏协会和美国儿科学会开发了新生儿复苏项目（NRP），用以指导医护人员实施复苏；该项目迅速传至全世界，显著降低了新生儿窒息的病死率和致残率。

2. 以患者和家庭为中心的护理

20世纪70年代以来，人们逐渐意识到父母参与NICU早产儿护理的重要性，提出开展以家庭为中心的护理，以最大限度地满足、保证、支持早产儿的需求。以家庭为中心的护理（FCC）是以患儿家庭与医护人员的伙伴关系为基础，对医疗保健进行评估、计划、实施，包括尊重、信息分享、家庭参与护理及家庭合作四个基本概念。20世纪80年代末，以家庭为中心的护理模式得到拓展，制订了NICU探视制度，建立各种支持小组、产前咨询、母婴同室、袋鼠式护理及关于生长发育的多学科委员会等。1992年，在广大医护人员和众多家庭的配合下，美国成立了以家庭为中心的护理研究所，通过各种出版物、制订针对医院的标准、研讨会、健康咨询等形式推广应用FCC，FCC成为美国NICU的护理实践标准。其后，我国和日本、以色列、泰国等国家将 FCC 应用到临床护理中，取得显著成效。2010 年，FCC 研究所更名为以患者 - 家庭为中心的护理（PFCC）研究所，推广以患者和家庭为中心的护理。

3. 发育支持护理

新生儿医学的进步大大降低了早产儿的病死率，专业健康照护者面临的挑战从保证早产儿存活转至使早产儿发育过程和预后的最优化。

1982 年，美国哈佛大学 Heidelise Als 创建了一个具有高度组织性的发育支持护理系统——新生儿个性化发展性照顾及评估程序（NIDCAP）。NIDCAP 以早产儿行为评估为基础，观察和评估早产儿的生理反应及系列行为，把有害刺激最小化，提供个性化护理和有益刺激，同时指导父母参与新生儿照护。NIDCAP 在欧美国家是注册商标，有多个发育支持护理分中心，其观察及护理技术在临床得到广泛应用。许多研究表明，发育支持护理可以明显改善早产儿的生理、心理及认知能力。发育支持护理的介入显著改变了高危早产儿的护理方式，被称为早产儿护理领域最深刻的变化。

4. 新型 NICU 环境

现代 NICU 理念已从单纯救治模式转为关注早期生命支持与改善远期预后相结合的模式，对影响早产儿发育的 NICU 环境因素成为近年新生儿学科的研究热点之一。20 世纪初期的 NICU 由于缺乏先进的监护仪器，新生儿必须处于医护人员 24h 监护下以便随时观察病情变化；NICU 设计主要为多人共居，没有单人病室。20 世纪 90 年代，随着监护仪器及监护技术的快速发展，人们开始重新思考传统的新生儿监护方式，独立或半独立化的 NICU 病室受到重视。NICU 在改善物理环境、减轻环境压力源、减少早产儿应激行为等方面采取了许多措施，如营造舒适环境、改善光线强度、降低噪声、选择适宜体位、播放音乐等。实践证明，通过对 NICU 不良环境的干预可以有效避免 NICU 环境对早产儿的不利影响，促进早产儿的康复和生长发育。

5. 早期微量喂养与强化母乳

早产儿的消化系统功能发育不成熟，早期营养方式主要依赖静脉营养。由于全静脉营养可增加胆汁淤积的风险，受到蛋白质和脂肪输注量的限制,且胃肠内缺乏基本食物供给,将会导致胃肠道功能和结构的丧失。因此,一些学者提出早期微量喂养,即从较少的奶量开始以达到刺激胃肠激素分泌,促进早产儿胃肠动力和消化道成熟的目的。研究表明,早期微量喂养对喂养不耐受、体重增长、代谢性骨病、肝脏功能具有明显改善作用。在乳品方面,虽然母乳的营养价值和生物学功能更适合早产儿的需求,但纯母乳喂养的早产儿,尤其是极低出生体重儿摄入的营养成分不能完全满足其生长所需,因此,应喂哺早产儿复合配方的母乳强化剂。大量研究表明,强化母乳可以促进早产儿短期体重、身长和头围的增长。目前国际上已公认母乳加母乳强化剂喂养是早产儿喂养的最佳选择。

6. 早期干预

医学的发展使早产儿存活率明显提高,但这些存活早产儿神经系统后遗症的发生率也相应增加。早产儿存活者中的 10.0%~20.0% 仍有不同程度的伤残,如脑性瘫痪、认知、运动及行为缺陷,给个人、家庭和社会带来极大的痛苦和负担。通过早期干预来改善这些患儿的发育水平引起了许多学者的热切关注。早期干预始于 20 世纪 60 年代美国的补偿教育,当时主要用于对智力障碍者的教育和训练。随后早期干预逐渐演变为一种将早期检测疾病危险性与进行治疗相结合的治疗策略,主要针对 0~3 岁的存在运动、认知、社会行为、情绪及社会生活适应能力低下的儿童或有发育落后的高危因素儿童,采用早期干预可提高发育水平。1961 年,Brazelton 提出的新生儿行为评分法(NBAS)对新生儿的检查从 Apgar 评分的被动检查转变为主动检查,为新生儿早期干预和防治伤残提供了行之有效的方法。20 世纪 80 年代以来,专家对早产儿早期干预和随访进行了许多研究,早期干预形成较为完善的系统,主要包括:早期评估、诊断和筛查系统;同步服务设施;专业的医学诊断和评价系统;专业指导;家庭训练指导、咨询和家庭随访;语言和听觉发育康复;健康评估;心理咨询;社会工作者的参与及机构建立;听觉干预,包括助行器和其他辅助康复设施;患者的转运设施及其他帮助家庭接受治疗的设施等。规范而有质量的早期干预和随访可以有效地促进早产儿的健康和行为发育,成为改善早产儿预后的关键。

二 我国新生儿重症监护的发展

我国新生儿重症监护的历史虽不长，但发展速度很快。自20世纪80年代以来，国内许多省市的大医院相继成立了不同规模的新生儿重症监护病房，从此新生儿学科进入了迅速发展阶段，大多在国际上能开展的各项诊治技术在我国也能开展。1982—1984年，卫生部与联合国儿童基金会合作设立了"小儿急救与培训项目"，为北京、上海、重庆、沈阳等10余个较大规模的NICU配备了一批现代化急救与监护设备；其后国产设备不断得以研制、更新和完善，促进了我国新生儿重症监护水平的迅速提高。同时，一批在国外NICU受过培训的新生儿重症监护专业人员迅速成长，他们具有丰富的急救与监护经验，成为新生儿重症监护的专业骨干和主力军。我国新生儿重症监护的发展主要表现在以下8个方面：①新生儿机械通气的开展与广泛应用，如高频通气、持续气道正压通气等。②早产儿、低出生体重儿管理的改善，包括现代化暖箱、早产儿配方奶及母乳强化剂的应用。③新生儿肠外营养的开展与应用。④新生儿危重症预防和诊疗常规的建立。⑤早产儿发育支持护理，如"鸟巢"、非营养性吸吮、周期性光照等。新生儿重症监护学的快速发展使早产儿病死率逐年下降，早产儿生存质量得到极大提升。⑥新生儿危重症的临床与基础研究，包括实验医学的发展，如肺泡表面活性物质、一氧化氮等实验研究。⑦高危妊娠的处理，包括监护、急救和转运的开展等。许多地区以NICU为中心建立危重新生儿急救转运网络，在医院内建立可移动的新生儿急救转运单位；危重新生儿随访。⑧有研究报道，501~1000g早产儿的存活率提高至30%~50%，1001~1500g的极低出生体重儿的存活率可达80%~90%。

三 新生儿重症监护的未来发展方向

过去50年来，新生儿重症监护发展迅速，危重新生儿得到了合理诊治，死亡率明显下降，生存质量显著改善。未来的新生儿重症监护各学科间的渗透和交叉日益明显。首先，要求多中心协同合作，对实施者的培训和管理将日趋加强。其次，遵循循证实践原则，积极探索疾病病因和病理生理机制，将新技术、新治疗方法应用于临床，使监护水平和治疗技术不断发展。例如，针对胎儿宫内生长迟缓的影响，建立人造胎盘及模拟分娩室，开展基因诊治及快速诊断等。最后，将监护向出生前延伸，加强儿科与产科合作，使小儿在胚胎期、分娩期、新生儿期得到全程监护，在追求存活率的基础上更注重预后和生存质量。

第五节　相关伦理问题

一　新生儿选择性终止治疗的伦理问题

在新生儿选择性终止治疗（WIST）的伦理问题上，目前存在两种观点。一种观点认为，尽管已经意识到早产儿和低出生体重儿发病率与死亡率都很高，仍应对其进行积极救治，影响他们做出决定最主要的因素是"医生的职责"，而生命质量和治疗费用不在其考虑范畴。另一种观点认为，从优生的角度考虑，对于有严重缺陷的早产儿选择放弃是理智的，应抛开各种社会和心理因素。目前，医学伦理学研究认为，应根据法律条文及咨询，同时考虑早产儿的利益，最后由父母和主治医生共同做出决定。临床医生起主要作用，父母的知情同意也相当重要。

选择性终止治疗的前提：提供重症监护所必需的仪器设备，如监护仪、呼吸机、血气分析仪、床旁头颅 B 超，以及具备专业知识、技术的新生儿重症监护医护人员；NICU 的设置最大可能地减少对监护早产儿的不良影响，尤其是导致不良后果的医源性因素，提倡发育支持护理模式；时刻以体现早产儿的最佳利益为出发点。

欧洲的新生儿专家认为，是否对早产儿进行救治应视胎龄和出生情况而定。胎龄 < 23 周或出生体重 < 400g、无脑儿、被证实有 13- 三体或 18- 三体综合征者不予复苏是合理的。他们认为，如果救治对早产儿已无益，重症监护即可停止，因为治疗过程相当困难又难以避免死亡的结局。澳大利亚围生医学专家 Yu 教授提出新生儿期选择性终止治疗遵循以下 3 个原则，通常不会产生伦理上和道义上的非议。

1. 不可避免的死亡

无论给予什么治疗，患儿正逐步走向死亡，如多数出生体重 < 500g 或孕周 < 23 周的早产儿，严重呼吸衰竭或爆发性败血症，出现日益恶化的低氧血症、低血压、酸中毒，对各种治疗无反应的危重儿。

2. 无目的情形

经过努力治疗，尽管死亡并非不可避免，但早产儿如果存活，将冒极大风险留有严重的身体和智力残疾，如极早早产儿出现大面积双侧脑组织出血和（或）脑白质软化。

3. 无法忍受的结果

当早产儿生存下来伴有重度残疾，早产儿可能遭受长期痛苦，需要反复住院，终身接受侵入性治疗，以及存在儿童期或成年早期夭折的可能，如高位脑脊髓膜膨出伴膀胱直肠失去自主控制，对于这种情况，大多数医生和父母认为无法忍受，早产儿也将面对可怕的人生。

值得注意的是，医护人员在救治早产儿时，应防止过低估计早产儿尤其是极低出生体重儿生存的潜能和过度估计致残的风险。终止治疗的决策方面，医生应严格恪守以下最基本的医学伦理原则。

（1）知情同意原则：医生应及时详细地告知父母有关早产儿的医学信息及救治方法、作用、代价、效益；医生应采取科学的态度，分析早产儿的生存质量，对预后的各种可能进行评估。医生必须让父母在充分知情的前提下，由医生和父母双方共同做出终止治疗的医疗决策。

（2）行善原则：医学伦理学的基本原则是"行善、无伤、自主、公正"。行善原则是其中最基本和重要的道德原则，这一精神实质要求从业人员善待患者、善待社会、善待生命。

（3）严守医密原则：在做出终止治疗决策后，医生应遵循守密原则，对早产儿所患疾病、医院采取的措施、处置方法等均应保密。保密可以减少社会舆论，从而减轻家长的社会压力，有利于其身心健康的恢复。

在临床工作中，对于出生时有严重缺陷、可能在短期内死亡的早产儿，父母在决定终止治疗时比较容易。最难做出决定的是对可救治的早产儿及缺氧缺血性脑病患儿，其预后是高度不肯定的，医护人员无法做出承诺，是否终止治疗涉及生命价值观的问题，医院建立婴儿伦理委员会和相关完善工作制度对其全面评估尤为必要。

从国外的临床实践与相关法规来看，对于终止治疗问题尚没有统一的认识。在我国也没有关于终止治疗的法律、政策可以遵照执行，各医疗单位处理方法也不完全相同。我国民法规定，无行为能力人需要确定其监护人。新生儿监护人就是其父母或直系亲属，有缺陷的新生儿的存活与否直接影响其利益，只有新生儿的监护人才能最终决定是否对其终止治疗。但由于关乎人命，也涉及医学领域中的相关问题，所以，新生儿的监护人履行这一决定权的一个至关重要的前提就是要有医学上的明确确认。因此，对于确认过程中的医生资格和身份以及监护人的资格和身份都要有严格的标准，并可以考虑引入第三方证明人的方式，以保护新生儿终止治疗的公正、客观、科学，防范以后有可能出现的医患纠纷。

综上所述，选择性终止治疗体现了新生儿重症监护目标的演变，尊重患儿的生命、父母的自主权和价值观。要注意的是，放弃治疗后，医护人员有责任继续提供缓解患儿症状、减轻患儿痛苦、安抚父母的临终关怀护理，充分体现医学人本主义精神。

二　新生儿安乐死

荷兰是世界上第一个将安乐死合法化的国家，比利时也实施了同样的政策，但世界上还没有一个国家制定法律准许对没有行为能力的新生儿实施安乐死。目前，为新生儿实施安乐死在我国属于非法。无论是从伦理的角度还是人情的角度出发，人的生命是神圣不可侵犯的，只要生命存在，就存在治好的"希望"或"可能"，轻易结束一个有缺陷的新生儿的生命，无疑是一种错误的行为。所以，对有缺陷的新生儿的认定，必须有严格、具体和科学的统一标准。不仅要和目前的医学科学发展实际相符合，在实践操作中也要具有可行性，并对此加以严格的控制和监管。中国普遍的做法是，残疾儿父母可通过向民政部门或社会申请救助，不管残疾儿的病情能否治愈，他们的生存权都受到法律的保护。

《中国儿童发展纲要》的目标是：坚持"儿童优先"原则，保障儿童生存、发展、受保护和参与的权利。针对新生儿医学中的诸多问题，需要政府卫生行政部门、医院和妇幼保健机构、临床医生、社会学家等多方面积极配合，通过立法进一步完善各种制度，以保障新生儿医疗的公平、有效及合理，进而保护新生儿的合法医疗权利。

（李胜玲　崔慧敏）

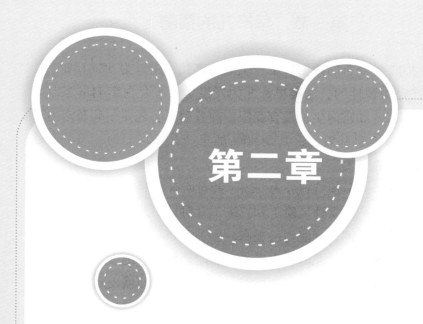

第二章

早产儿的产前管理策略

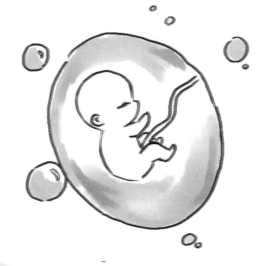

第一节　早产儿的预防

据 WHO 2017 年公布的数据显示：全球早产儿发生率为 5%~18%，其中 20% 的早产是医源性的，这类早产儿的发生是由于存在影响母亲或胎儿健康的危险因素（如宫内生长发育受限、前置胎盘、先兆子痫及宫内状态不良）、内科或产科并发症；其余 80% 的早产儿是自发的，与早产临产或未足月胎膜早破有关。

减少自发性早产的干预措施分为一级（针对所有女性）、二级（旨在消除或减少既往有早产的女性风险）和三级（针对早产儿）。虽然产科医生对具有早产风险女性的识别能力已提高，但一级和二级干预并没有减少早产儿的发生，反而使早产儿的发生率有增加的趋势。对绝大多数早产病例而言，预防早产儿超出了产科医学的能力。但由于产前糖皮质激素的广泛应用及新生儿救治技术的进步（如外源性表面活性物质治疗、机械通气等方法），早产儿的结局已得到改善。

一　早产危险因素的识别

理论上讲，如果在受孕之前或妊娠早期能够识别早产的危险因素（表 2-1），就有机会对早产进行早期干预。但大多数早产的发生没有危险因素，因此目前的有效干预措施较少。

表 2-1　早产的危险因素

不可预防的危险因素	可预防的危险因素
既往早产史	吸烟
年龄 < 18 岁或 > 40 岁	滥用药物
营养不良或妊娠体重低	不规则产检
经济条件较差	妊娠间隔时间过短
宫颈损伤或畸形	贫血
子宫畸形	菌尿或尿路感染
子宫过度膨胀（多胎、羊水过多）	生殖道感染
子宫过度激活	工作劳累
阴道出血	高应激状态
牙周病	

二　可能有效的干预措施

（一）补充黄体酮

补充黄体酮可降低既往有早产史或超声检查显示为短宫颈的妊娠女性的早产风险。但没有证据表明，补充黄体酮对其他情况（如未足月胎膜早破、多胎妊娠）有益或减少围生期死亡的风险。

（二）抑制急性早产临产

特发性早产临产急性发作时，进行宫缩抑制剂治疗通常能暂时消除子宫收缩，但并不能消除启动分娩过程的潜在刺激因素或逆转子宫的分娩变化。因此，宫缩抑制剂不太可能将妊娠期延长数周或数月。但至少可延迟分娩 48h，使产前应用的糖皮质激素达到最大效应。

（三）无症状性菌尿的诊断和治疗

对存在无症状性菌尿的妊娠女性应给予抗生素治疗，以降低发生早产的风险。应对所有妊娠女性在妊娠早期进行尿培养，推荐对无症状性菌尿的高风险女性（如镰状细胞特质、糖尿病、复发性泌尿道感染、潜在肾脏疾病的女性）进行定期的产前筛查。但仅依靠症状进行筛查是不够的，因为尿频和夜尿的症状也可能是由妊娠所致。

（四）戒　烟

吸烟与早产具有轻度的剂量关系。虽然尚未证实减少吸烟或停止吸烟可降低早产风险，但戒烟会带来整体健康益处，因此应该鼓励戒烟。

（五）避免使用可卡因

美国约 60% 的毒理学试验阳性的早产女性可检测到可卡因。医护人员应识别孕妇是否使用过可卡因，并提供有关使用可卡因的母体和胎儿风险的相关信息，以帮助女性停止使用这种药物，降低她们的早产风险。

（六）减少辅助生殖技术引起的多胎妊娠率

多胎孕妇发生早产的风险是单胎的 6 倍。多胎妊娠的发生率升高，主要是由于辅助生殖技术（ART）的应用及成功率的增加引起的。预防由

ART 引起的多胎受孕的策略包括：①在开始 ART 之前进行不育的确切诊断；②限制在每个 ART 周期中移植的前胚胎数量；③作为最后手段，慎重地使用多胎妊娠减胎术。

（七）宫颈环扎术

有证据表明，环扎术可降低既往早产、流产和流产女性复发性早产的风险。

（八）子宫托

随机试验显示，对接受过宫颈子宫托治疗的妊娠女性的超声检查提示，宫缩短的单胎妊娠女性早产率显著减少。与此相反，在多胎妊娠中，常规使用子宫托不会减少早产率或围生期的不良结局。

（九）减少职业性疲劳

对于无并发症的妊娠女性，如果她们工作地点的潜在危害小于日常生活中遇到的危害，那么可以继续工作，直至分娩发动。但应考虑到孕期女性工作的体力需求，尤其是具有早产高风险的女性。如果职业女性每周工作时间超过 42h、每天站立超过 6h 或工作满意度较低，她们的早产风险会更高。

（十）营养干预

营养充足和体重指数正常的女性具有更好的妊娠结局，提示营养干预可能在预防早产方面有一定的作用。尽管部分研究表明一些膳食干预可延长妊娠时间，但尚无定论，因此，目前不推荐膳食补充措施。

（1）N-3 脂肪酸补充：摄入减少与较高的早产发生率有关。

（2）食用鱼类：研究结果不一致。

（3）避免营养不良：有证据表明，妊娠期母体营养不足会引起早产。

由此可见，关注妊娠前后的膳食可能对预防某些早产病例具有重要作用。但系统评价发现，等热量的蛋白质补充、均衡的蛋白质 / 能量补充和高蛋白质补充并不会减少早产的发生率。大多数研究也表明，在妊娠期补充维生素尽管存在其他益处，但并不会降低早产的风险；但在特定的妊娠女性亚群如营养不足或 HIV 感染的女性中，微量营养素的补充可能存在潜在益处。

（十一）避免较短的妊娠间隔

妊娠间隔小于 6 个月的女性可能早产的风险更高。

（十二）避免或治疗疟疾

妊娠女性患疟疾可导致母体和胎儿的不良结局，包括早产。预防或治疗疟疾可减少早产的发生率。

三 未证实的干预措施

（一）下生殖道感染的诊断和治疗

下生殖道感染与早产有关，但大多数研究表明，治疗无症状性阴道或子宫颈感染并没有降低早产的发生率。不推荐筛查和治疗无症状性下生殖道感染的证据按微生物种类总结如下。

1. 细菌性阴道炎、B 组溶血性链球菌（GBS）、解脲支原体

虽然研究表明对细菌性阴道炎、GBS 筛查阳性、解脲支原体的无症状女性应用抗生素治疗并不能延长妊娠时间，但这些研究结果混杂有非常规性应用抗生素治疗和间歇治疗后微生物的再定植或再感染等因素。目前推荐在妊娠晚期进行 GBS 筛查和药物预防新生儿早发型 GBS 感染。有细菌性阴道炎和早产史的妊娠女性可能从细菌阴道炎的筛查和治疗中受益，但没有足够的资料支持并推荐将这种方法作为常规检查。

2. 衣原体、淋病、梅毒

没有证据表明治疗衣原体、淋病或梅毒可以延长妊娠时间。但为了预防母亲和新生儿的其他后遗症，推荐筛查并治疗这些感染。

3. 毛滴虫

不推荐在妊娠期间对无症状性的毛滴虫感染进行治疗，因为它不仅不能预防，反而可能会增加早产风险。

4. 阴道涂片革兰染色阳性

虽然有研究表明干预组的女性比对照组自发性早产的发生率显著降低，但 70% 以上的早产是在革兰染色正常的女性中发生的，且早产总发生率较低。因此，目前不推荐常规给予抗生素治疗。特别是在将早产高风险的

女性随机分配至抗生素治疗组或无抗生素治疗组的其他临床研究中，没有发现抗生素治疗有任何治疗效果或有害结果。

（二）牙周病的治疗

牙周炎存在感染且可产生促炎介质，牙周炎与妊娠不良结局有关，包括早产和低出生体重。但是，欧洲牙周病学联合会和美国牙周病学会的一项联合共识报告认为，虽然对妊娠女性进行牙周病治疗是安全的，并可改善牙周病，但对牙周病的治疗并不会减少早产儿和低出生体重儿的总体发生率。

（三）子宫收缩活动的评估

虽然子宫收缩活动增加是分娩的一个先决条件，但采用自我触诊检测分娩征象或通过使用家庭子宫监测器对子宫收缩频率进行自我监测，并不能使早产率降低。相反，该方法增加了非预约产前就诊频率。美国妇产科医师学会不推荐将家庭子宫收缩活动监测作为预测或预防早产的一项筛查策略。

（四）卧床休息和住院

对早产风险增加的女性，常常推荐卧床休息。虽然卧床休息能改善子宫胎盘的血流量，并可轻微增加新生儿的出生体重，但没有证据证明能降低早产发生率。此外，对于健康女性，运动似乎不会增加早产的风险；而卧床休息可能会增加血栓栓塞事件的发生率，并且具有明确的负面社会心理影响。

（五）禁　欲

性交不是早产的危险因素，因此，妊娠后禁欲在预防早产策略中不起任何作用。

（六）预防性应用宫缩抑制剂

已进行的少数几项随机试验表明，预防性应用宫缩抑制剂对预防早产的发生是无效的，但药物治疗是急性早产临产的治疗措施。

（七）抗生素

随机试验已表明，对未知的无症状感染（妊娠或非妊娠）的女性给予广谱抗生素治疗，并不能预防发生早产临产或分娩，反而可能会增加早产风险。因此，在胎膜完整的情况下，将抗生素治疗用作子宫收缩抑制的辅助治疗，对于延长妊娠时间也是无效的。但对未足月存在胎膜早破的孕妇，广谱抗生素可显著延长潜伏期并改善围生期结局。

（八）加强产前保健

虽然认为缺乏产前保健是早产临产和分娩的一个危险因素，但目前尚不能证实这种关系具有因果性，或缺乏产前保健是促成早产的一个伴随因素。在具有潜在内科疾病（如糖尿病、慢性高血压、甲状腺疾病）或妊娠相关疾病（如先兆子痫）的女性中，应鼓励定期产前保健，可能会改善围生期结局。

（九）社会支持和放松疗法

提供良好的社会支持（定义为实物援助和情感支持）的干预试验并没有明确显示出有妊娠时长方面的益处。关于减少妊娠女性压力的其他干预的资料有限，其他干预包括放松疗法或身心疗法（如按摩、瑜伽、音乐疗法、芳香疗法、呼吸早期锻炼等）。现有试验均规模较小，尚未证实其对出生结局有明确效果。

第二节　早产儿的监护

早产是指在妊娠 37 周之前发生的分娩。早产发生之前并不一定会经历早产临产。虽然足月妊娠的定义为妊娠 37 周至 41^{+6} 周，但妊娠 37 周至 38^{+6} 周这段时间应视为早期足月，因为在此孕龄范围内，新生儿并发症的发病率及死亡率高于妊娠 39 周至 40^{+6} 周时分娩的足月新生儿。

一　意　义

早产是直接导致新生儿死亡（出生后 28d 内死亡）的首要原因。全球 27% 的新生儿死亡归因于早产，每年早产儿死亡人数超过 100 万。出生时的胎龄越大，新生儿死亡的风险越小，但两者之间呈非线性相关。早产负

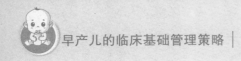

担包括新生儿期并发症和远期后遗症（神经发育缺陷，如脑性瘫痪、学习障碍和视力障碍），以及成人期发生多种疾病的风险增加。

二 临床表现

无论是早产临产还是足月临产，其临床表现都是相同的，均为非特异性，并且在没有出现宫颈改变的妊娠女性中也可以存在数小时。临产的早期症状和体征：①月经样绞痛；②轻度、不规律宫缩；③腰痛；④阴道压迫感；⑤阴道黏液分泌物，可能是无色、粉红色，或者有少许血性成分（即黏液栓、见红）。

宫缩是临产的必要条件，但轻度不规律宫缩在妊娠各阶段都是一种正常表现，这就为鉴别真临产（会导致宫颈改变的宫缩）和假临产（不会导致宫颈改变的宫缩）增加了难度。宫缩频率增加提示真临产，但宫缩频率可能会短暂增加，也会随孕龄及所怀胎儿数的增加而增加，在夜间也同样会增加。尽管已有许多研究者尝试去确定一个可有效识别真临产的宫缩频率阈值，但尚未成功。临床工作中，当宫缩频率增加伴宫缩强度和持续时间增加时，真临产的可能性更大。

在真临产前或真临产时，体格检查提示宫颈改变，包括宫口扩张，宫颈管消退、变软，宫颈位置前移。宫颈变短或扩张可能是由蜕膜激活或炎症反应所触发的分娩过程的最初临床表现。宫颈变化的速度可以区分宫颈成熟与真临产：宫颈成熟需数日到数周，而真临产时的宫颈变化仅需数分钟到数小时。

经阴道超声检查是测量宫颈长度最可靠的方法。在有症状和无症状的早产孕妇中，超声检查发现，宫颈缩短（宫颈 <30mm）预示早产的风险增加；宫颈越短，早产的风险越高。

三 诊 断

根据规律的疼痛性宫缩伴宫颈改变，如宫口扩张和（或）宫颈管消退，通常可对早产临产做出诊断。阴道出血和（或）胎膜破裂的存在可增加诊断的确定性。因为在临产充分确定前，早产临产的临床标准诊断预测性较差，过度诊断较为常见。

目前制定的早产临产临床标准包括持续存在宫缩（4 次 /20 分或 8 次 /60 分），同时伴有确定的宫颈改变、宫颈管消退至少 80% 或宫口扩张大于 2cm。不符合这些标准的孕妇通常会被诊断为假临产，这些孕妇通常可发展为晚期早产或足月产。

尽管早产临产是妊娠女性住院治疗的最常见原因之一，但识别未足月宫缩且将要提前分娩的孕妇是一个不确切的过程。有研究提示，约 30% 的早产临产会自行缓解，明确符合早产临产宫缩标准的妊娠未满 34 周而就诊的孕妇中，仅 13% 在 1 周内分娩。另有报道称，50% 因早产临产而住院治疗的患者最终足月产。针对疑似早产临产患者的处理方法包括 5 种。

1. 初始评估

对疑似早产临产女性的初始评估包括以下几个方面。

（1）母体的生命体征（体温、血压、心率和呼吸），以及胎心率和宫缩频率、持续时间、强度。一般采用宫缩监测仪、触诊和患者主观评价来持续评估宫缩情况。

（2）回顾患者的既往妊娠史及其他病史，并评估孕龄。

（3）评估有无早产临产的体征和症状，以及是否存在早产的危险因素。

（4）检查子宫以评估子宫硬度、有无压痛、胎儿大小和胎方位。

（5）使用湿润但不涂润滑油的内窥器进行阴道检查，需特别注意宫口扩张程度和宫颈管消退情况。

（6）应评估是否存在子宫出血及出血量。胎盘早剥或前置胎盘所致出血能引发早产临产。

（7）应通过标准方法确定胎膜的状态（完整或破裂）。胎膜早破通常在早产临产前或早产期间发生。

（8）获取阴道拭子进行胎儿纤维连接蛋白（fFN）检测。但仅在宫颈长度为 20~30mm 时才进行拭子检查并送至实验室检测 B 组溶血性链球菌（GBS）。

（9）如果在前 5 周内未做过直肠阴道的细菌培养，则应进行该项检查。根据培养结果决定是否应用抗生素进行预防性治疗。

（10）对于淋病和衣原体感染风险增加的女性，需要针对这些感染源进行筛查；对于存在细菌性阴道炎和滴虫病症状的女性，需要针对这些感染源进行检查。

2. 超声检查

宫颈指检在不同的检查者之间可重复性有限，尤其是在变化不明显时。因此，对于所有妊娠未满 34 周的孕妇，当临产诊断不明确时，应使用经阴道超声来评估宫颈，这一信息对支持早产临产的诊断有所帮助。在所有研究人群（包括无症状的孕妇）中，妊娠未满 32 周时，宫颈缩短对早产有预测价值，而且是比宫口扩张更加敏感的早产风险指示变量。妊娠 32 周之后宫颈缩短对早产的预测意义较低。

产科超声检查也可观察母体和胎儿是否存在解剖异常、评估羊水量和估计胎儿体重、确定胎先露。这一信息对于处理早产临产和分娩有帮助，并且有助于为患者提供关于早产的潜在原因和结局的咨询。

3. 指检

通过病史和体格检查、实验室检查及超声检查排除前置胎盘和胎膜早破，以及获取了 fFN 检查和直肠阴道 GBS 培养的拭子之后，可通过指检来评估宫口扩张和宫颈管消退的情况。

如果不太可能为前置胎盘并且需要立即获得信息来处理患者（如胎心率减速），或因产程进入活跃期，或计划性干预（引产、剖宫产）不准备对患者进行治疗时，应尽快进行指检。

为中期妊娠的孕妇评估宫口扩张和宫颈管消失状态时，要将轻度宫颈扩张和消退（提示宫颈功能不全）导致羊膜囊漏出（脱垂）的患者与产程进展造成宫口完全扩张和宫颈管完全消退的患者相鉴别。超声检查可鉴别这两种诊断。

4. 尿培养

无症状性菌尿与早产临产和早产的风险增加有关，所以应进行尿培养。

5. 根据宫颈长度分诊

对疑似早产临产但胎膜完整的有症状妊娠女性，尚无大型随机试验的数据可帮助其确定最佳处理方法。一般来说，若宫颈长度大于 30mm，即使有症状的孕妇也极不可能发生早产，除非症状是由胎膜破裂引起的；早产最可能发生在宫颈长度小于 15~20mm 的孕妇中。

（1）宫颈长度大于 30mm：无论 fFN 结果如何，这些孕妇发生早产的风险较低。在 4~6h 的观察期后，患者可出院回家。在此观察期间，需要确认胎儿的状况良好（如无应激试验反应型）、排除急性促发性事件（如胎盘早剥或明显感染）的存在，并且确保宫口没有进行性扩张或宫颈管没有进行性消退。患者需在 1~2 周时复诊，并在出现早产临产的其他症状、体征或存在其他妊娠问题（如阴道出血、胎膜破裂和胎动减少）时进行电话咨询。

（2）宫颈长度为 20~30mm：此类孕妇与宫颈更长的孕妇相比，发生早产的风险增加，但大多数此类孕妇并不会早产。因此，对于这类孕妇，应将其拭子送检 fFN。如果检查结果呈阳性（fFN 水平 >50ng/ml）应予积极处理，防止早产相关并发症的发生。

（3）宫颈长度小于 20mm：无论 fFN 检测结果如何，这些孕妇发生早产的风险都很高。因此，应积极处理，防止早产相关并发症的发生。

四 管 理

对妊娠未满 34 周且诊断为早产临产的孕妇应收入院，并开始以下治疗。

（1）给予 1 个疗程糖皮质激素，以减少早产相关的新生儿并发症和死亡率。

（2）抗宫缩药物治疗 48h 以推迟分娩，从而使给予母亲的糖皮质激素能获得最大化的胎儿效应。

（3）适时采用抗生素预防 GBS。

（4）给予尿培养结果阳性的女性适当的抗生素治疗。

（5）给予孕周 24~32 周的孕妇硫酸镁治疗。硫酸镁的宫内暴露可提供神经保护作用，降低胎儿出生后发生脑性瘫痪和其他严重运动功能障碍的风险。

（6）在没有明确感染或需 GBS 预防治疗的情况下，早产临产本身并不是抗生素治疗或预防性应用的指征。

（7）补充黄体酮对于治疗急性早产临产没有作用。

五 预 防

目前已证明能有效预防早产的措施包括：①戒烟；②对于存在既往早产史的无症状妊娠女性，或者无早产史但宫颈较短（即宫颈 ≤ 20mm）的无症状妊娠女性，应补充黄体酮；③对于存在既往早产史且当前妊娠中宫颈较短的妊娠女性，行宫颈环扎术；④在无医学指征的情况下，应避免引产和择期剖宫产；⑤对于接受辅助生殖技术的女性，通过限制胚胎移植的数量来减少多胎妊娠的发生。

第三节 产前应用糖皮质激素

糖皮质激素（GC）在产科的应用已有 37 年。1972 年，Liggins 和 Howie 首次证实，对于有早产风险的孕妇，产前给予单疗程 GC 治疗可以促进胎儿肺合成和释放肺表面活性物质（PS），降低新生儿呼吸窘迫综合征（NRDS）的发病率，目前已在临床上广泛应用。美国国立卫生研究院、美国妇产科医师学会、英国皇家医学院和其他重要组织推荐，对有早产风险的孕妇在妊娠 34 周前给予 GC 治疗，以降低早产相关并发症的发病率和死亡率。

一项调查发现，英国 98% 的产科病区在早产前重复用过 GC，有的可重复三四次或更多。美国在妇产科医生中做过一次问卷调查，94% 的医生仅知道产前应用 GC 可降低 NRDS 发病率，但近 60% 的医生不清楚 GC 的潜在不利影响。

自 1972 年首次报道在患有 NRDS 的新生儿中应用 GC 以来，许多报道表明，新生儿期应用 GC 可以改善肺功能，缩短机械通气时间，降低早产儿死亡率，减少慢性肺病（CLD）及动脉导管未闭（PDA）的发生率。但是许多研究也显示，新生儿期使用 GC 会产生严重的不良反应，如近期可能出现高血压、高血糖、胃肠道出血、坏死性小肠结肠炎对下丘脑 – 垂体 – 肾上腺轴的一过性抑制；远期可能影响脑发育，导致精神运动发育异常，特别是脑瘫的发生，以及对认知行为的影响。

一　产前应用糖皮质激素的作用机制

产前应用 GC 治疗可促进 I 型和 II 型肺泡上皮细胞发育，改善呼吸力学和气体交换。I 型肺泡上皮细胞负责肺泡内的气体交换，而 II 型肺泡上皮细胞负责产生和分泌表面活性物质。产前给予 GC 还可改变表面活性物质结合蛋白的产生，增强胎儿肺抗氧化酶的活性。但需要肺达到能对 GC 产生生物学反应的发育阶段，才能产生上述效果。

产前应用 GC 促进肺表面活性物质表达的生化刺激是可逆的，在去除 GC 后，表面活性物质蛋白的 mRNA 水平下降到对照水平，因此应用 GC7d 后未分娩者可考虑重复给予 GC。其他有益影响（如细胞结构成熟）在停止 GC 暴露后仍然持续存在。

二　产前糖皮质激素的应用方案

对于妊娠不到 34 周有早产风险的孕妇给予 GC 是近 30 年围生医学方面显著的进步之一。GC 类药物分天然和合成两大类。用于促进胎儿肺成熟的药物为合成的 GC，即倍他米松和地塞米松，因为只有这两种药物能有效通过胎盘。口服用药的疗效远低于肌内注射。临床经典的用法：倍他米松 12mg，肌内注射，每日 1 次，共 2d；地塞米松 6mg，肌内注射，每日 2 次，共 2d。用药 24h 后至 7d 内，药物效果最佳，7d 后药效消失。因此，多数产科医生主张，若用药 7d 后尚未分娩而早产因素仍然存在，应在停药 1 周后重复使用。

（一）单疗程的用药方案

倍他米松 12mg，共 2 剂，间隔 24h 肌内注射；地塞米松 6mg，共 4 剂，间隔 12h 肌内注射。

1. 地塞米松

可用的地塞米松制剂是地塞米松磷酸钠，其起效快，作用持续时间相对较短。因此，地塞米松的给药间隔短于倍他米松。与倍他米松相比，地塞米松花费更少，且应用更加广泛，但应只使用不含亚硫酸盐的地塞米松。

尽管地塞米松可以很好地在胃肠道吸收，但口服给药对于促进胎儿肺成熟的有效性和安全性的证据还未确立。

2. 倍他米松

临床上所采用的 1ml 倍他米松混悬液由 3mg 倍他米松磷酸钠和 3mg 醋酸倍他米松组成。倍他米松磷酸钠可溶，所以能被快速吸收；而醋酸倍他米松是微溶性的，可以提供持久的药效，仅可用于肌内注射，其生物半衰期是 35~54h。起效和作用持续时间受注射部位的血供影响。孕妇肌内注射后 1h，脐带血药物浓度约是母体血药浓度的 20%。

3. 氢化可的松

氢化可的松会被胎盘酶大量代谢，只有相对极少量的氢化可的松会穿过胎盘进入胎儿体内。因此，对胎儿的有益影响较小。如果无法获得倍他米松及地塞米松时，氢化可的松 500mg，每 12h 静脉给药 1 次，共 4 剂，可作为最后的治疗手段。对于因内科疾病而接受了大剂量氢化可的松治疗的孕妇，当需要促进胎儿肺成熟时，仍推荐单个标准疗程的倍他米松或地塞米松治疗。

4. 其他药物

在产前 GC 治疗的基础上，加用促甲状腺激素释放激素并没有降低早产儿呼吸问题及肺部疾病的发生率。

对存在早产风险的孕妇产前给予单疗程的 GC，已经证明可以降低新生儿的死亡率，减少 NRDS 发生和呼吸支持的天数，降低脑室内出血（IVH）、坏死性小肠结肠炎（NEC）和动脉导管未闭（PDA）的发生率，也可减少 NICU 的住院天数；倍他米松可降低脑室周围白质软化症（PVL）的发生率。随访研究也表明，单疗程应用 GC 并没有对神经系统和生长发育产生不良反应。产前给予 GC 也没有增加孕妇高血压、绒毛膜炎、败血症的发生率和孕妇死亡率。因此，对于有胎膜早破、妊娠期高血压疾病和妊娠糖尿病的孕妇，如果存在早产风险，可以给予单疗程的 GC 治疗。根据循证医学结论，目前推荐对 24~34 周可能早产的孕妇给予 GC 治疗；对于超过 34 周存在早产风险的孕妇，如果证实胎儿肺发育未成熟也可给予单疗程的 GC 治疗。过去认为应用 GC 后 24h 内分娩效果不好，但最近的研究表明，即使在产前 1h 给予一次 GC 也是有益的。因此，最新的指南建议，对于存在早产风险的孕妇应该给予 GC，除非在 1h 之内分娩。

（二）产前给予多疗程糖皮质激素的疗效及不利影响

应用 GC 后 7d 内娩出的早产儿，NRDS 发生率与 7d 后娩出者相比显著降低，表明产前 GC 治疗的效果在 7d 后减弱。目前所获得的资料提示，产前重复应用 GC 可以降低早产儿对机械通气、CPAP、PS 和氧疗的需要，也可以降低气胸的发生率；对于胎龄小于 28 周的早产儿，还可以降低死亡率、NRDS 的发生率及严重度，PDA 发生率也降低；但是否可以降低 IVH、败血症、NEC 的发生率，目前尚无证据支持。2006 年，Crowther 的研究表明，每周给予一次 GC（不是每周给予 1 个疗程的 GC）也可以显著降低 NRDS 的发生率和严重度，以及降低对 PS、氧疗时间和吸入氧浓度的需要。Meta 分析也表明，重复应用 GC 可以显著降低新生儿肺部疾病的发生率和严重度，减少供氧时间和 PS 的应用，需要治疗的 PDA 发生率也显著减少。

三　首选药物和初始剂量

倍他米松和地塞米松均可有效加速胎儿肺成熟，二者均可用于产前治疗。在减少 NRDS 发生率和早产儿死亡率方面，地塞米松与倍他米松的效果相同。地塞米松可减少 IVH 的发生率，但对于严重 IVH 和脑室周围白质软化，两种药物并没有明显差异。

国外更多应用倍他米松，所以目前宫内暴露于地塞米松的胎儿长期随访的数据有限，未明确证实地塞米松在近期结局和远期结局方面等效或优于倍他米松。如果选用地塞米松，应选择不含亚硫酸盐的制剂，因为常用于地塞米松制剂中的亚硫酸盐防腐剂可能对早产儿有直接的神经毒性作用。

（一）给药时的孕龄

对 7d 内早产风险增加的 23~34 孕周孕妇产前给予 GC 治疗，能显著降低 NRDS、IVH 的发生率及早产儿的死亡率，出生后 18~22 个月时的死亡率或神经发育损害的发生率明显降低。

（1）孕 23~25 周分娩的早产儿产前给予 GC 治疗，可降低其出生后 18~22 个月的死亡率，以及 IVH、脑室周围白质软化、NEC 的发生率。

（2）孕周 ≤ 22 周时产前给予 GC 治疗不太可能显著改善胎儿肺功能，因为在该孕龄时药物对仅存在的少量原始肺泡发挥作用。但对于妊娠 ≤ 22 周的早产儿，如果父母在充分了解远期不良结局较差的情况下，仍坚持要求进行新生儿复苏，那么，在分娩前应用 1 个疗程的 GC 治疗是合理的。医生应告知父母这种干预可能会有生存效益，但生存伴随的严重损伤的风险会增加。同样，如果并未分娩，在后期的妊娠过程中可能需要考虑产前 GC 治疗的重复疗程或"挽救"疗程。

（3）孕 34 周之后胎儿发生 NRDS、IVH 和新生儿死亡的基础风险已经很低，是否应用 GC 治疗存在争议，研究结果不一致。美国妇产科医师学会已不推荐对孕龄 > 34 周的孕妇行产前 GC 治疗。但英国皇家妇产科医师学院指南推荐：所有在孕 39 周之前进行择期剖宫产的孕妇均应常规产前给予 GC 治疗。

（二）产前的给药时机

所有存在早产高风险的孕妇产前均应该接受 GC 治疗，除非预计即刻分娩（如预计 1h 或 2h 内分娩）。

（三）产前给药的副作用

1. 早产儿方面

尽管产前重复应用 GC 对胎儿和早产儿可能存在的不良后果仍没有定论，但应引起高度重视。目前认为可能存在的不良预后主要表现在 4 个方面。

（1）对生长发育的影响：多种动物实验表明，GC 抑制胎儿生长，胎仔动物出生体重明显降低。有研究表明，重复应用 GC 可以导致出生体重降低，分娩小于胎龄儿的风险增加，可能与重复应用 GC 抑制胎盘的生长有关。重复应用 GC 直至 32 周或分娩，发现剂量的增加与出生体重、头围降低明显相关。但 meta 分析没有证实重复应用 GC 对出生体重的影响。

（2）对神经系统的影响：动物实验表明，重复应用 GC 可导致胎仔的脑重量减轻、髓鞘化延迟、海马的锥体细胞显著减少。临床研究表明，重复给予 GC 可导致头围降低，影响早产儿的行为、情感、记忆和认知功能，对精神神经运动发育也产生不良影响。有研究表明，重复应用 GC 可能增加注意缺陷的发生率，但均没有发现严重的残疾、生长发育异常、阅读障碍、哮喘、高血压。大样本多中心研究表明，脑瘫的发生率也没有增加。

（3）对内分泌的影响：产前重复使用 GC 可抑制胎儿下丘脑室旁核促肾上腺皮质激素释放激素受体的表达，抑制下丘脑垂体肾上腺轴功能；使早产儿血清中的皮质醇水平降低。胎膜早破妇女重复使用 GC，早产儿感染的风险明显增加；但有文献报道，并未发现早产儿在产时和产后对感染的易感性增加。远期不良反应是糖尿病的发生率增加。

（4）对心脏的影响：早产儿低出生体重和成年期心血管疾病呈正相关，而过度 GC 暴露可导致早产儿出生体重降低，因此推测，过度 GC 暴露可能与成年期的心血管意外相关，包括高血压。

由于产前重复应用 GC 的安全性和效果仍不能确定，对用过一次 GC 而没有分娩的孕妇管理存在一定的难度。重复应用 GC 仍然需要谨慎，对重复应用 GC 后出生的早产儿也应该进行长期随访，直至学龄期和青春期，评估远期的神经发育、社会适应能力和学习成绩。

2. 孕妇方面

（1）产前 GC 治疗并未增加母亲死亡、绒毛膜羊膜炎或产褥脓毒症的风险。

（2）与其他皮质类固醇类药物相比，倍他米松本身的盐皮质激素活性较弱。因此，高血压并不是产前倍他米松治疗的禁忌证。

（3）许多孕妇会发生一过性高血糖，类固醇效应于第 1 剂药物后大约 12h 开始出现，且可能持续 5d。如果需要，妊娠期糖尿病筛查应该在 GC 治疗前或在给予第 1 剂药物后至少 5d 进行。如果不进行密切监测和治疗，妊娠期糖尿病孕妇可发生严重高血糖。

（4）注射倍他米松后，24h 内白细胞计数会增加约 30%，淋巴细胞计数会显著降低。这些改变在 3d 内恢复到基线值，并且会使疑似感染孕妇的白细胞计数分析复杂化。

四 挽救疗法

已经进行 1 个初始疗程的产前 GC 治疗，但没有分娩，常规重复 1 次产前 GC 治疗的替代选择，称为挽救疗法。挽救疗法仅限于预计 7d 内有高分娩风险的孕妇。理论上，允许对最可能获益的孕妇进行一个加强或抢救治疗疗程。这可减少 NRDS 的发生，但不会增加潜在不良结局的风险。

美国妇产科医师学会支持对仍有早产高风险的孕妇给予一个单疗程的 GC 挽救或补救治疗。2011 版和 2012 版在关于给予挽救治疗之前的最小间隔（至少 7d *vs* 至少 14d）及最大孕龄（<33 周 *vs* < 34 周）方面有差异。两个版本都推荐避免定期安排重复疗程或给予超过 2 个疗程的产前 GC 治疗。

目前挽救性治疗主要应用于 3 种情况。

（1）临床上估计在接下来的 7d 内分娩可能性较高的孕妇。

（2）第一次产前 GC 暴露疗程在孕 28 周以前。

（3）与前一次的产前 GC 暴露间隔至少为 2 周。

五 其他给药方案

尚无有力的证据支持增加 GC 剂量、缩短给药间期、使用静脉或者口服给药途径的安全性和有效性。有部分证据支持对预计分娩前超过 1 周或 2 周已完成单个疗程治疗的低孕龄妇女追加 1 剂 GC 治疗。

1. 更高剂量

药物代谢动力学研究显示，标准给药间隔的倍他米松可以使 GC 受体占用率最大化，并且使胎儿组织中的 GC 受体靶基因上调接近最大的刺激。如果受体不能被激活，则每日 1 剂更高剂量的 GC 预计也会增加效果，多余的药物很可能会被排出。此外，超过生理剂量的 GC 会导致 GC 受体的抑制。因此，不推荐使用更高剂量。

2. 更短的给药间期

与标准的间隔时间相比，并不能减少 NRDS 的发生率或其他不良结局。

更短的给药间期会增加 NEC 发病风险，这是一个令人担忧的问题，因此应避免这种用法。

3. 静脉给药

产前 GC 的静脉给药方案的临床有效性尚未在孕妇中进行研究。静脉给药会导致母体及胎儿 GC 水平快速达到峰值后迅速降至谷值。这使胎儿持续暴露于 GC 刺激的时间较短，因此，静脉给药可能不及肌内注射给药方案有效。

4. 口服地塞米松

口服地塞米松对 NRDS 的发生率无影响，但是口服地塞米松组早产儿发生 IVH 及早产儿脓毒症的比例显著升高，因此，口服地塞米松不应替代肌内注射治疗。

六　特殊人群的治疗

1. 早产性胎膜早破

目前研究并没有发现对胎膜早破的孕妇给予 GC 治疗有增加母亲和早产儿感染的风险。

2. 多胎妊娠

多胎妊娠妇女进行 GC 治疗的效果和最佳剂量仍无确切性结论，建议对于单胎妊娠和多胎妊娠均使用标准给药方案。

3. 高血压

与其他皮质类固醇相比，倍他米松有较低的盐皮质激素作用，不会加重高血压。产前 GC 治疗用于并发重度子痫前期孕妇是安全和有效的。

4. 糖尿病

GC 对血糖水平的影响开始于第 1 剂后约 12h，可能持续 5d。如果不进行密切监测和治疗，妊娠期糖尿病妇女可发生与产前 GC 治疗相关的严重高血糖。

5. 产后表面活性物质治疗

产后给予表面活性物质治疗不仅不能替代产前 GC 治疗，而且产前 GC 治疗可能会增强产后表面活性物质治疗的效果。

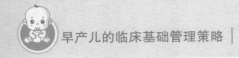

6. 超重

目前没有明确证据证明超重孕妇需要增加产前 GC 的剂量。

第四节　产前健康教育

胎儿的发育与孕妇的健康、营养状况、生活环境及情绪等密切相关。孕妇如果受到理化因素的刺激或营养缺乏，可影响胎儿的生长发育，甚至导致胎儿流产、早产、先天畸形、死亡等不良结果。

虽然发生早产的原因仍有许多不明之处，但母体因素可能起主要作用，如孕妇在孕期患有妊娠期高血压疾病、严重贫血、营养不良、急性感染等疾病，或者在妊娠后期从事重体力劳动、过度疲劳、精神紧张及多胎（以双胎为多）等，国外还有孕妇嗜毒成瘾等因素可致早产。子宫、胎盘、脐带及附属组织的因素中有双角子宫、子宫肌瘤、子宫内膜炎、子宫纵隔畸形，前置胎盘、胎盘早剥，脐带过短、扭转、打结，羊膜早破、羊水过多及胎儿畸形等，均可能导致早产。目前认为，50%~80% 的早产与绒毛膜炎症有关，其病原体可以是大肠杆菌、B 组溶血性链球菌、解脲支原体、人型支原体、李斯特菌等。此外，产科干预如羊水穿刺操作不当等也是造成早产的原因之一。

一　产前检查

产前检查是指在胎儿出生前通过各种手段对胎儿进行先天性缺陷或遗传性疾病的诊断，告知孕妇产前检查的意义和重要性，预约下次产前检查的时间和产前检查内容。《孕前和孕期保健指南》（2018 年）推荐的产前检查孕周分别为：妊娠 6~13^{+6} 周、14~19^{+6} 周、20~24 周、25~28 周、29~32 周、33~36 周及 37~41 周进行第 7~11 次检查。凡属高危妊娠者，应酌情增加产前检查次数。

二　营养指导

胎儿生长发育所需要的营养物质完全依赖孕妇供给。不同阶段的营养不良可影响此阶段主要器官的发育，如胎儿早期的营养不良可导致胎儿脑部发育不良。不同阶段胎儿所需要的营养物质比例也略有不同，胎儿早期要注意补充叶酸和碘，晚期要合理摄入能量和各种营养物质。妊娠后 3 个月的营养对于保证胎儿加速生长和储存产后泌乳所需能量非常重要，因此，孕妇要注意膳食搭配，保证各种营养物质的摄入，尤其是铁、锌、钙、维生素 D 等营养素的补充。严重营养不良可引起胎儿流产、早产或宫内发育迟缓。同时，孕妇也要防止由于营养物质摄入过多而导致胎儿过大，影响分娩。

1. 制订饮食计划

帮助孕妇制订合理的饮食计划，以满足孕妇自身和胎儿双方需要，并为分娩和哺乳做准备。

（1）能量。与非孕相比，孕期的能量消耗还包括胎儿的生长发育及母体用于产后泌乳的脂肪储备。2013 年《中国居民膳食营养素参考摄入量》再次推荐：孕中期的能量在非孕基础上增加 1255.2kJ/d（300kcal/d）。但热量增加不能太多，妊娠晚期孕妇应适量活动，以免胎儿过大，增加难产的风险。安排食谱时，应适当考虑三大营养素所占比例，一般以碳水化合物摄入量占热量的 60%~65%、脂肪占 20%~25%、蛋白质占 15% 为宜。

（2）蛋白质。足月胎儿体内含蛋白质 400~500g，加上胎盘及孕妇子宫、乳房等组织增长的需要，孕妇共需蛋白质 900g 左右。蛋白质通过饮食获得，若蛋白质摄入不足，不仅影响胎儿体格发育，还影响胎儿的大脑发育，同时使孕妇贫血、妊娠期高血压等疾病的发生率增加。2013 年《中国居民膳食营养素参考摄入量》建议孕早、中、晚期膳食蛋白质增加值分别为 5g/d、15g/d、30g/d。

（3）矿物质。①铁：孕妇饮食中，若铁的含量不足，易致缺铁性贫血。2013 年《中国居民膳食营养素参考摄入量》推荐孕妇铁适宜摄入量（AI）为 25mg/d，可耐受最高摄入量（UL）为 60mg/d。动物肝脏、动物血、瘦肉是铁的良好来源，含量丰富且吸收好；此外，蛋黄、豆类及某些蔬菜如油菜、菠菜、芥菜、莴笋叶等也提供部分铁。一般植物性食物的铁吸收率较低，动物性食物的铁吸收率较高。铁在酸性环境中易于吸收，因此，孕妇在补充铁剂时最好用水果汁送服或同服维生素 C。②钙和磷：妊娠后期母体必须吸收和保留钙 200mg、磷 100mg，才能保证胎儿生长发育的需要。许多因素可影响钙的吸收，如蔬菜中含草酸多，谷类食物中含植酸盐多，均可与钙结合减少钙的吸收、利用。2013年《中国居民膳食营养素参考摄入量》对孕中期妇女钙的推荐值为1000mg/d，孕晚期为1200mg/d。UL为2000mg/d，过多钙摄入可能导致孕妇便秘，也可能影响其他营养素的吸收。钙的最好来源是奶及奶制品、豆类及豆制品；此外，芝麻和小虾皮等海产品也是钙良好的食物来源。③碘：妊娠期母体和胎儿的新陈代谢率较高，甲状腺功能旺盛，碘的需要量增加。若孕妇严重缺碘，婴儿可能会患有呆小症。2013年《中国居民膳食营养素参考摄入量》推荐孕妇孕期碘摄入量（RNI）为230μg/d，UL为1000μg/d。

（4）维生素。妊娠期间，孕妇对维生素的需求量增加，而维生素是维持生命和生长所需的有机物，通常无法由身体合成，而是少量存在于特定的食物中，所以孕期应增加维生素的摄入。①维生素A与胡萝卜素：有助于胎儿正常的生长发育，预防孕妇阴道上皮角化、皮肤过分干燥和乳头皲裂。因此，妊娠期间应适当增加维生素A，但不能过量，以免影响胎儿骨骼的发育。2013年《中国居民膳食营养素参考摄入量》推荐孕中、晚期维生素A的RNI为770μg/d，UL为2400μg/d。维生素A来源于动物肝脏、蛋黄、牛奶，胡萝卜素来源于深绿色、黄红色的蔬菜和水果。②维生素C：胎儿生长发育需要大量的维生素C，它对胎儿骨齿的正常发育、造血系统的健全和机体抵抗力等都有促进作用。若维生素C缺乏，胎儿及孕妇均易发生贫血及坏血病，还易造成流产、早产和胎膜早破。2013年《中国居民膳食营养素参考摄入量》推荐孕妇孕中、晚期维生素C的RNI为115mg。维生素C广泛存在于新鲜蔬菜和水果中。③B族维生素包括维生素B_1、维生素B_2、烟酸、维生素B_6、维生素B_{12}等，是细胞呼吸、葡萄糖氧化代谢等生命活动的辅酶，广泛存在于动物肝脏、绿叶菜、干果、黄豆、牛奶、肉、鱼中。④维生素D：促进钙和磷的吸收，对胎儿骨齿的形成极为重要。2013年《中国居民膳食营养素参考指入量》推荐孕期维生素D的RNI为10μg/d，全摄入的上限水平UL为20μg/d。

2. 监测体重，科学饮食

定期监测体重增长情况。饮食符合均衡、天然的原则，采用科学的方法，避免破坏营养素。选择易消化、无刺激性的食物，避免烟、酒、浓茶、浓咖啡及辛辣食品。此外，应注意孕妇的饮食，宜重质不重量，即尽量摄取高蛋白质、高维生素、高矿物质、适量脂肪及碳水化合物的食物，低盐饮食。

三 生活管理

1. 清洁和舒适

孕期养成良好的刷牙习惯，进食后均应刷牙，注意用软毛牙刷。怀孕后排汗量增多，要勤淋浴，勤换内衣。孕妇衣服应宽松、柔软、舒适，不宜穿紧身衣或袜带，以免影响血液循环和胎儿的发育与活动。胸罩的选择应以舒适、合身、足以支托增大的乳房为标准，减轻不适感。孕期宜穿轻便舒适的鞋子，鞋跟以能够支撑体重且感到舒适为宜；避免穿高跟鞋，以防腰背痛及身体失去平衡。

2. 活动与休息

一般孕妇可坚持工作至孕28周，孕28周后宜适当减轻工作量，避免长时间站立或重体力劳动。坐时可抬高下肢，减轻下肢水肿。接触放射线或有毒物质的工作人员，妊娠期应予以调离。

妊娠期孕妇因身心负荷加重，易感疲惫，需要充足的休息和睡眠。每日应有8h的睡眠，午休1~2h。卧床时宜左侧卧位，以增加胎盘血供。居室内保持安静，空气流通。运动可促进孕妇的血液循环，增进食欲和睡眠，还可强化肌肉为其分娩做准备，因此，孕期要保证适量的运动。散步是孕妇最适宜的运动，一切家务操作也可正常，但注意不要攀高举重，不要到人群拥挤、空气不佳的场所。

3. 性生活指导

妊娠前3个月及末3个月，均应避免性生活，以防流产、早产及感染。

4. 胎教

胎教是有目的、有计划地为胎儿的生长发育实施最佳的措施。现代科学技术对胎儿的研究发现，胎儿的眼睛能随送入的光亮而活动，触其手足可产生收缩反应；外界音响可传入胎儿听觉器官，并能引起心率的改变。因此，有人提出两种胎教方法：①对胎儿进行抚摸训练，刺激胎儿的活动积极性；②对胎儿进行音乐训练。

5. 孕期自我监护

胎动计数和胎心音计数是孕妇自我监护胎儿宫内情况的一种重要手段。教会家庭成员听胎心音，并做记录，不仅可以了解胎儿在宫内的情况，还可以增加孕妇和家庭成员之间的亲情关系。嘱孕妇每日早中晚各数1h

胎动，每小时胎动数应不少于 3 次，12h 内胎动累计数不得小于 10 次。凡 12h 内胎动累计数小于 10 次或逐日下降大于 50% 而不能恢复者，均应视为子宫胎盘功能不全，胎儿有宫内缺氧的症状，应及时就诊，进一步诊断并处理。

四　孕期药物使用管理

许多药物可通过胎盘进入胚胎内，影响胚胎发育。尤其是妊娠最初的 2 个月，是胚胎器官发育的形成时期，此时用药更应注意。孕妇合理用药的原则：尽量用一种药，避免联合用药；选用疗效肯定的药物，避免用尚难确定是否对胎儿有不良反应的药物；用小剂量药物，避免大剂量药物；严格掌握用药剂量和持续时间，注意及时停药。若病情需要选用对胚胎或胎儿有害的致畸药物，应先终止妊娠，然后用药。

五　心理护理

可在每次产前检查接触孕妇时了解孕妇对妊娠的心理适应程度，鼓励孕妇抒发内心感受和想法，针对其需要解决问题。若孕妇一味地抱怨身体不适，须判断是否有其他潜在的心理问题，找出症结所在。随着胎儿的发育，子宫逐渐增大，孕妇体型也随之改变，这是正常的生理现象，产后体型将逐渐恢复。医护人员应及时为孕妇提供心理支持，帮助孕妇消除由体型改变而产生的不良情绪。

母体是胎儿生活的环境，孕妇的生理和心理活动都会波及胎儿，要保持心情愉快、轻松。孕妇的情绪变化可以通过血液和内分泌调节的改变对胎儿产生影响，若孕妇经常心境不佳、焦虑恐惧、紧张或悲伤等，会使胎儿脑血管收缩，减少胎儿脑部供血量，影响脑部发育。过度的紧张、恐惧甚至可以造成胎儿大脑发育畸形。大量研究证明，被情绪困扰的孕妇易发生妊娠期并发症或分娩期并发症，例如，严重焦虑的孕妇往往伴有恶心呕吐，易于导致早产、流产、产程延长或难产等。

（王　燕　刘　琴）

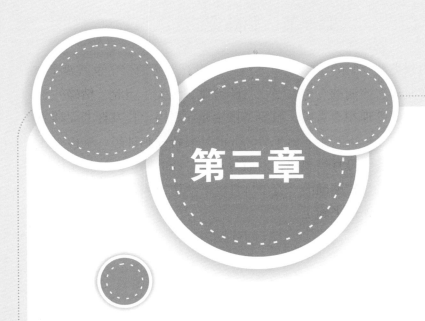

第三章

早产儿的产时管理策略

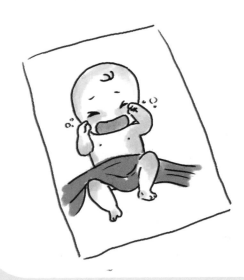

第一节　胎龄评估

新生儿的分类涉及胎龄（GA），宫内生长发育迟缓的定义也需要了解胎龄，早产儿很多疾病的发生发展也与胎龄显著相关。因此，精确的胎龄评估对早产儿的管理相当重要。胎龄是指胎儿在宫内生长发育的周龄或日龄。而胎龄评估是根据新生儿出生后48h的外表特征和神经系统检查评估新生儿的胎龄。若孕母月经规律，以最后一次月经的第1天算起至出生时的时间作为胎龄是比较准确的。若孕母月经不规律或因其他原因不易计算，则需要通过胎龄评估来确定。

一　产前评估

通过超声检查，尤其是20周以前进行超声检查，可以非常精确地评估胎龄。主要测定妊娠囊和胚胎的头臀长。测量妊娠囊的三条径线（纵径、横径和前后径）获取一个平均值，就可以预测相应的妊娠周数。头臀长更为精确，声像图上取胎儿正中矢状切面，从头的顶点至臀部最低点进行测量。如果20周以后测定，准确性相对差，但也可以进行胎龄评估。

二　产后评估

1. 产房内快速评估

可根据足底纹理、头发状态、乳房结节大小、耳廓软骨发育情况、男婴阴囊皱褶及睾丸是否下降，在分娩时对胎龄做出快速评估，但不能对早产儿进行更精确的胎龄评估（表3-1）。

表3-1　产房快速评估胎龄标准

项目	≤ 36 周	37~38 周	≥ 39 周
足底纹理	足底前部1~2条横纹，后3/4足底光滑	足底前部多条皱纹，后2/3足底光滑	整个足底包括足跟纹理多
乳房结节	2mm	4mm	7mm
头发	细，绒毛状	细，绒毛状	粗而光滑，分条

续表

项目	≤ 36 周	37~38 周	≥ 39 周
耳廓	无软骨	中等量软骨	软骨厚，耳廓挺立
生殖器	睾丸部分下降，阴囊小，皱褶少		睾丸完全下降，阴囊大小正常，皱褶多

2. 简易胎龄评估

该方法主要参考国外几种方法，经过 4000 多例新生儿实践后，采用逐步回归分析显示，以足底纹理、乳头、指甲、皮肤组织 4 项特征最重要。检查项目少，操作简便，即总分加上常数 27 就是该新生儿的胎龄周数，不需要查表。误差一般在 7d 以内，但不适用于胎龄 28 周以下的早产儿（表 3-2）。

表 3-2 简易胎龄评估法

体征	0 分	1 分	2 分	3 分	4 分
皮肤结构	薄，胶冻状	薄、光滑	光滑，中等厚度，皮疹或表皮翘起	稍厚，手足表面皮肤皲裂	厚，羊皮纸样，皲裂深浅不一
指甲		未达指尖	已达指尖	超过指尖	
乳头	难认，无乳晕	明显可见，乳腺淡，直径 <0.75cm	乳晕呈点状，边缘突起，直径 <0.75cm	乳晕呈点状，边缘突起，直径 >0.75cm	
足底纹理	无皱褶	足掌前半部红痕不明显	红痕 >前半部皱褶 <前 1/3	皱褶 > 前 2/3	明显深度皱褶 > 前 2/3

3. Dubowitz 胎龄评分法

采用 11 个体表特征和 10 个神经肌肉成熟度指标综合判断胎龄。此法比较可靠准确，尽管需要检查 21 项体征，但仍被部分医院采用，北美各医院大多采用此法。

4. 新 Ballard 评分

Ballard 成熟度评分已经被扩展和更新，包括极度不成熟的新生儿，被重新命名为新 Ballard 评分。评分从 10 分（矫正胎龄为 20 周）到 50 分（矫正胎龄为 44 周）。胎龄 26 周以内的新生儿最好在出生后 12h 评估，大于 26 周者在出生后 96h 内进行即可。无论是健康新生儿还是患病新生儿，该方法可将胎龄精确到 2 周以内。胎龄 32~37 周时使用该方法可能过高估计胎龄 2~4d。该方法评估 6 个神经肌肉成熟度指标，较 Dubowitz 胎龄评分法简单。

5. Finnstrom 胎龄评分法

采用 7 个体表特征评估胎龄，较 Dubowitz 胎龄评分法简单。评分操作时对新生儿干扰较少，欧洲国家多采用此法，但该法的准确性不如新Ballard 评分和 Dubowitz 胎龄评分法，对于较小胎龄的早产儿，评分结果可能比实际胎龄要高，而对过期产新生儿的评分可能要低。

第二节　早产分娩的产科处理

一　早产的诊断

早产的主要临床表现是子宫收缩，最初是不规则宫缩，并伴有少量阴道血性分泌物，后发展为规则宫缩。宫颈管先逐渐消退，然后扩张。妊娠满 28 周至不足 37 周，10min 出现 1 次规律宫缩，伴宫颈管缩短，可诊断为先兆早产。妊娠满 28 周至不足 37 周出现规律宫缩（20min ≥ 4 次，持续 ≥ 30s），伴宫颈管消退 ≥ 75%，进行性宫颈口扩张 2cm 以上，诊断为早产临产。

二　早产的处理

治疗早产的目的是延长孕周、促进胎儿肺成熟、提高早产儿存活率。适应证为胎儿无畸形、无宫内缺氧、胎龄小、出生后存活率低；母体无即刻终止妊娠的适应证、宫颈口扩张 < 4cm，治疗原则为抑制宫缩、镇静、促胎儿肺成熟、抗感染。

1. 宫缩抑制剂

β_2 肾上腺素能受体兴奋剂、硫酸镁、前列腺素合成抑制剂、钙离子通道阻滞剂、催产素受体拮抗剂等均能抑制宫缩。

（1）β₂肾上腺素能受体兴奋剂：是目前临床应用最多的宫缩抑制剂。其与子宫肌细胞膜表面受体结合，激活细胞膜的腺苷酸环化酶，使三磷酸腺苷转化为环磷酸腺苷，降低肌球蛋白轻链激酶活性，抑制肌质网释放钙离子，降低细胞内钙离子浓度。目前只有利托君由于副作用较少、疗效确切而被美国食品药品监督管理局认可。我国临床使用的还有硫酸沙丁胺醇。多项研究表明，尽管利托君可延长孕期24~48h，但它不改善最终的早产儿结局，且低体重儿、新生儿呼吸窘迫综合征的发生率及早产儿死亡率无显著性变化。目前认为静脉给药只能有限地延缓孕期，以便争取时间使用GC促进胎儿肺成熟；同时应注意静脉液体输注量，避免发生肺水肿。

（2）硫酸镁：可拮抗钙离子，作用于子宫肌细胞，从而抑制宫缩。将25%硫酸镁16ml稀释于5%葡萄糖100ml中，在30~60min内缓慢静脉注射，再将25%硫酸镁60ml溶于5%葡萄糖1000ml中，以每小时1~2g的速度静脉滴入，直至宫缩每小时<6次，每日总量不超过30g。使用过程中注意监测孕妇的呼吸、尿量和腿部反射情况。若孕妇接受大剂量硫酸镁治疗，应注意监测血镁浓度，防止发生镁中毒。

（3）前列腺素合成抑制剂：主要是抑制环氧化酶的合成或阻滞前列腺素对靶器官的作用。目前临床应用最广泛的是吲哚美辛（消炎痛），100mg塞入肛门，以后每6h或每8h 25mg，至宫缩消失。前列腺素可能对胎儿有不利影响，其副作用包括胎儿动脉导管早闭、羊水量减少、胎儿坏死性肠炎及颅内出血等。用药前后需用B超监测动脉导管宽度及羊水量。有其他药物可用时，尽量不用此类药物，若须使用，应在孕32周以前使用。

（4）钙离子通道阻滞剂：可通过各种机制阻止钙离子跨膜内流，降低血钙浓度，抑制钙进入子宫肌细胞膜，抑制缩宫素和前列腺素的释放，间接抑制宫缩。研究表明，钙离子通道阻滞剂如硝苯地平（心痛定），降低了7d内的分娩率，与利托君相比，硝苯地平明显降低了36周前早产的风险和发生呼吸窘迫的风险；同时，对胎儿及母体无明显的副作用。若联合应用硝苯地平和硫酸镁作为宫缩抑制剂，有潜在的风险，因为硝苯地平可增加镁离子的毒性，造成神经肌肉阻滞，并可能干扰心肺功能。一般用法为硝苯地平10~20mg，每日3~4次，每日最大用量 ≤ 60mg。用药期间应注意观察血压变化，若孕妇出现低血压，可减少胎盘灌注，并注意不与硫酸镁合用。

（5）催产素受体拮抗剂——阿托西班：是合成的环状九肽，是缩宫素－血管升压素的竞争性抑制剂。可通过下调催产素受体，抑制催产素的作用，减少前列腺素的合成，进而抑制催产素诱发的子宫收缩。目前认为，阿托西班作为治疗早产的药物，能够在世界范围内应用。与利托君和沙丁胺醇相比，抑制宫缩效果好，对母婴的副作用少。但近期国外的多中心研究却表明，阿托西班不能显著改善任何一种相关的婴儿结局，它的临床应用价值还需进一步探究。

2. 镇静剂和抗生素

应用镇静剂可减少儿茶酚胺分泌，减轻孕妇焦虑，可与宫缩抑制剂协同使用。地西泮 2.5mg，每日 3 次，或苯巴比妥 100mg，每日 2~3 次。针对感染部位及病原体，选用敏感抗生素可减少母婴感染性并发症。

3. 宫颈环扎术

宫颈功能不全是妊娠中期反复流产的主要病因之一，实施宫颈环扎术的目的在于修复并建立正常的宫颈内口形态和功能，使妊娠能够维持至足月或胎儿能够存活。可在妊娠 14~18 周进行。

4. 促进胎儿肺成熟

GC 有促胎儿肺成熟的作用，首选药物是地塞米松和倍他米松。用法为地塞米松 6mg 肌内注射，每日 2 次，注射 2d；或倍他米松 12mg，每日 2 次，注射 1d。研究表明，盐酸氨溴索也有促进胎儿肺成熟的作用，且没有明显的副作用，对孕妇的血糖也没有影响，而且在预防 31 周前出生的早产儿发生呼吸窘迫综合征方面优于地塞米松。它与地塞米松对胎儿肺成熟的作用机制相同，通过作用于肺泡Ⅱ型细胞，促进肺表面活性物质的合成与释放，并贮存在肺泡Ⅱ型细胞的板层体中，降低肺内毛细血管渗透压，减少肺水肿，降低呼吸窘迫综合征的发生率。

5. 胎儿宫内情况监测

常规 B 超监测胎儿发育情况、羊水量、胎盘成熟度及排除胎儿畸形，根据妊娠时限进行胎心监护，利用 B 超进行生物物理评分，测量血及尿雌三醇、胎盘生乳素、妊娠期特异性胎盘糖蛋白等，了解胎儿和胎盘情况，对处理有指导作用。

6. 胎膜早破后早产的处理

胎膜早破后，早产临产和分娩有时是难以避免的。从胎膜早破到分娩的时间间隔与胎膜破裂时的孕龄成反比，孕龄越大，胎膜破裂到分娩的时间间隔就越短。胎膜早破后，为了避免早产，可以有两种措施：①不干预或期待疗法，仅仅等待自然分娩；②采取措施，包括使用 GC，用或不用宫缩剂来延缓早产的发生，以便 GC 有足够的时间诱导胎儿成熟。对孕 25 周前胎膜早破使用期待疗法时，需要考虑母体和胎儿两方面的风险。母体的风险包括感染及感染后引起的脓毒血症；胎儿的风险包括肺发育不良及羊水减少后引起肢体压迫畸形。有研究表明，对 < 24 周的胎儿立即结束分娩是有益的。

三　早产的分娩方式

根据孕周选择分娩方式：① 24 周前，早产儿胎肺的解剖发育还不成熟，成活率极低；不足 25 孕周者，多放弃对早产儿的抢救。② 25 周以后，胎肺的解剖发育已完善，但在 28 孕周前，仅有很少量的肺表面活性物质产生，此时分娩的早产儿存活率仍很低。25~28 孕周时，早产儿并发症多且严重，成活率低。所以，在选择分娩方式时，应侧重于减少对孕妇的创伤，阴道分娩是理想选择。③从 28 孕周开始，肺表面活性物质产生增加，胎肺接近成熟，早产儿成活率明显提高。由于剖宫产手术创伤性大，有增加胎儿颅内出血的可能，因此，阴道分娩仍然是理想选择。④ 35 孕周以后的早产儿肺基本成熟，存活率接近足月儿。

在选择分娩方式时，应结合我国的国情，根据孕周考虑分娩方式，有剖宫产指征者可行剖宫产术结束分娩。阴道分娩时，要密切关注产程进展，在产程进展欠佳时及时行剖宫产术。全产程胎心监护，避免产程延长。如果有感染的风险，应选择腹膜外剖宫产术，以避免腹腔内污染。

四　早产儿的产时监测和用药

选择合适的分娩方式及处理好分娩过程的各个环节可减少各种因素对

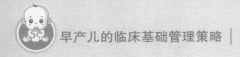

胎儿及早产儿的损害，降低早产儿的发病率和死亡率。

1. 分娩时机的选择

如果早产儿并发症多，应选择期待疗法；若没有出现严重并发症，可期待治疗至 34 周。此时胎儿已接近成熟，早产儿发病率显著降低，可终止妊娠（若继续妊娠，发生宫内感染风险明显增大）。如果出现宫内感染、脐带脱垂、胎儿窘迫，或期待过程中出现无法抑制的子宫收缩、分娩已发动时，无论孕周多少，均须尽快手术。

2. 分娩前准备

（1）抗生素的应用：可有效延长孕期，减少孕妇及早产儿感染率，从而改善母体及胎儿的预后。应用抗生素治疗胎膜早破、先兆早产及延长孕周均是有效的。胎膜破裂 ≥ 24h 后，无论是否存在感染，应使用抗生素。用药疗程为静脉滴注 48h 后改口服，连用 5d。

（2）促进胎肺成熟：使用 GC 来促进胎肺成熟对于未足月胎膜早破是非常重要的，可以明显降低早产儿呼吸窘迫综合征的发生率及严重程度。

（3）早产儿复苏准备：分娩前应请早产儿科医生会诊，做好早产儿的抢救准备工作。

（4）阴道分娩的注意事项：全产程胎心监护，避免产程延长。

五　早产儿出生后管理要点

1. 产后保暖

早产儿体温中枢发育不完善，体温升降不稳定，多表现为体温下降。①调节室温，确保早产儿室有一个温暖的环境。室内温度应保持在24~26℃，晨间护理时提高至 27~28℃，相对湿度为 55%~65%。②在分娩前将需要提前预热的辐射抢救台电源打开，并预热用于擦干早产儿的毛巾和包被。③早产儿复苏前应擦干、保暖，置于辐射抢救台抢救。④根据早产儿的体重、成熟度及病情给予不同的保暖措施，加强体温监测，每日2~4 次。体重 < 2000g 者，应尽早置婴儿培养箱保暖；体重 > 2000g 在箱外保暖者，应戴绒布帽，以降低耗氧量和散热量。必要的操作如腹股沟采血，应在远红外辐射床保暖下进行；无条件者，则因地制宜，采取简易保暖方法，并尽量缩短操作时间。

2. 产后观察

由于早产儿各系统器官发育不成熟、功能不完善，医护人员应具备高度的责任感与娴熟的业务技能，加强巡视，密切观察病情变化。

（1）体温观察：每 2h 测体温 1 次，保持每日体温差 <1℃。若腋温能稳定在 36~37℃ 3d 以上，可改为每 4~6h 测体温 1 次。

（2）呼吸观察：监测早产儿的呼吸频率、节律及呼吸强弱，注意有无青紫、呼吸暂停及呼吸困难，发现异常及时处理。

（3）喂养观察：早产儿吸吮能力差，吞咽反射能力弱，胎龄越小其吞咽反射能力越弱。因此，喂哺时评估早产儿有无吸吮、吞咽反射，吸吮的力量、吞咽的速度；观察喂养过程中有无呛咳、窒息的表现。

（4）一般情况观察：①早产儿哭声低弱而无力，正常解除原因后可安静入睡，否则，应注意是否由疾病引起。②观察有无呕吐，呕吐开始的时间、次数、量及性质，预防吸入性肺炎发生。③观察大小便排出情况，一般出生后 10~12h 内排出墨绿色黏稠的胎粪，3~4d 排完，大便转为黄色。若出生后 24h 未排出胎粪，应注意有无消化道畸形。小便于出生后 24h 排出，若 48h 后仍无小便，应查找原因；有硬肿症表现时，更应注意观察早产儿的小便量。④观察皮肤有无破损，是否有呈暗红色等硬肿症的表现，皮下脂肪有无变硬、水肿。

3. 呼吸道的管理

早产儿由于呼吸中枢及器官发育不成熟、呼吸系统不稳定等因素造成其呼吸浅而快，且不规则。胎龄越小，呼吸暂停及发绀的发生率越高。胎龄 <34 周的早产儿，85% 以上于出生后 24h 内出现呼吸暂停。早产儿出生后应及时清除呼吸道分泌物，保持呼吸道通畅。仰卧位时可在肩下放置软垫，避免颈部弯曲，以保持气道通畅。一旦出现发绀或呼吸暂停，可用拍打、弹足底、托背等方法，刺激呼吸出现。同时给予氧气吸入，待缺氧症状缓解，可暂停给氧，避免氧中毒引起眼晶状体后纤维膜增生和加重生理性黄疸。一般以间歇性低流量给氧为主，最好在喂哺前后或间隔 4~6h 吸氧 1 次，每次 15~30min，氧流量 0.5~1L/min 为宜，吸氧过程中密切观察呼吸次数及深浅度。

4. 供给充足营养

在病情允许情况下，早产儿尤其是低出生体重儿应予以早期适量喂养，刺激肠蠕动和胃肠激素分泌，减轻黄疸症状或缩短其持续时间，减少坏死性小肠结肠炎的发生率等等。但由于早产儿吸吮能力差、吞咽反射弱、胃容量小、胃肠功能差等原因，造成喂养困难，其喂养方法应视早产儿的情况而定。体重 < 1500g，吸吮力差，吞咽反射弱并时有青紫者，可适当延迟喂养时间，由静脉补液供给能量；生活能力强，有吸吮和吞咽能力者，可直接母乳喂养；有吞咽能力而无力吸吮者可用滴管喂养；吸吮及吞咽能力均差者，可采用鼻饲喂养法，鼻饲时速度宜缓慢，最好能让奶液自针筒利用重力作用自然流入，以免发生"胃轻瘫"现象。鼻饲后采取头高足低右侧卧位，并加强巡视。若因各种原因不能母乳喂养时，可用牛奶，并根据病情和个体差异灵活掌握奶量，采取循序渐进的原则增加，必要时可给予少量多次喂养。

5. 预防感染

早产儿皮肤薄嫩，从母体获取的免疫能力不足，本身合成免疫球蛋白的能力低下，抵抗力低且易感染。因此，为避免发生交叉感染应做到：①建立严格的消毒隔离制度，减少入室人员，保持室内空气新鲜，严格执行无菌操作，房间定时消毒，定期做好空气和物体表面细菌培养。②工作人员进行治疗护理前应先洗手，自身必须健康，发现早产儿有感染时，需隔离并认真处理，护理时应先护理正常早产儿。③暖箱每日用消毒液擦拭，箱内用物每周更换、消毒一次。④加强皮肤及脐部护理，体重 > 2000g、一般情况较好者，可每日沐浴 1 次，并注意观察全身情况。脐部应保持清洁干燥，勿使大小便污染；若有污液，可用 3% 过氧化氢清洗后涂 2% 碘酊。

6. 环境管理

（1）疼痛护理：早产儿接受大量有创性操作时，疼痛可造成一系列近期和远期不良影响。应尽量避免或减少疼痛的发生，合理使用止痛方法，如非营养性吸吮（安慰奶嘴）、抚触诱导治疗等，必要时使用止痛药。为减轻疼痛，护理中最重要的一点是尽量减少各种操作和检查，并设法使其舒适。各种操作应集中进行，应避免长时间打扰早产儿，操作时动作轻柔缓慢，并观察早产儿是否有不适征象。

（2）减少声光刺激：拟定早产儿睡眠计划，使其生理功能处于平衡状态。减少光照对暖箱的影响，调节室内光线，建立 24h 光照循环。需要开灯时，避免灯光直接照射早产儿眼部。医护人员工作中注意走路轻、说话轻、关门轻、操作轻。据报道，报警声可对早产儿听力造成一定影响，因此，各种仪器应调低报警音。

第三节　早产儿复苏

早产儿窒息是导致全世界早产儿死亡、脑瘫和智力障碍的主要原因之一。根据 1994 年 WHO 的统计数字，每年死亡的 500 万早产儿中，约有 100 万死于早产儿窒息。为进一步提高我国医务人员的复苏技术水平，原卫生部妇幼保健与社区卫生处拟在 5 年内建立一个遍及全国的掌握早产儿窒息复苏技术的人才队伍，确保我国每家医院的每个分娩现场至少有一名受过复苏培训、掌握早产儿复苏技术的医护人员，以降低我国早产儿窒息的病死率及伤残率，提高早产儿的生存质量。

一　复苏的准备

1. 复苏早产儿的确定

（1）早产儿的胎龄：出生胎龄越小，需要复苏干预的措施越多。胎龄 < 32 周的早产儿，可将其头部以下和四肢放在清洁的塑料袋内或盖以塑料薄膜置于辐射保暖台上后，对其继续进行初步复苏；胎龄 < 30 周、有自主呼吸或呼吸困难的早产儿，产房内应尽早使用持续气道正压通气（CPAP），根据病情选择性使用肺表面活性物质（PS）。

（2）羊水是否清亮：如果羊水中有胎粪且早产儿无活力，应做气管插管，将胎粪吸出。如果羊水是清亮的或羊水污染的早产儿是有活力的，则可以不进行气管内吸引。

（3）早产儿有无呼吸或哭声：有无呼吸或哭声是判断早产儿是否窒息的重要标准。观察早产儿胸廓可明显看出有无呼吸，有力的哭声也说明有呼吸。但不要被喘息的早产儿误导，喘息是在缺血或缺氧时发生的一系列单次或多次深呼吸，它预示着严重的神经和呼吸抑制。

（4）肌张力：肌张力好坏也是判断早产儿有无窒息的重要指标。

2. 复苏人员的准备

由于早产儿窒息的发生有时难以预料，每次分娩时都应该至少有一名受过早产儿复苏技能培训的人员在场。产房、手术室和早产儿科的医生、助产士和护士，都必须经过严格的早产儿复苏培训，才能上岗。大多数情况下，产科医生和儿科医生的良好交流能提供及时的救助，因此，在分娩前合理分派复苏任务非常重要。产房或手术室内可根据情况组织复苏小组，平时要加强演练。必须要有明确的复苏管理制度，参加复苏的人员要明确各自的分工，互相协作和配合。复苏领导者要有强烈的责任感和自信心，遇到问题不能慌乱，处理问题有条不紊，并及时做好与复苏小组内成员、产科和（或）手术室内人员、孕妇及其家属的沟通工作。注意尊重孕妇和产生儿，表现沉着冷静，避免过多的好奇心，保护母婴的隐私。

3. 复苏物品的准备

（1）用物准备：氧气、氧气管、羊水吸引器、吸引管、吸痰管、吸球、呼吸囊、大小型号面罩、喉镜、大小叶片、1~5 号气管导管、电池、弯盘、胶布、听诊器、大小注射器、针头、胃管、预热抢救台（使用前 30min 预热，32~34℃）、头皮针等。

（2）药品准备：1∶10 000 肾上腺素、纳洛酮、10% 葡萄糖、多巴胺、生理盐水、血浆、5% 白蛋白等。

二　早产儿复苏的流程图

早产儿复苏与足月儿复苏类似，有相应的流程，应严格按照新生儿窒息复苏流程图操作（图 3-1）。但早产儿复苏应注意以下问题。

1. 复苏的最初步骤要点

① 5s 内完成最初评价，确定是否需要常规护理或一定程度的复苏，包括羊水是否清、早产儿有无呼吸或哭声、肌张力是否正常、肤色是否红润、

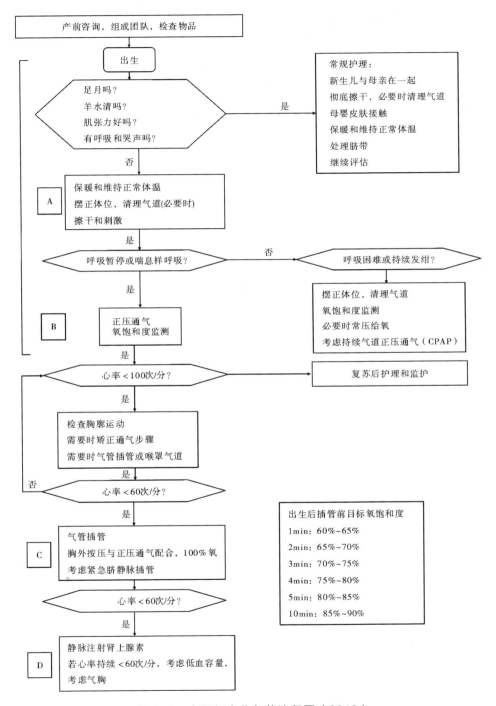

图3-1　中国新生儿复苏流程图（2016）

是否足月，若任何一个问题的答案是"否"，则开始复苏。②若羊水内有胎粪，所有早产儿应在肩部娩出以前从口咽部吸出胎粪。③若有胎粪，且早产儿无活力，在执行其他复苏步骤之前，吸引早产儿气管；如早产儿有活力，则吸引口咽和鼻腔，根据需要决定是否继续复苏。④"有活力"的定义是早产儿有强有力的呼吸，肌张力好，心率 >100 次 / 分。⑤早产儿呈"吸气"体位，使其呼吸道保持开放状态。⑥适宜的触觉刺激方法有拍打或弹足底，轻柔摩擦早产儿的背部。⑦对呼吸暂停的早产儿继续使用触觉刺激是浪费时间，对于持续的呼吸暂停，应及时开始提供正压人工呼吸。⑧常压给氧适用于中心性发绀。⑨通过数早产儿 6s 内的心搏数，再乘以 10，确定早产儿的心率。

2. 复苏气囊和面罩的使用要点

①肺部人工通气是窒息早产儿心肺复苏最重要和最有效的步骤。②需要正压人工呼吸的指征：呼吸暂停或喘息；有呼吸但心率 <100 次 / 分；常压给氧下持续中心性发绀。③自动充气式气囊无储氧器时，只能输送 40% 的氧气，接上储氧器后能提供 90%~100% 的氧气，而复苏早产儿需要高浓度的氧气。④气囊面罩人工呼吸时，若无胸廓扩张，需要采取的正确动作：调整面罩位置，轻轻向下加压罩紧；重新摆置体位；检查是否有分泌物，吸出口鼻分泌物；增大通气压力；重新检查或换一个复苏气囊；各种方法都无效时，对早产儿进行气管插管。⑤气囊面罩人工呼吸时，早产儿的情况好转表现：心率加快，肤色转红润，出现自主呼吸。

3. 胸外按压要点

①指征：30s 有效人工呼吸后，心率持续 <60 次 / 分；②部位：胸骨下段 1/3，避开剑突；③深度：胸廓前后径的 1/3；④频率：每分钟 90 次按压和 30 次人工呼吸；⑤ 30s 胸外按压和人工呼吸后测心率：若心率 >60 次 / 分，则停止按压，以 40 次 / 分呼吸频率继续人工呼吸；若心率 >100 次 / 分，早产儿开始自主呼吸，则停止按压，慢慢撤除人工呼吸；若心率 <60 次 / 分，考虑使用肾上腺素。

4. 气管插管要点

（1）气管插管指征：①羊水胎粪污染且早产儿有呼吸抑制；②气囊面罩通气效果不佳；③需要胸外按压；④需要注入肾上腺素；⑤特殊情况，

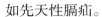

如先天性膈疝。

（2）气管插管方法：气管插管应在20s内完成，步骤是稳住早产儿的头部呈"鼻吸气"体位，整个过程中应常压给氧。喉镜应沿舌面右侧滑入，将舌推至口腔左侧，推进镜片直至尖端超过舌根。轻轻抬起镜片，即将整个镜片平行抬起而非只镜片尖端抬起。寻找解剖标志，即倒"V"的声带和声门。必要时吸出分泌物改善视野。插入气管导管至口腔右侧，若声门关闭等待其开放。插入气管导管至声带线达到声门水平。退出喉镜时，右手食指将导管固定在早产儿上唇，如有金属芯应从管中退出。

（3）气管导管正确插入气管中央的指征：①每次呼吸，胸廓都有明显的上抬，无胃部扩张；②肺部听诊有呼吸音并且对称，胃部无或有较小的声音；③呼气时，气管导管内壁有雾气。

三　早产儿心肺复苏成功后的管理要点

早产儿复苏成功的指征：①自主呼吸恢复或规律，通气道满意；②心率明显改善（>120次/分）；③末梢皮肤转红；④血气分析正常。

1. 保暖

早产儿出生时，室温比宫内温度低，体温明显下降，加之早产儿体温调节中枢发育不完善，寒冷时通过增加氧耗来提高代谢，增加产热。因此，应将早产儿放入暖箱中，以维持早产儿正常体温。

2. 观察病情

注意观察早产儿面色、哭声、呼吸、心率、呕吐物、大小便等情况，如果出现烦躁不安、尖声哭叫，且有难产或分娩损伤者，常提示颅内损伤；若伴前囟饱满，瞳孔不等大，提示颅内出血。如出现哭声弱，呻吟状伴有面色发绀、呼吸急促、心音弱、四肢抽搐，提示有心肺功能异常的可能。

3. 吸氧

早产儿复苏后24h内，随时可能再次发生窒息，所以需专人护理。吸氧至早产儿皮肤红润、呼吸平稳后30min。注意给氧时取侧卧位，防止口鼻黏液及吐物吸入呼吸道，再次引起窒息或并发肺炎。

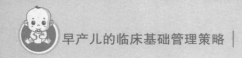

4. 保证营养供给

窒息早产儿应酌情延迟喂哺时间，重症早产儿适当考虑缩短静脉营养时间，尽早开始胃肠内喂养以补充营养。复苏的早产儿应延期喂哺。严密观察早产儿输液速度及入量，同时对早产儿母亲做好母乳喂养的宣传和指导工作。

5. 预防院内感染

病室内定时做好通风换气和空气消毒，减少人员探视，加强对早产儿口腔、皮肤等基础护理，严格执行无菌技术操作，避免院内感染的发生。

第四节　早产儿住院指征

1. 出生体重或胎龄

出生体重 < 2000g 或胎龄 <34 周。

2. 其他指标

虽然出生体重或胎龄超过以上标准，但存在以下任何一种情况：①新生儿窒息，产伤；②体温异常；③皮肤发绀、苍白、多血质貌、黄染、出血、水肿表现；④呼吸暂停或呼吸困难（呼吸急促、呻吟、三凹征）；⑤心率异常、血压异常、末梢循环不良；⑥喂养困难、呕吐、腹胀、大便异常、肝脾肿大；⑦前囟饱满，意识、反应和肌张力异常，惊厥；⑧需要进一步排除或治疗的先天畸形；⑨监测发现其他异常，如血糖、胆红素、血常规异常；⑩母亲为高危孕产妇，胎膜早破 >18h，产前或产时感染、药物滥用等。

第五节　早产儿转运

一　概　述

国外在 20 世纪 70 年代已经开始转运危重早产儿的工作。随着早产儿医学的发展，特别是 NICU 的建立，使危重病儿及低体重儿在 NICU 有较好的治疗效果。从统计资料中发现，在医疗条件好的三级医院出生的早产儿，无论是总体或按体重分组，死亡率均较一、二级医院低，而一、二级医院出生的早产儿在生后数小时内主要的死亡原因是低估了高危早产儿转运的重要性，并低估了早产儿需要特殊护理治疗的重要性。故提出划区分级保健医疗的概念，其中重要的环节是建立现代化的早产儿转运系统，以便地区内所有的早产儿能得到最好的治疗。

危重早产儿转运是将移动的 NICU 单位包括人员设备送到危重早产儿面前，就地抢救，稳定病情，然后护送返回 NICU 继续治疗。建立区域性的三级医疗救护网，选择地区内有条件的医院设立 NICU，并建立转运系统，能保证地区内所有危重早产儿得到及时的治疗。将高危孕产妇转送至有 NICU 或靠近 NICU 的围生中心是一种安全、节约、便利的早产儿转运方法，但有一部分高危因素在妊娠期难以预测或在分晚时才出现，因而早产儿转运仍然有必要。国外统计资料表明，NICU 和转运系统的建立明显降低了早产儿的病死率。目前早产儿的转运有两种模式，即宫内转运和生后转运。

1. 宫内转运

如果孕妇待产的医院没有 NICU 或产前评估后所在医院的 NICU 不能满足早产儿救治的要求，需要将产妇转运到能够满足早产儿救治要求的医院，即宫内转运。宫内转运的安全性明显高于出生后新生儿转运，宫内转运不仅有利于早产儿的及时救治，还能保证孕妇的安全性。由于很多早产的孕妇有不同程度的并发症，而更高一级的医院可以有效处理这些并发症，所以，这是最理想的转运方式。但由于国内目前医疗体制的制约及医疗模式的限制（大的 NICU 多集中在三级医院），往往很难实现。

2. 生后转运

无论是国内还是国外，目前最常见的转运方式是在早产儿分娩后，在基层医院进行简单的处理，由转运团队通过陆运、空运等方式转运到三级医院 NICU 进一步治疗。

二 早产儿转运的指征

（1）需经气管插管复苏的早产儿。

（2）严重的呼吸窘迫（呼吸窘迫综合征或胎粪吸入综合征）。

（3）早产儿出生体重 ≤ 2000g 和（或）胎龄 ≤ 34 周者。

（4）严重的惊厥、休克、贫血、感染或电解质、酸碱平衡紊乱。

（5）高危因素存在 Rh 血型不合、糖尿病母亲等。

（6）外科疾患如产伤、严重的先天性心脏病、膈疝、气管食管瘘或其他先天畸形等。

（7）其他情况。

三　早产儿转运的设施

1. 物品的准备

（1）转运车：应配备性能优良的专用转运车，并有备用轮胎和必要的维修工具和通信设备。

（2）转运暖箱：带呼吸机，运转正常，充好电。

（3）插管工具：不同型号的气管插管、喉镜、导丝、电池。

（4）其他：复苏囊、不同型号面罩、吸引器、监护仪、氧气瓶、氧气导管、注射器、不同型号针头、胶布、手套、纱布、乙醇、输液泵、听诊器、体温计等。

2. 药品准备

包括葡萄糖、生理盐水、注射用水、碳酸氢钠、肾上腺素、多巴胺、多巴酚丁胺、白蛋白、甘露醇、低分子右旋糖酐、吗啡、地西泮、苯巴比妥等。

3. 人员准备

对于危重早产儿，选择转运时机十分重要。在转运途中应配有受过正规、严格训练的医生、护士等，抢救须争分夺秒。

4. 通讯准备

接收医院应通过通信设备向转运医院详细了解早产儿的一般情况、阳性体征、辅助检查，以及诊断、治疗和目前状况，前往转运医院路径，并做好记录。

5. 接受医院准备

检查转运设备是否处于工作状态，检查转运所需必备物品和药品是否齐全。准备特殊的医疗设备如 NO 吸入、亚低温治疗仪等。通知病房护士准备床位、相关的监护和抢救设备。向上级医生汇报待转运患儿病情，获得上级医生指导。制订初步的抢救和转运计划。转运途中联系申请医生，了解待转运患儿的病情，调整治疗方案。

6. 申请转运医院所做的准备

遵循最新的新生儿复苏指南进行新生儿复苏。在转运前尽可能达到基本稳定状态，避免在转运途中死亡。目前国际上基本采用"STABLE（稳定）模式"在转运前对早产儿进行处理。

S（sugar and safe）血糖监测和早产儿安全：尽量降低早产儿医疗差错，考虑中心置管及其安全性；低血糖或高血糖高危早产儿主要通过血糖监测进行识别；低血糖时应静脉滴注 10% 葡萄糖液，并根据血糖调节补液速度；避免高血糖，特别是出生体重 < 1500g 的早产儿，维持血糖稳定。

T（temperature）维持体温稳定：采用必要的措施维持体温稳定，监测皮肤温度和核心温度，既要预防低体温，也要避免体温升高或波动较大。

A（airway）维持气道通畅和呼吸：主要内容包括评估早产儿气道是否通畅、是否存在呼吸困难，是否需要 CPAP、面罩正压通气或气管插管进行机械通气、插管前用药，如何固定气管插管或确定胸片上评估气管插管位置，血气结果的解释和异常血气结果的解释，极低出生体重儿的呼吸支持，气胸的体征和透光试验判定及紧急情况下的处理。

B（blood pressure）血压：主要内容包括体检、实验室检查帮助识别及评估休克；低血容量性、心源性或感染性休克的病因、表现和最初的处理，多巴胺的应用指征和安全使用。

L（lab work）实验室检查：主要内容包括早产儿感染潜在危险因素和临床体征的识别；实验室评估感染的措施包括血常规和血培养、白细胞和未成熟白细胞与成熟有核白细胞比值的解释，血小板减少症与感染的关系、最初使用的抗生素选择；4 项血检查包括血糖、血气分析、血常规及血培养。

E（emotional support）情感支持：向早产儿法定监护人解释目前早

产儿的病情及转运途中可能发生的各种意外。另外，需要 NICU 监护的早产儿家庭同样处于危机阶段，尤其是产妇处于情感危机的中心，医护人员应了解情感危机的表现，如否认、生气、罪恶感和抑郁等并及时处理危机。

转运团队到达申请转运医院后，申请转运医生应向转运团队汇报病史、可能的诊断及目前的处理和早产儿状态。转运团队医生应详细对早产儿的临床状态进行评估，根据患儿情况做进一步的处理，使早产儿临床状况更适合转运。稳定病情首选的医疗措施包括以下几项：

（1）气道功能和氧合：①固定体位，气管插管安全；②排除气胸或给予必要的穿刺引流；③胸部 X 线片，必要时重新拍摄；④进行血气分析，若存在代谢性酸中毒，应予以纠正；⑤若存在呼吸性酸中毒，应调整呼吸机参数；⑥进行心电及血氧饱和度监测，若血氧饱和度低于 85%，则调整呼吸机参数；⑦必要时给予肺泡表面活性物质。

（2）循环系统支持：①建立静脉通路并保持通畅；②监测血压，并考虑导致低血压的可能原因，给予相应处理；③根据潜在疾病考虑给予扩容或血管活性药物；④怀疑导管依赖性发绀或阻塞性心脏病时，给予前列腺素 E 输注。

（3）代谢支持：①检查血糖，避免血糖不稳定，特别是低血糖；②维持体温相对稳定，避免体温过低或过高。

四 早产儿转运的管理要点

1. 早产儿转运前

转运前的管理要点：①全面评估早产儿病情，包括对潜在危险的预测，采取各种必要措施使早产儿病情达到最稳定状态；②清理呼吸道，保持气道通畅；③吸氧；④建立静脉通道；⑤处理各种危急情况，如惊厥、休克、酸中毒等，待病情稳定后再转运；⑥监测生命体征；⑦保暖；⑧医护人员到达转诊医院后，与当地值班医生详细进行床边交接班，认真体格检查，详阅病历及各项检查指标，对早产儿的病情及途中可能发生的变化做到心中有数；⑨向家属交代早产儿的病情及途中可能出现的病情变化，让家属有心理准备，同意转运并签字后方能转运，避免医疗纠纷的发生。

2. 早产儿转运中

转运过程中的管理要点：①将早产儿置于转运暖箱中进行保暖，维持正常体温。②持续心电、血氧饱和度监测，防止途中因观察不详细而忽略病情变化。③予以早产儿侧卧位，随时吸净早产儿口腔内的分泌物，持续鼻导管吸氧，流量为 0.5~1L/min，保持呼吸道通畅。④用安全带缚好早产儿身体，头肩部保持同一水平线，尽量减少途中震荡，保证早产儿安全。将暖箱与救护车呈垂直方向放置，固定箱轮，减少颠簸对早产儿脑部血流的影响。⑤保持有效的静脉通路，观察输液速度，最好用微量输液泵。

3. 早产儿转运后

转运后对早产儿进行效果评估和反馈：①转运结束后转运团队应补充使用过的物品及药品，便于下次转运使用。②收集所有的转运资料，对转运效果进行评估和反馈，包括转运动员时间（从转运接到电话到出发时间）、稳定时间（从抵达到离开申请医院的时间）、运送时间（医院间转运的持续时间）、转运时间（转运需要的所有时间），以便下次选择最优化的转运路线和转运方式。③应向转诊医院反馈转运期间及目前的情况，出院后向转诊医院反馈早产儿住院期间的诊疗情况。所有转运过程中的从基础到核心的问题应进行回顾性总结，包括治疗措施、早产儿或仪器意外事故、应答延误或其他问题。

第六节　早产儿监护措施

为更好地了解临床情况变化和治疗效果，对早产儿进行监护是必需的。早产儿监护的成功依赖于对早产儿病理生理的了解。许多足月儿的监护方法也可用于早产儿，很多监护方法的有效性也已经得到了临床证实，如心率、呼吸监测等；有些监护方法则需要更多临床实践来证实，如脑功能监护；哪种监护方法能够提供最好的信息，有些仍存在争议，如经皮氧分压和经皮氧饱和度；对于有创监测的应用也存在争议，如有创血压监测。必须正确理解从监护仪获得的信息，然后做出正确及时的处理，这不仅需要充分了解疾病的病理生理，还要知道监护仪工作的基本原理。对监护设施的局限性也要熟悉，了解在什么情况下数据不可靠。

一 心血管监护

1. 心率和心电图（EKG）

监护电极应该放在早产儿胸壁的侧边，这样可以减少对摄片的影响（可能导致伪影）。如果同时要监测病情变化时的呼吸状况，正确的体位非常重要。注意：监测显示的 EKG 不能用来诊断，如果怀疑有心律失常，必须做 12 导联的 EKG。EKG 的变化可以提示一些临床情况，如高钾血症和心肌缺血。电压幅度的下降可以是肺气肿或心包压塞的早期表现。

心率可以直接由心电监护中获得并显示出来。在多参数的监护仪上，心率还可以从有创血压监护中获得，免去将电极粘贴在薄脆的皮肤上。分析 EKG 的波形非常重要，因为监护仪经常会出现心率计数翻倍的错误。心动过速多与出血、低血容量或疼痛有关。心动过缓在通气早产儿中多与气管插管堵塞有关，而自主呼吸的早产儿中多提示呼吸暂停发作。

2. 末梢循环灌注

组织的存活依赖于毛细血管床的氧合和血流灌注。监测组织灌注对于早期识别循环衰竭和评估治疗反应是非常重要的。

（1）皮肤灌注：在低灌注状态下，机体通过减少皮肤血供来保证重要脏器的灌注。皮肤的血流是反映全身灌注的标志，但可受到环境温度的影响。

（2）毛细血管再充盈时间（CRT）：正常 CRT<3s，评估部位最好是前额或胸部，而非四肢末端。CRT 的临床意义仍存在争议。

（3）皮肤血流减少导致核心–外周温度差的增大：在血压下降之前，提示低血容量、静脉回流的减少。刚出生的低出生体重儿，血管张力机制尚未完全建立，这些变化用于判断组织灌注不可靠。在缺乏其他低血容量的指标（如心率增快）下，核心–外周温度差更可能是由于寒冷刺激导致的。

3. 其他监测指标

（1）尿量变化：通过对事先称重过的尿布或棉布来进行测定，在血容量下降时，尿量不是反映组织灌注的敏感指标，只有在血压下降后才会有变。正常早产儿尿量应维持在 2~4ml/（kg·h）。

（2）静脉氧分压或氧饱和度：可通过将导管穿过卵圆孔进入左心房采血获得，是反映氧输送的较好指标，但并不常用。

（3）超声心动图：测定上腔静脉血流，与多普勒测定的脑血流或平均动脉压相比，能更好地反映脑血流量。

4. 血压

（1）有创血压监测：通过连接动脉测压管的传感器获得收缩压和舒张压，以及平均动脉压。测定前需要校零定标，传感器和心脏位置关系的变化可以改变数值。如果血压突然变化，应首先定标和检查传感器的位置。血压波形对于评价血压的可靠性非常重要，动脉波形幅度减小可影响收缩压和舒张压。平均动脉压更可靠一些，但当动脉波幅减弱时，也不可靠。

（2）无创动脉搏动描记方法：在血压低值时会过高估计血压，不利于低血压的发现。也不能应用于动脉有创血压低值的校验。平均动脉压是在袖带最大充气时测定的，虽然与真正的平均动脉压有关，但与有创动脉测压获得的结果仍存在差异。当血压维持机制出现失代偿时，会发生低血压。因此，低血压不是反映组织灌注不良的早期指标，需要在血压发生变化之前有可靠的方法来评估组织灌注。

5. 中心静脉压（CVP）

CVP 可通过脐静脉导管放置在右心房而测定。传感器与心脏位置的关系非常重要，应密切注意并在监测时经常校零。CVP 在早产儿中应用的信息资料不多。机械通气的早产儿 CVP 值为零，通常与低血压的一些症状有关。

6. 乳酸

通常在血气分析的同时测定乳酸。乳酸的蓄积提示无氧代谢，多发生在缺氧或组织灌注不良时。如果乳酸不升高，代谢性酸中毒不太可能由低灌注导致。对于通气治疗的危重新生儿，出生后瞬时乳酸 > 3mmol/L 是异常的，连续测定对预后评价有价值。如果乳酸 < 5mmol/L，多预后良好；而乳酸 > 9mmol/L，则与中重度脑病有关；乳酸持续升高至 10~15mmol/L，提示先天性代谢异常。

二 呼吸系统监护

1. 呼吸暂停

呼吸监护常规用于监测新生儿呼吸暂停。对于机械通气的患儿意义不大，更多的信息可以从呼吸机获得。呼吸暂停、心动过缓和血氧饱和度下降之间的关系是复杂的，对于大部分情况，最初发生的是呼吸暂停或通气不足，导致血氧饱和度下降，触发反射性心动过缓。如果不监测气流，混合型或梗阻性呼吸暂停只能通过是否合并心动过缓和血氧饱和度下降来鉴别。对于有呼吸系统疾病且可能合并呼吸暂停的自主呼吸的早产儿，必须给予呼吸暂停监测。然而对于真有发作的早产儿，呼吸监测必须包括监测心率和氧饱和度。

2. 氧分压监测

了解动脉氧分压（PaO_2）是重症监护中非常重要的内容。通过动脉穿刺或留置导管中采样可定期测定；也可以使用放置血管内的传感器连续测定。采血的次数取决于患儿临床状况，以及连续氧合监测数值的可靠性。

3. 动脉穿刺

若有创，哭闹会影响 PaO_2。动脉导管未闭可以导致右上肢和头面部 PaO_2 高于身体其他部位。

4. 毛细血管和静脉采血

如果早产儿灌注很差或血流停止，从动脉化的毛细血管采集样本，可能获得错误的结果，不能应用于危重早产儿评估。毛细血管样本会严重低估 PaO_2，不能用于判断氧合情况。毛细血管采血不能准确反映早产儿动脉血氧的结果，但可用于监测状态稳定的早产儿的二氧化碳分压（PCO_2）和酸碱平衡情况。静脉采血对于评估 PaO_2 是无用的，但与毛细血管采血一样可以监测 PCO_2 和酸碱平衡趋势。静脉采血样本不能用于危重早产儿的评估。

5. 留置动脉测压管

留置动脉测压管可以在不干扰早产儿的条件下反复多次采血标本，也可以持续监测动脉血压。留置动脉测压管可以通过脐动脉置管（UAC）或外周动脉置管；外周动脉置管的穿刺部位通常选择桡动脉或胫后动脉，但也可以选择尺动脉、足背动脉或腋动脉。

6. 持续血管内血气监测

间歇采样分析很难跟踪病情变化，且增加采血次数会导致早产儿严重失血，所以，持续血管内 PaO_2 监测是可行的。虽然很可靠，但是这些电极测定的准确性受放置时间的影响，这是由于纤维蛋白的沉积所致。已有可以持续监测 PO_2、PCO_2、pH 和温度的血管内导管，可以提供持续的血气分析数值。

7. 经皮监测

探头包含一个加热器，使皮下的血液动脉化。弥散的氧通过膜进入电极，在电极里产生电流，而电流的大小与氧分压有关，这就是经皮 O_2 监测（TcO_2）工作原理。校准需要数分钟，一旦使用，电极需要约 15min 来平衡。如果每隔 2~4h 不更换探头位置，探头的加热器会损伤皮肤。如果探头放置在灌注不良的皮肤上，或当早产儿躺在探头上，接触了骨性表面或外周循环不良时，可能出现错误的低数值。当探头和皮肤未充分接触，电极下有空气，就会出现数值偏高。对于大的早产儿来说，TcO_2 和 PaO_2 有很大的不同，但早产儿的 TcO_2 和 PaO_2 比值保持不变。虽然单个数值可能并不准确，但 TcO_2 趋势变化仍可以提供有用的信息。经皮监测低氧血症（$PaO_2<6.6kPa$）的敏感性和特异性分别为 85% 和 97%，高氧血症（$PaO_2>13.3kPa$）的敏感性和特异性分别为 87% 和 89%。因此，这种监测方法在这些范围内将遗漏约 15% 的低氧血症和高氧血症。确定 TcO_2 的目标值取决于早产儿的成熟状况、疾病严重程度和目前的诊断。通常早产儿目标 TcO_2 为 6~10kPa。

8. 脉搏血氧饱和度监测

脉搏血氧计是目前氧合监测的主要方法，也可以测出心率。脉搏血氧计使用方便，不需要校零，并且即刻给予结果。但脉搏血氧计很容易受人为干扰，所以，使用者必须意识到很多问题都可以导致错误的数值。周围强光及光照通过组织可以引起光的分流，这是产生错误数据的常见原因。组织灌注不良会影响脉搏血氧计的功能，要保证脉搏血氧计工作，至少需要脉压 >20mmHg 或收缩压 >30mmHg。胶布或探头上包扎过紧会减弱动脉搏动从而影响信号，还会引起手足的瘢痕或变形。对于同一早产儿，两个脉搏血氧计会提供不同的数值。有的机器显示"功能性"氧饱和度，有的显示"部分性"氧饱和度。后者包括了碳氧血红蛋白和高铁血红蛋白，总计为2%以下。人为移动造成的错误数值是常见的，常造成解读数据的困难。它同样是导致错误报警的最常见原因。检查描记的波形，可以观察信号的质量。另外一个确认的方法是比较脉搏血氧计监测的脉率和EKG的心率是否一致，只有这两个心率值相同，数值才可靠。在实践中通常两者相差在5~10次以内。

（1）血氧饱和度正常值：当早产儿呼吸规律，一般认为反复测定的血氧饱和度 < 95% 视为异常。年龄 < 6 个月的婴儿血氧饱和度一过性下降 < 80% 可能是正常的。但是目前没有数据显示血氧饱和度的基线应该是多少，以及可以允许的血氧饱和度下降频率、下降持续时间和下降的低限是多少。虽然现在获得很多正常婴儿血氧饱和度的监测值，但如何将这项技术有效的应用在呼吸系统疾病的早产儿中还不是很清楚。对于肺部疾病的早产儿很难确定血氧饱和度的范围。如果应用正常早产儿的数据就会造成他们吸入过多的氧，可能是有害的。而持续低血氧饱和度与威胁生命的并发症有关。许多学者建议当血氧饱和度基线 <93% 时，可以考虑给予氧气治疗。血氧饱和度的安全上限还未知，最近的资料显示在95% 左右。在临床实践中严密设定报警范围是非常重要的，虽然这难免会有许多误报警发生。住院治疗的早产生儿可以允许相对较低的血氧饱和度，但一旦出院在家接受氧疗，必须保证血氧饱和度在93% 以上。

（2）低氧血症的监测：脉搏血氧计监测数据的转换是参考健康成人血红蛋白的光吸收和血氧饱和度的关系。低数值是从较高数值推算的，所以会使监护仪低估了低氧血症的程度。脉搏血氧计测定低氧血症的敏感性和特异性估计分别为92% 和97%。

（3）高氧血症：从氧离曲线的图形可以看出，脉搏血氧计对高氧血症的敏感性很差，当 PO_2 变化很大时，血氧饱和度变动很小。当设定血氧饱和度高限为95%，新的仪器测出高氧血症（>10.6kPa）的敏感性在95% 左右，而特异性只有26%~45%。降低报警底线可以改善敏感性，但特异性更低。

9.PCO₂监测

PCO$_2$对于了解肺泡通气和酸碱平衡是非常重要的。PCO$_2$容易受哭闹的影响，通常发生在间歇采血时。对于慢性肺疾病稳定的婴儿来说，毛细血管血标本是有价值的，但在分析时要进行推算。监测PCO$_2$趋势时也可以采用静脉血标本，但目前资料有限，所以在解释所获得的数据时，应该更加仔细。新一代的多参数血管内传感器包括了持续PCO$_2$监测。

（1）经皮CO$_2$（TcCO$_2$）监测：一般与TcCO$_2$使用同一个探头。大部分TcCO$_2$电极通过测定电解质溶液的pH变化来工作，用疏水性膜与皮肤隔开，这层膜允许CO$_2$通过而氢离子不能通过。一般TcCO$_2$要比同时测定的PaCO$_2$高27%，可能与局部组织产生CO$_2$有关，也受到血液加热系数的影响。每4h电极需要参照已知的CO$_2$浓度进行校正，约需要10min，在此阶段探头不能接触早产儿。每4h TcCO$_2$的值会出现偏高，TcCO$_2$与PCO$_2$关系保持恒定，所以TcCO$_2$是非常有用的趋势监测。临床上还是需要反复的血气监测，但TcCO$_2$的变化是病情进展的早期信号，如气管插管阻塞。在转运中，TcCO$_2$保证了早产儿到达时，通气压力很低，但血气良好。目前没有数据显示TcCO$_2$的正常值。从监护中获得的经验使我们知道，每个早产儿都有自己的动脉血CO$_2$和TcCO$_2$的关系。放置这些探头，与了解真实的PaCO$_2$相比较，了解PCO$_2$动态趋势更有价值。

（2）潮气末CO$_2$（TCO$_2$）监测：呼出气CO$_2$监测广泛用于全身麻醉和成人重症监护中。TCO$_2$监测提供了更加准确的方法来测定PaCO$_2$。新的监护仪，其无效腔和阻力小，CO$_2$图在监测CO$_2$趋势方面有一定的作用。这对于气管插管误插入食道的诊断有一定作用。但慢性肺疾病的早产儿潮气量小、呼吸频率快，以及肺泡通气与血流比值不恒定限制了其在早产儿领域的应用。

（3）酸碱平衡：pH、碳酸氢根盐和碱剩余是评估呼吸状态非常重要的指标。毛细血管采样可以用于稳定的早产儿的酸碱平衡监测。静脉血采样所获得数据不准确。

三 持续呼吸功能联机监护

目前大部分呼吸机都可测定一系列数据并显示在显示器上，也有以时间为横坐标的流速、容量和气道压力图，以及流速/容量和压力/容量环。医务人员需要知道这些数据是怎样获得的，同时了解早产儿的病理生理情况，才能更好地理解这些数据。在早产儿中，可以减少呼吸机使用时间，降低短期发病率，但到目前为止，尚无资料显示其能否改善长期预后，这就需要我们进一步仔细评价，因为所有从成人试验中获得的信息在早产儿中并不可靠。流量传感器通常是一个带热金属丝的风速计，必须直接连接气管插管，增加 1ml 的呼吸无效腔。因此，对于非常小的早产儿，可能需要增加每分通气量，以保证 CO_2 的排出。变化的气流通常会影响测定结果，由于纯氧的黏度比室内空气高 12%，所以降低吸入氧浓度可以显著提高潮气量。

1. 功能残气量

测定潮气量和功能残气量（FRC）可以避免吸气末较高的肺容量和呼气末较低的肺容量。不同疾病病理的 FRC 值差异很大，且 FRC 值在治疗后可以迅速变化，如肺表面活性物质治疗或高频震荡通气的应用。目前还没有一种可以被临床常规应用和普遍接受的方法来测定 FRC。FRC 只能通过胸片表现和完成足够氧合所需要的吸入氧浓度来推测，但影像学表现和实际测得的肺容量是不一致的。

2. 气漏

早产儿使用的无气囊的气管插管总有一定的气漏，平均气漏值在 15% 左右。气漏使呼吸机提供的一些数值如顺应性和阻力变得不可信，并且会干扰对环和波的分析。大部分的气漏发生在吸气时，可以通过吸入容量减去呼出容量而获得，以占吸入容量的百分比来表示。如果显示的呼出气量已经包括了气漏的量，就不需要进一步纠正。只有在机械通气出现问题时，气漏的量才显得很重要。

3. 潮气量

没有肺部疾病的健康足月儿的潮气量在 7~9ml/kg。因呼吸系统疾病接受通气治疗的早产儿，功能残气量比较小，并且肺局部区域的压力容量不协调。因此，"正常"潮气量分布在肺不同区域，大于吸气末容量。正因为如此，通常设定潮气量在 4~6ml/kg，可能会因为 CO_2 排出情况的不同而不同。当存在肺发育不良时，需要设定的潮气量比较低，这是由于每单位体重的肺吸气容量比正常要低。

有些机器可以显示每次呼吸的潮气量，其他机器可提供一个均值。自主呼吸的幅度往往要小于机械通气的幅度，如果自主呼吸活跃，应用均值并不能真实反映机械通气的潮气量，显示值并未根据体重校正。

（1）每分通气量：可以通过计算获得平均的每分通气量，反映了机械通气和自主呼吸，该值是否比潮气量更为有用，目前仍不清楚；且尚无资料显示每分通气量是否比 $TcCO_2$ 更有意义。

（2）顺应性和阻力：通过监测持续动态压力容量来获得这些数值。但不可能常规应用在每天的临床实践中，这些数值在测定时受到肺容量的影响，并且当吸气时间和呼气时间过短时，这些数值则不准确。气管插管周围有气漏时，数值不准确。在实际应用中，早产儿－呼吸机关系的变化也会影响对顺应性和阻力的分析。

（3）C 比值（C20）：是肺过度膨胀推算指数，相当于在呼吸周期吸气部分的后 20% 阶段计算出来的顺应性。在早产儿中，这些数值均不准确，因为这些数值的计算需要呼吸机产生的吸气压力缓慢上升，肺膨胀时气体流速恒定，并且气漏很少或没有气漏，而在早产儿通气中，这些条件很难达到。

4. 波形

临床最常见的表现呼吸功能的图形有与时间同步的流速、容量和压力曲线，并能够提供一些基本的信息。图形的比例刻度是非常重要的，应用自动比例的图形应非常小心，因为随着呼吸功能的变化，波形大小的变化可以被机器的新刻度图所掩盖。时间同步波形可以判断吸气时间和呼气时间，从吸气开始压力上升至峰压，并在整个吸气段保持该压力，当压力上升时，气体迅速流向肺部，吸气流速迅速上升至峰值，然后下降至零。剩余的所设定的吸气时间内就不再有容量增加。吸气时容量迅速上升峰值，之后保持容量平台，这时吸入的潮气量在肺内分布，然后呼气开始了。如果气管插管周围有气漏，吸气时容量平台就不再保持水平，而是出现自左向右的斜坡，斜坡的斜率反映了气漏程度。在这种情况下，吸气流速的曲线在最初上升和下降后不回到零，而是保持一个较低的水平。当出现大量气漏或气管插管滑出时，整个吸气过程中，容量在所显示的屏幕中急剧上升，流速保持很高。这种情况下，在呼气开始阶段，看不到或仅看到少量呼气流速。当呼气开始，整个呼吸机回路的压力下降至设定的呼气末正压（PEEP）水平。气体被排出肺内，呼气流速（基线下部分的线性显示）下降至低谷，然后回复至零。而容量曲线从吸气容量峰值下降至零。如果气管插管周围有气漏，容量曲线不能回复到零，这是由于吸气时从插管周围漏出的气体并不能被呼出。呼吸机中监护设置通常在下次吸气流速吸气开始时，呼气流速恢复至零。

如果气管插管有阻塞，吸气和呼气流速波形的峰值幅度就会降低，并且呼气流速波形增宽，这是由于气道阻力增加，导致了吸入和呼出气体需要更长时间。

管道内过度湿化可以部分阻塞呼吸机回路中的偏流。这引起气道压力的波动，导致气道内流速小的震动，表现为流速基线应该为零时出现波动。这造成了呼吸机回路中的自动循环，当发现流速基线波动时，就应该查管路中是否积水过多。

5. 环形图

压力 - 容量环和流速 - 容量环是最常用的环形图。它们可以因人 - 机不协调而发生变形。如果用实时监测屏幕，当早产儿被固定时，可以鉴别相对不受干扰的呼吸。当检查压力 - 容量环可以判定肺泡打开压力和上拐点。上拐点是指压力容量曲线陡直段和平坦段的转折处，平坦段反映了肺过度膨胀。压力容量环应用在成人的肺通气保护策略中。然而，压力的变化导致容量显著变化，所以，压力变化上升速度必须缓慢，才能使容量变化同步。定压型早产儿呼吸机的压力波形是相对方的波形，吸气时压力迅速上升至峰压，呼气时迅速下降至 PEEP 水平。这就是指吸气时肺容量变化主要针对吸气峰压所产生，呼气时针对 PEEP 产生，使压力容量环为矩形。监测流速 - 容量环可以提供关于气道阻力的信息。如果阻力增加，流速就减慢。这也可以从时间同步的波形中看出，而不需要监测流速容量环。如果气管插管内有分泌物，环的呼气支呈锯齿形时，提示需要气管内吸引。

四 神经功能监测

与呼吸功能和心血管功能监护相比，持续性神经系统监测的方法较少，神经系统的检查总是间断性的，评估也具有主观性。当早产儿应用镇静剂和神经肌肉阻滞剂时，评价则更为困难。

1. 脑电图（EEG）和脑功能监护

目前已经开展持续性脑电图监测，在临床应用有实用价值。EEG 是测定癫痫活动最好的方法。缺氧缺血损伤后的背景脑电波变化可以提供关于预后的重要信息。要完全理解整个脑电图是非常困难的，已经有一些技术处理可以简化数据。使用脑功能监测进行振幅整合脑电图监测，是由单个脑电图导联进行的。两个电极连接至头皮，虽然动态脑电图可以长期应用，但我们必须记住，这是一种皮层电活动背景的简单化方法，存在缺陷。

2. 颅脑超声

超声提供了一种对早产儿脑进行成像的简便方法。多次检查有助于进一步监测，提供关于预后的信息。在超声中持续存在的异常可能是真实的，大部分情况随时间变化，这就需要进一步检查。对于超声变化也需要仔细判读。

3. 颅内压监测

研究发现，通过跨前囟间接测定颅内压是不可靠和不精确的。有创颅内压测定在一些特殊的监护中心应用，但并不能改善早产儿缺氧缺血性脑病的预后。

4. 近红外光谱分析技术（NIRS）

NIRS 能够提供一些信息，使我们了解脑组织氧饱和度、脑血流、脑血容量、脑氧输送、脑静脉血氧饱和度和脑氧获取利用的情况。虽然 NIRS 能够提供对于脑血流动力学的有用信息，但目前这项技术仍只是一种研究工具，尚未应用在临床实践中。

五 温度监测

监测核心温度是非常重要的，应尽量避免直肠温度测定，因其有显著的黏膜损伤风险。肛表温度是不可靠的，因其受到体温表插入深度的影响，也与早产儿是否刚排过便有关。此外，肛温还受到下肢回流血液温度的影响。肝脏表面皮肤温度或腋下温度反映了核心温度。还有一种更加精确的测量方法是将探头放置在肩胛骨和不导电的床垫间。皮肤上不需要粘胶布，因为早产儿睡在探头上固定了位置，这就是所谓的零热量变化体温，已证实其非常接近核心温度。

单次体温监测仅能够告诉我们早产儿维持温度的状况，但我们并不知道保持体温平衡所消耗的能量。但持续测定和显示核心温度（腹部、腋下或零热量变化体温）和外周温度（足部）可以探测出寒冷刺激。如果仅测定核心温度，就不易发现新生儿受到寒冷刺激。核心温度值范围很大，但早产儿通常保持在 36.8~37.3℃，核心周围温度差在 1℃左右。早产儿败血症时，可见其核心温度高，特别是很不稳定时，还伴随核心外周温度差增加。

六　数据处理

技术的进步增加了监护仪数据的数量和复杂性，但这并非是指数据量越大就越好。虽然有理论表明从呼吸机监护中获得的大量数据是有帮助的，但在临床常规应用中并没有很大区别。有些经验不足的医护人员，在肩负日常早产儿监护工作时，面对越来越复杂的、可能是无用的信息，却并未掌握其基础原理，这种"数据超负荷"是非常危险的。过多的报警设置，通常可以导致监护室报警声不断，使工作人员很难正确处理报警，这就需要我们判断早产儿监护的基础原理是什么。新的监护装置在尚未经严格的临床实验证实其有效性之前，不能用于临床。

监护并不是指从仪器中读取数值，而是将所有获得的数据，包括对早产儿的观察，整理成有用的信息。"经验"和"直觉"实际是认知的方式，虽然其过程是潜意识的。有经验的护理人员是早产儿监护的重要条件，他们往往可以意识到许多潜在的问题。然而，即便是临床最具有经验的护理人员，也可能忽视一些潜在问题，甚至回顾性调查时发现这些问题已经持续一段时间了。

七 持续的监护趋势

监护仪和血标本检查提供了早产儿某一事件的信息。将这些数据做成图表的形式，可以看出整个趋势，帮助医护人员发现异常情况，及早采取干预。对于早产儿重症监护中趋势监护的应用，并没有研究证实它可以改善预后。监护室内观测数据过多，不能概括成简化的相关数据，也不能判断哪些数据是重要的，容易造成医护人员忽视病情变化，这些问题可能与趋势监护不能改善预后有关。同样，发生问题时，通常一系列重要参数都有变化，要对所有的持续趋势数据进行分析，就需要有电脑化的判读系统支持。在该计算机系统内怎样判断数值测定误差或患者移动造成的误差是个挑战，但该系统已被证实具有可行性。

八 液体平衡

记录出入量可以评估液体平衡，事先测定给予早产儿的所有液体很重要，包括药物和导管冲洗液。除非早产儿是在高湿度的环境下护理，否则就必然会有不显性的液体丢失。如果呼吸机气体湿化不够，呼吸道液体的丢失量就可能很多。通过事先称重过的尿布或棉毛布来评估尿量，但应注意一旦尿湿就应立刻称重，避免蒸发丢失。早产儿液体平衡的变化可以从体重变化来反映，但临床实践中很难找到好的称重方法，即使是应用暖箱内称重。出生后最初几天，血浆钠离子浓度发生变化，低钠血症反映了水肿，水负荷过高，而高钠血症反映了脱水。血气分析时可同时测定钠离子。一天中多次测定血浆钠离子，同时记录出入量，可以很好评估早产儿液体平衡。

九 生命化学

与反复测定血浆钠离子浓度来评估液体平衡一样，其他的电解质、血糖、肌酐、胆红素和血钙也应该每天测定，如果临床需要，则需多次测定。如果给予胃肠外营养，则需要监测生化指标。

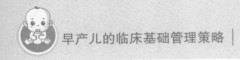

十　床旁检查

随着高度精确仪器的发展，床旁检查得以扩展。监护室中血气分析仪已经成为非常重要的监护设备。因为床旁试纸法在早产儿血糖监测中准确性不够，必须用全血糖检测仪测定血糖，如发达国家 NICU 均配有微量的血生化检测设备。新一代的仪器可以在监护室测定所有数值，而不需要将样本送到实验室。每个监护中心必须通过评估检查的准确性、临床意义和成本效益比，做出需要哪些床旁检查的决定。重要的是坚持制订合适的标准，强调质量控制。

十一　输液泵监护

所有的静脉输液泵都必须有留置导管内的压力警报，检测输液泵远端的堵塞。许多泵有报警调节范围，可检测出微小的压力变化，从而早期提示液体外渗至组织。可惜的是，目前市场上并非所有的输液装置都能判断或发现所有早产儿中的输液外渗。由于早产儿移动所导致压力变化，远远多于早期输液外渗，必须常规巡视和密切观察输液部位，一旦局部出现肿胀或发红，应立即停止输液。这是所有监护室都能做到的防止液体外渗的方法，希望能够预防或最大限度地减少因渗液导致的组织瘢痕甚至坏死。所有的监护室应该建立静脉输液的常规观察，至少每小时要有输液部位的记录，这是非常重要的。

第七节　常用置管技术

一　气管插管

1. 适应证和禁忌证

无任何禁忌证。下列情况应尽快给予气管插管：①需要机械通气；②解除上呼吸道梗阻；③气管内吸引；④气管内给药。

具体到早产儿：①胎龄 <26 周，一般需要立刻插管；②胎龄 27~29 周，根据临床情况，如果存在呼吸抑制或呼吸困难，应尽早插管，给予表面活性物质或其他药物；③胎龄 >29 周，如有疑问者尽早插管，早拔管（避免持续肺动脉高压风险）；④虽然持续正压通气（CPAP），但是因 CO_2 潴留（$PCO_2 > 50mmHg$），应尽早插管；⑤如果出现任何严重的休克状态（感染，血容量不足）也应尽早插管。

2. 具体操作技术

（1）插管途径：经鼻（容易固定，但拔管后肺不张发生率增加）或口。

（2）导管大小：潮气量（PIP）$> 20cmH_2O$，允许气管周围轻微漏气。具体型号如下：胎龄 <28 周或体重 <1000g，内径 2.5cm 导管；胎龄 28~34 周或体重 1~2kg，内径 3.0cm 导管；胎龄 34~37 周或体重 2~3kg，内径 3.5cm 导管。

（3）插入深度：插过声带 1~1.5cm，带黑色标志的导管至少要使黑色标志线超过声带。具体深度见表 3-3（经口气管插管）。经鼻气管插管比经口气管插管深度多 1cm。

表 3-3　气管插管深度

体重（kg）	<0.5	0.5~1	1~2	2~3
深度（cm）	6	6~7	7~8	8~9

（4）插管技术：①仰卧位，头居中，颈部轻度后伸，勿过度后伸；②叶片大小，早产儿选择 0 号，胎龄（GA）>34 周的早产儿也可以选用 1 号；③充分吸引，左手持喉镜，不要换手，喉镜镜片从口角右侧插入，将舌压向左侧，勿将喉镜镜片翘起（牙框），要向手柄方向抬起；④用左手小指从外面压喉部，有利于见到喉头入口；⑤插管时通过小的导管同叶片的侧边提供氧气；⑥经鼻插管，从后向前推进气管插管，进入鼻咽部，用弯钳送导管进入气管；⑦经口插管，口的右边插入，看到声带后直接插入；⑧利用导引钢丝则单次成功率更高。

（5）证实气管插管位置：①双侧呼吸音均等，胃部听不到呼吸音；②正压通气时胸廓起伏；③无胃胀气；④气管插管内可见水蒸气；⑤二氧化碳监测纸变色；⑥X线证实气管插管位置：头和颈部位于正中线，气管插管尖端应位于气管隆嵴上 1~1.5cm。

3. 插管时应特别注意

①插管前给予 100% 氧气吸入 30s，可面罩或复苏囊给氧。②确保吸引装置、喉镜、气管插管、导引钢丝、面罩、复苏囊和氧气处于工作状态。③最好插管前给药，减少损伤和对抗，推荐应用芬太尼 2.0μg/kg，静脉注射超过 5min；阿托品 0.02mg/kg，静脉注射超过 1min。④吸引时间不能过长。⑤插管过程中出现心动过缓或氧饱和度降低到 85% 以下应停止插管，面罩加压给氧。也可以将导管略微拔除，用手捂住口鼻，通过咽部导管用 100% 氧做人工呼吸。⑥插管过程中不要太注意插管本身而忽视早产儿（必须随时观察肤色和心率）。⑦导管不可插入过深，避免导管进入右侧支气管。⑧注意防止导管被插入食道（腹胀，心动过缓，肤色发绀，胃部呼吸音）。⑨如果对气管插管位置有疑问，或者心率、动脉血氧饱和度（SaO_2）无改善，甚至恶化，需拔管、重新插管。

4. 气管插管并发症

①低氧、低通气、心动过缓（由于时间过长，气管插管进入主支气管或食管）、呼吸暂停、迷走神经反射、气管梗阻、意外脱管等为常见的并发症。可通过插管时供氧、限制插管时间、两次插管之间给予面罩加压给氧、直视或听诊证实气管插管位置及良好的气管插管固定方法进行预防。如果发绀或心动过缓持续存在，应拔除气管插管，重新置管。②肺不张 / 气胸：由于气管插管进入主支气管所致的常见并发症，多由于忽视了气管插管的深度，可以通过听诊、X线证实气管插管位置，标记并记录插管深度进行预防，重新将气管插管放置合适的距离。③咽或气管撕裂伤：非常少见的并发症，主要见于早产儿。可能的并发症包括皮下气肿、纵隔气肿、声带损伤等。插管时颈部和头部处于合适的位置，始终可以看见气管插管的尖端。避免暴力插管，如果用导引钢丝经口气管插管，导引钢丝的尖端一定要在气管插管内，不能超出气管插管的尖端。这些措施可以减少咽或气管并发症的发生。一旦发生，应禁食 10d，一般会自愈。④声门狭窄：发生率为 1%~5%。高危因素包括气管插管过紧、重复插管、固定不好。通过选择大小合适的气管插管、安全固定、尽快拔管，

可达到预防的目的。如果气管受损应请五官科会诊，可能需要气管切开。⑤鼻、上腭、牙齿变形。⑥感染：气管支气管炎、肺炎、中耳炎少见，但插管时间较长者易发生。通过严格无菌操作和护理可以预防，一旦发生应给予抗生素治疗感染。⑦拔管后肺不张：拔管后给予 CPAP，特别是经鼻气管插管后的早产儿和极早早产儿。

二 脐部置管

1. 早产儿脐血管置管的作用

可提供安全可靠的血管通路，获取血液标本，并监测血压或中心静脉压，但脐血管插管可能产生多种严重的并发症。所以，在插管前和持续置管过程中，应当权衡其利弊。

2. 脐动脉置管（UAC）指征

①需要随时测定动脉血气和血样本，如极低出生体重儿和新生儿持续性肺动脉高压（PPHN）；②连续监测动脉血压；③换血；④无静脉通路可用，需紧急扩容或用药。

3. 脐静脉置管（UVC）指征

①产房内抢救需要紧急血管通路和应急通路，可以不插到标准的位置，插入深度 3~4cm，回抽有血可暂时作为紧急静脉通路，也可以用吸痰管或胃管代替脐静脉置管；②极低出生体重儿或危重早产儿需长期静脉通路者；③外周静脉通路难以建立或维持；④换血；⑤需要完全胃肠外营养，且估计时间较长者；⑥给予血管活性药物（最好的输注通路）；⑦需要输注高渗液体，>12.5% 浓度的葡萄糖；⑧输注血液制品，但血小板混悬液不应通过脐静脉输注；⑨中心静脉压的监测。

4. 脐血管置管禁忌证

①存在腹膜炎；②存在坏死性小肠结肠炎（NEC）或疑似NEC；③脐炎、脐膨出、腹裂、腹胀；④下肢或臀部有局部血管受损的证据；⑤出血或血栓形成倾向；⑥即使导管已经置入，一旦出现上述情况也要拔管。

5. 置管时机

只要还留有脐带残留物，就能设法插入脐导管，但最好在出生后最初的几小时内。出生 24h 后插管，可在脐带残端敷盐水纱布 1h，插管更容易操作。

（1）脐导管材料：聚乙烯塑料制作的导管，含有软化增塑造剂邻苯二甲酸儿异辛酯（DEHP），可能因为浸析而产生毒性，不应当使用，而应使用聚氨酯、硅胶或不含 DEHP 的导管。临床上尚未证明不同材料导管之间的结局有差异，尽管硅胶管较少引起血栓，但较软，插入困难。

（2）脐导管型号：脐动脉导管优先使用 3.5F 导管，使降主动脉有足够血流，避免带侧孔的导管；脐静脉导管应根据体重选择 3.5F（体重 <1500g）或 5F（体重 >1500g）；如果需要同时滴注多种液体，可以选用双腔或三腔脐静脉导管，减少附加静脉通路，避免输入液体发生相互作用和沉淀。

（3）脐导管的最佳位置：①脐动脉置管。高位导管的顶端应达到第 6~10 胸椎（T6~T10），最佳位置为 T9；低位导管的顶端应在第 3~5 腰椎（L3~L5）。目前没有证据支持使用低位，应优先使用高位，将顶端放置于降主动脉，在肠系膜动脉和肾动脉开口以上部位，可以减少对这些血管灌注的影响和血栓形成，且高位不满意或滑动后可以改为低位。②脐静脉置管。导管顶端置膈肌以上的下腔静脉，通常在 T9 位置。

（4）导管插入深度的计算方法：根据以下公式计算需要插入的深度，公式更简单快速，但可能不精确。

$$高位 UAC 插管长度（cm）=[体重（kg）\times 3]+9+脐带残端（cm）$$
$$UVC 插管长度（cm）=UAC 长度 \times 1/2+1$$

置管后需要经 X 线确定导管顶端的位置，如果位置不合适，可将导管回撤到最佳位置，但不能前插。因此，插入深度可稍高于计算或测量的长度。紧急复苏期间，导管置入可以仅超过脐部。若回抽有血，可以给予复苏药物、扩容和血制品。

（5）脐血管置管的并发症：脐导管置入虽然对危重早产儿的救治起到关键作用，但也可能带来很多并发症，有些可能危及生命，有些可能造成永久的伤残，因此应当做到以下 5 点。①严格掌握适应证。②置管期间仔细评估导管的位置、肢体末端血流、全身情况等。③很多并发症早期症状轻微，很难发现。④怀疑或发现并发症时应及时处理。⑤一旦不需要或评估后风险大于益处，应即刻拔管。

（6）脐动脉导管的并发症：①出血，动脉损伤或导管脱出导致出血。②血管痉挛或下肢缺血，表现为下肢的苍白或发绀。UAC 移位进入髂内动脉可导致臀部和腰部缺血或血管痉挛。③缺血，如果是痉挛，用湿温毛巾温暖对侧的肢体可缓解症状，如果在 15min 之内循环改善不明显，则需要拔除导管。④血栓形成，多数无临床表现或表现轻微，少数具有下肢严重缺血和选择性器官功能障碍的明显症状。如累及髂外动脉和股动脉，则表现为多种并发症。股动脉搏动消失，下肢苍白，肢体末端凉；臀部褪色或苍白；血尿、少尿、高血压、肾衰竭；腹胀、新生儿坏死性小肠结肠炎、肠梗阻、肠缺血；下肢活动障碍，截瘫；一项或多项上述症状和体征。如果回抽血液不畅或监测血压波形减幅甚至变平坦，提示可能有血栓形成或栓塞，应高度警惕。导管附壁也可出现上述情况，但调整导管位置可以缓解。一旦怀疑存在血栓或栓塞的可能，应进行彩色多普勒超声检查明确诊断。症状性缺血需要紧急处理，防止肢体或器官功能丧失，应即刻拔除 UAC，给予抗血栓治疗。⑤感染，导管相关的血源性感染。⑥脐炎，脐残端或以上红肿，伴或不伴脓性分泌物，应拔除导管，细菌培养，开始抗生素治疗。⑦空气栓塞，是最严重的，常是致命的，应注意预防。

（7）脐静脉导管的并发症：①意外失血：导管脱出或血管穿孔导致。②空气栓塞，注意预防，脐静脉导管不能与大气相通。③血栓形成或栓塞，无症状血栓形成最常见。由于多普勒超声对静脉血栓或栓塞的准确性较差，需要静脉造影来明确诊断。右心房或下腔静脉或导管顶端的血栓形成或栓子会导致肺栓塞和体循环栓塞（通过卵圆孔或静脉导管的右向左分流到达左心室近而进入体循环）。感染性血栓或栓塞可导致广泛脓肿形成；右心血栓可表现为心力衰竭、持续性脓毒血症或新的杂音；门静脉血栓形成可能会导致门静脉高压。治疗包括仔细观察或使用肝素或低分子肝素。由于肝素需要监测出凝血时间，目前多用低分子肝素治疗。由于存在出血高风险，不推荐应用纤溶酶激活物（tPA），除非器官或肢体功能丧失。④感染，包括脐炎和导管相关的血流感染。⑤导管在心脏和大血管的错位，可导致心肌穿孔、心包填塞、心律失常、肺叶出血性梗死、胸腔积液（包括乳糜胸）。⑥导管在门脉系统错位，肝坏死（肝静脉血栓形成或高张力溶液输注到肝组织）、NEC、结肠穿孔、门脉高压、肝囊肿。

（8）维持导管通畅：在液体中加入小剂量肝素（0.5~1U/ml），并通过 UAC 滴注，以维持导管的开放。通常使用的溶液为含有 0.5~1U/ml 肝素的 0.45% 氯化钠溶液，输注速度为 1ml/h。很少有资料支持 UVC 的肝素化，不建议使用。

（9）留置时间和拔管：①一旦 UAC 或 UVC 不再需要或发现并发症征兆，立即拔管。② UAC 最佳保留时间为 5~7d，一般不超过 7d。③ UVC 可以维持 14d，然而，最近有随机研究资料表明，UVC 保留 28d 也可以。如存在导管相关的脓毒症、血管功能不全或血栓形成，应拔管且不再更换导管。④只有导管不能发挥作用时才更换导管。⑤不要通过 UVC 治疗可疑的感染。

三　外周动脉置管

1. 指征

与脐动脉置管相同。如果脐动脉导管置管失败，或者新生儿日龄较大不能进行脐动脉置管，或者因为脐动脉置管并发症而拔除脐动脉置管，应进行外周动脉置管。由于考虑到脐动脉置管的并发症较多，外周动脉穿刺经验丰富者可首选外周动脉置管。

2. 禁忌证

局部皮肤感染或破损；肢体急性缺血性疾病；出血或血栓形成倾向；不能证实有足够的侧支血流。

3. 常用置管部位

（1）桡动脉：置管之前，需要进行阿伦试验（Allen test）以确保尺动脉血流足以代偿桡动脉血流，满足手的血液灌注。具体做法是按压腕部，使桡动脉和尺动脉闭塞，向腕部摩擦手掌，使其变白，然后释放尺动脉，如果需要 10min 以上才能恢复正常颜色，提示侧支循环不良，不能对该侧桡动脉进行穿刺置管。

（2）胫后动脉：较少用，在穿刺之前，也应当测试侧支循环的灌注情况。

4. 抗凝剂使用

同脐导管。

5. 并发症

①动脉痉挛；②失血或血肿；③手足缺血或坏死；④局部感染；⑤血栓形成或栓塞（供应手足动脉血流急性减少，导致脉搏减弱或消失，毛细血管再充盈时间延长、手足变凉，苍白等）。

第八节　早产儿围术期管理

在过去 30 年间，没有一种疾病的存活率改善可以比得上早产儿。早产儿生存能力的定义在逐渐降低标准。以往认为 400~599g 胎儿无生存能力，但现在报道其存活率已由原来的 10% 上升至 55%。目前，一些三级专科医院 NICU 内的极低出生体重儿的存活率可高达 80%。早产儿存活率的提高是因为出生时抢救处理技术的提高。目前，早产儿因感染死亡的病例在减少，但因先天畸形死亡的早产儿比例在增加。

当处理 VLBW 合并窒息、先天性畸形或需要多次外科大手术时，我们关注的不仅仅是存活，而是要健康地存活，有良好的生存质量。在开始大范围外科操作之前，必须告知家属可能存在的高死亡率和高致残率，家属愿意大量投入精力、财力是最为关键的一步。因此，加强早产儿围术期管理，降低早产儿围术期死亡率，可更大程度地提高早产儿存活率及生存质量。

一　手术时机的选择

早产儿外科疾病中以先天畸形为主，同时坏死性小肠结肠炎需要外科手术者也较多。手术时机应根据早产儿病情而决定。疾病威胁生命时，必须紧急治疗；有些疾病不会立即威胁生命，但早期手术可以改变临床转归；还有一些疾病可以观察和随访，选择合适时机再手术。

1. 急诊手术

①消化道穿孔、腹膜炎；②消化道梗阻、肠扭转（肠旋转不良伴中肠扭转）；③腹裂；④无法控制的内脏出血。

2. 限期手术（亚急诊手术）

①膈疝；②食道闭锁；③高位肠梗阻（肠旋转不良不伴中肠扭转、环状胰腺、十二指肠狭窄等）；④脐膨出；⑤肥厚性幽门狭窄；⑥骶尾部畸胎瘤。

3. 择期手术

①隐睾、尿道下裂；②淋巴管瘤（无临床症状）。

4. 探查手术

疾病经各项检查，虽然不能诊断明确，但怀疑早产儿有消化道梗阻、胆道梗阻或消化道出血，特别怀疑有肠扭转时，应行探查手术。对任何病例决定手术后，医生必须向家属说明手术的必要性、成功率、疗效、失败率及可能的风险和并发症，并按医院的规定签署手术协议书。

二　保　暖

早产儿皮下脂肪的绝缘层薄，容易通过传导、对流、辐射及挥发而丢失热量，其中最主要的机制是辐射。早产儿不能寒战产热，通过棕色脂肪代谢的非寒战产热也有限。因此，早产儿氧耗和热量消耗增加，持续时间过长时，则会导致储存有限的能量耗尽，进而易发生低体温，增加死亡率。

1. 围术期低体温原因

①麻醉：全身麻醉诱导之后，热量自核心部位向外周部位再分布，核心温度开始下降。②生理特点：早产儿体温调节功能不稳定，体表面积相对成人大、皮下脂肪少，散热率约是成人的 5 倍。③低温环境：接受腹部手术的早产儿，热量丢失包括消毒、铺巾过程，以及挥发性消毒液消毒皮肤、术中腹腔冲洗、术中体腔开放等因素。另外，早产儿因头部比例相对较大，通过头部散热较成人较多，成为高危因素之一。④输血补液对体温影响：手术中输注大量温度较低的液体，特别是输入大量库存血，可明显降低早产儿体温，输入的环境温度液体越多，体温下降得也越快。⑤气管插管：全身麻醉气管插管后，气管直接与外界空气相通，丧失了上呼吸道对吸入气体的滤过、加温和湿化作用，大量冷而干燥气体进入肺部，导致体温下降。⑥其他：包括手术时间延长；术后转送至 NICU 过程中未保暖；

术前禁食时间过长，术后又不能立即进食补充热量；围术期自身产热不足，对冷刺激敏感性增强，导致体温下降。另外，腹腔镜手术虽属微创操作，但术中的 CO_2 气腹可影响体温。

2. 低体温对身体的影响

①心血管系统：心输出量降低；外周阻力增加；增加心脏负荷，造成心肌缺血、心律失常、窦性心动过缓、心房颤动或心房扑动。如果体温低于30℃，可出现室性期前收缩、室性心动过速，基至心室颤动。②呼吸系统：低体温时肺组织缺血缺氧、酸中毒及凝血功能障碍等可能是导致肺损伤的原因。③代谢的影响：低体温循环障碍导致肾脏血流量减少，肾功能减退，酸代谢产物排泄障碍。研究发现，低体温早产儿尿钠排泄增多，可能与低体温导致的肾脏重吸收功能减退及肾交感神经系统活性改变有关。④麻醉苏醒延迟：低体温使肝血流减少，肝功能受损，延缓多种药物的代谢速度。体温降低时所有的麻醉药代谢和排泄均延长，麻醉药的抑制作用增强，可使苏醒时间延长。⑤伤口感染率增加和住院时间延长：低体温时免疫功能受抑制，伤口抗感染能力下降，增加术后感染发生可能性，也与蛋白质消耗和骨胶质合成减少有关。⑥凝血功能障碍：低体温使血小板功能受损，聚集力下降，也可直接损害凝血酶功能，使术中及术后出血增多。

3. 围术期体温管理的策略

（1）低体温的预防：①转运途中保温，术前任何时候都应注意保暖，转运入手术室应直接利用暖箱运送早产儿，尽量减少进出手术室途中的热量流失。②预防体表热量的流失，手术室宜保持在 27~29℃；尽量缩短早产儿暴露时间，减少暴露面积，注意肢体保暖；手术床可加垫电热毯；预热皮肤消毒液或选择非挥发性消毒液可减少因消毒液蒸发引起的热量丢失。③预防体腔热量的流失，进行输液、输血前对液体和库存血进行加温（36~37℃），最简单、有效；给予吸入气加温、加湿处理，调节呼吸机蒸发器温度至 32~35℃；手术期间用温盐水纱布覆盖暴露的创面和内脏上；胸腹腔灌洗液也应预热至 36~40℃。④术后保温，将危重早产儿放入可控温度的暖箱。头顶式的辐射加热器，在有效保持体温同时，提供了良好的视觉和心电监控，并为医疗程序和护理程序的实施提供了有效空间。即使置于暖箱，不同出生后时间和体重的早产儿对暖箱温度的要求亦不相同，详细见表3-4。

表3-4　暖箱温度调节（℃）

出生体重（g）	年龄			
	0~24h	2~3d	4~7d	≥ 8d
<1500	34~36	33~35	33~34	32~33
1501~2000	33~34	33	32~33	32
2001~2500	33	32~33	32	32
>2500	32~33	32	31~32	30~31
湿度	60%~80%	50%~60%	50%	50%

（2）低体温的治疗：①体表复温，电热毯、循环水变温毯、红外线辐射加温器、热风机、充气加温装置等。②中心复温，心肺体外循环是一种高效和快速复温方法，常用于低温导致的循环衰竭。③复温应注意的相关事宜，关键在于平稳匀速的复温，体温高低不是体温维护的唯一标准，必须有足够的时间让早产儿循环恢复稳定。④缓慢复温，即每小时提高体温1~2℃或在12~24h内使体温恢复至正常。快速复温对处于寒冷应激状态的早产儿是有害的，快速复温时周围血管扩张，导致低血压而发生复温性休克，加重大脑的缺血性损害，进而使早产儿出现抽搐，严重者可发生呼吸暂停。复温过程中应同时监测腋温和肛温，当腋温高于或等于肛温时提示产热良好。⑤烫伤风险，正常人体皮肤可以耐受约45℃的温度，压力会减少局部血流量，导致热量堆积，轻微加压就会显著缩短安全耐热时间。皮肤炎症时，热和压力引起组织损伤的风险更大。年龄是另一个重要的因素，早产儿皮肤较薄，特别容易发生烫伤或压力-热损伤，安全有效的方法是尽量扩大加温皮肤面积。早产儿低体温易发生肺水肿及肺出血，临床应适当限制入液量，尤其注意输液速度不可过快。在复温过程中，应高度警惕肺出血发生的可能性，密切观察早产儿变化，及时给予正确的诊断、治疗。

（3）特殊疾病的保暖：腹裂因腹膜及羊膜缺损，早产儿腹腔及脏器均暴露于外界，常发生低血容量、过多液体丢失、休克、感染等。因此，在产房应准备辐射保暖床、预热的暖箱，并监测暖箱温度。使用无菌温盐水纱布覆盖暴露的脏器，可引起低体温。另外，若纱布变干，可黏附在肠表面并引起损伤，目前主张用消毒的油纱布或大的塑料袋包裹，防止污染和水分丧失的同时，起到保暖作用。

三　水、电解质和营养问题

在发生腹壁缺损、食道闭锁、肠梗阻等外科疾病时，水、电解质丢失额外增多，处理并维持水、电解质平衡变得更为复杂。很多手术前后的早产儿、极低出生体重儿不能正常进食，都需要静脉营养支持，维持正氮平衡对术后恢复极其重要。

1. 术前、术后的营养支持

①禁食 1d，即全肠外静脉营养。②白蛋白不用于扩容，但对术后维持正氮平衡、纠正低蛋白血症有一定必要性。③术前能维持的蛋白水平，不代表术后仍能足够，手术创伤与术后恢复均增加了蛋白消耗，需要额外补充。

2. 液体需要量增加

①出生体重 <1.5kg，有更多的不显性失水，因此需要补充更多的游离水。②光疗增加不显性失水。接受光疗情况下，>1.5kg 的早产儿液体补充每天需要增加 10ml/kg；<1.5kg 的早产儿液体补充每天需要增加 20ml/kg。③辐射保暖台：与暖箱相比，辐射保暖方式可增加不显性失水。平均每小时失水 0.94ml/kg。使用塑料毯可以有效减少不显性失水。④多尿型肾衰竭（特别是胎龄 < 26 周的早产儿）：维持液体平衡需要根据定期监测体重和血清电解质做出及时调整。

3. 液体需要量减少

①不适当的抗利尿激素（ADH）分泌。②充血性心力衰竭。③少尿型的肾衰竭。④动脉导管未闭（PDA）。

4. 特殊情况下的补液量

①胃肠减压丢失量：按丢失量的一半，以生理盐水补充。②肠造瘘丢失量：≥ 2ml/（kg·h）的丢失量，认为丢失过多，需要及时补充生理盐水或根据电解质情况补充。③腹裂肠壁丢失水分增加，食道闭锁经气道丢

失增多,需额外补充。④术后第一天常规补充液体量60%,避免术后水钠潴留。

四 体 位

患有一些外科疾病的早产儿,采取一些特殊体位,可能对稳定术前情况有效。如食道闭锁合并食道气道瘘,早产儿采取上身抬高30°,可减少胃食管反流;高位小肠梗阻的早产儿,常存在胃食管反流,可采取上身抬高体位,避免反流、误吸带来的并发症;膈疝早产儿术前采取患侧卧位可能改善通气情况;腹裂早产儿术前需要避免牵拉肠系膜血管,于缺损腹壁正上方垂直固定外露肠管更好;脊膜膨出、骶尾部畸胎瘤术前采取俯卧位或侧卧位,可避免肿块表面皮肤摩擦导致的破裂,术后继续俯卧位或侧卧位有利于伤口护理及伤口愈合。

五 呼吸管理

术前早产儿因严重腹胀或肺部原因,导致术前呼吸不稳定或自主呼吸虽能维持血氧饱和度,但增加耗氧量,建议气管插管辅助通气,有利于早产儿的术前准备及稳定病情。一些外科疾病在早产儿出现发绀、窒息,需要面罩加压给氧抢救或气管插管前准备工作时,应注意避免过多气体进入胃肠道,加重病情。需要注意的疾病包括:

(1)食道闭锁合并食道气道瘘,面罩加压给氧的气体可能通过气管食管瘘进入胃,使胃过度扩张,横膈抬高,则进一步影响呼吸。为避免气体进入胃内,当食道闭锁早产儿出现呼吸不耐受时,建议气管插管辅助通气,并尽可能将插管放置在气管隆突之上,利用插管跨越过气管食管瘘,保证气体进入肺内而非胃内。曾发生过食道闭锁早产儿经面罩加压吸氧后发生胃穿孔事件,需要提高警惕。

(2)膈疝患儿一旦出现呼吸、循环不稳定,建议气管插管辅助通气。临床上曾有膈疝患儿窒息抢救过程中,面罩加压给氧后,疝入胸腔的肠管因充气、扩张在膈肌疝入口受卡压,于转运过程中发生肠坏死、肠穿孔。

手术修补膈肌同时还要处理肠穿孔，不仅加重病情、延长手术时间，还增加胸腹腔污染、局部及全身感染的概率。

（3）早产儿严重腹胀、肠梗阻或横膈抬高，影响呼吸，建议术前即可辅助通气，改善呼吸功能，保证氧合的同时，减少因腹胀、胃食管反流引起的吸入性肺炎。

六 禁食、放置胃管和胃肠减压

早产儿术前禁食时间不宜过长，一般需要禁食配方奶6h，禁食清流质2~4h。早产儿一旦术前禁食，应静脉给予补液以维持需要，并监测血糖。

（1）食道闭锁术前在近端食道放置胃管，胃管连接持续低负压吸引，或者每隔15~30min，采用5ml空针抽吸近端食道盲端内的分泌物，减少误吸，有利于控制肺部感染。术中将胃管通过食道吻合口，置入胃内，术后保留胃管。可在术后48~72h经胃管开始少量喂养，并逐渐增加。早产儿术后进行早期微量喂养，有助于术后恢复。一般在术后7~9d，脱离呼吸机稳定后行食道造影，若造影显示食道通畅，没有吻合口瘘，即可拔除胃管，开始经口喂养。

（2）膈疝术前放置胃管并接胃肠减压器，可减少胃肠道充气，降低胃肠道在胸腔内张力与对肺组织的压迫，可缓解呼吸困难。术后因胸腔内肠管回纳入腹腔等操作，可在排气、排便、无呕吐等肠管蠕动功能恢复后拔除胃管，进行肠内喂养。

（3）肠梗阻、腹胀早产术前需放置胃肠减压管，同时需要注意，由于肠梗阻、肠内容物多较黏稠，有时放置的胃肠减压管不能充分引流，而应定时检查引流管是否通畅。在放置胃肠减压的同时，早产儿仍有呕吐，提示胃肠减压引流不畅或胃管放置位置不正确，应及时调整胃管位置或更换阻塞的引流管。肠道手术后的患儿术后仍需继续保留胃管及胃肠减压，直至肠功能恢复后拔除胃管。一般放置时间在7d左右。

（4）腹裂患儿术前放置胃管及胃肠减压，有利于减少肠内容物后将肠管回纳入腹腔。术后因腹腔压力、肠壁水肿等因素，一般术后肠功能恢复相对较慢，保留胃管，充分引流，更有利于术后恢复。放置时间为10~14d。

七　胃肠道准备（清洁灌肠）

进行结肠手术的患儿，术前应清洁灌洗结肠。关于可进食患儿的术前肠道准备，为便于术前尽量做到清洁灌肠，可进食清流质 12~24h。有时早产儿、极低出生体重儿灌肠困难，可使用开塞露通便。手术前一晚、手术日早晨各灌肠（或开塞露通便）1 次。清洁灌肠为侵入性操作，需与家长签署知情同意书后方可执行操作；灌洗液的出入量应基本一致或出大于入；灌肠时应注意动作轻柔，遇到阻力，不可强行插入，避免损伤黏膜、出血甚至穿孔，每次插管前应充分润滑肛管；灌肠中若患儿哭吵剧烈，应及时安抚患儿，分散其注意力，以降低其腹内压，观察患儿面色、脉搏、呼吸等。若发现灌洗液中有血性液体，应立即停止操作；灌肠过程中注意加强患儿保暖，避免患儿发生呼吸道感染。

八　术前用药与准备

（1）抗生素：早产儿术前准备中，已在使用抗生素者，需继续使用抗生素直至术后；术前没有使用抗生素者，应根据手术需要，按术前准备要求在术前半小时静脉给予一次抗生素。早产儿消化道手术较多，使用抗生素时，应兼顾革兰阳性菌、革兰阴性菌和厌氧菌。

（2）维生素 K：每个手术早产儿都应该通过静脉注射或肌内注射维生素 K 1mg。

（3）血生化检查：血、尿、粪常规，出凝血时间，肝肾功能，肝病筛查，梅毒筛查，HIV，血气分析，电解质等。

（4）实验室检查：胸腹联合摄片（有时需拍摄正侧位片），超声腹部大脏器检查，心动超声心脏结构检查，其他疾病相关检查。

（5）术前备血：交叉配血，估计术中出血较多或术前已贫血者，术前应备适量血浆。有出血倾向者应备新鲜血、新鲜冰冻血浆或凝血酶原复合物。

（6）局部准备：手术前应洗澡，手术区一般不剃毛，但头部手术例外。

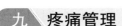

九　疼痛管理

目前已证实，不论是足月儿还是早产儿，出生后即具有疼痛感知和回应能力。反复疼痛刺激会影响睡眠，带来明显的生理反应，如代谢增加、灌注减少、呼吸免疫改变、耗氧量增加，影响病情恢复。此外，疼痛会改变新生儿中枢神经的结构，影响神经发育，降低疼痛阈值，并影响他们将来对疼痛的行为反应。早产儿手术经历的疼痛刺激包括各种侵入性操作、手术本身、疾病本身、药物、环境、护理因素等。无痛管理是高质量新生儿监护的重要内容。

（1）绝大部分早产儿手术后需要应用药物才能缓解疼痛。方法有口服或肛塞对乙酰氨基酚、静脉注射对乙酰氨基酚和静脉注射吗啡。口服或肛塞对乙酰氨基酚经常不能满足控制手术疼痛的需求，而静脉注射吗啡虽然可以缓解严重的术后疼痛，但因存在抑制呼吸、减缓肠蠕动恢复等潜在副作用而临床应用受限。静脉注射对乙酰氨基酚可较好地管理手术疼痛，持续使用可以提高患儿的痛阈。

（2）局部阻滞麻醉，若伤口局部浸润麻醉，可以减少全身麻醉剂的用量。由于硬膜外麻醉、骶管麻醉能有效缓解手术疼痛，尤其是对于直肠肛门手术。该技术被推广应用到无痛治疗领域。

（3）早产儿非药物性干预措施包括非营养性吸吮、袋鼠式护理、鸟巢护理和襁褓包裹。口服葡萄糖水也具有安慰作用。

第九节　早产儿分期及各期管理要点

一　早产儿分期

早产儿可能会发生很多并发症，且这些并发症的发生有一定的时间顺序。另外，早产儿生后早期内环境受外部影响因素较多，容易发生内环境紊乱，造成严重并发症，且远期影响较大。因此，不同日龄的早产儿管理要点不同，只有抓住各个时期的要点问题，才能取得较好临床效果。

目前早产儿分期一般分为不稳定期（≤ 7d）和稳定期。该分期相对较为简单，但稳定期时间段较长，特别是生后 2~3 周的早产儿及 3 周以后的早产儿，临床并发症的发生和监护方面仍存在较大差异，因此，我们认为分为三期可能更符合早产儿临床特点。

将早产儿可人为分为早期、中期和晚期。早产儿早期定义为出生后 1 周以内的早产儿，包括第 7 天；早产儿中期定义为出生后 8~21d；早产儿晚期定义为出生后 ≥ 22d。注意区分早产儿晚期和晚期早产儿的概念，晚期早产儿是指胎龄 ≥ 34 周但不满 37 周的新生儿。

二　早产儿早期主要问题

各种置管的管理；体温调节管理；颅内出血的诊断与预防；呼吸问题如呼吸窘迫综合征、呼吸暂停、湿肺、早发型肺炎、呼吸支持技术、气漏综合征等；循环问题如低血压、早产儿动脉导管未闭、心功能不全、循环功能监护等；消化系统问题如早期肠道喂养、肠外营养；早产儿高胆红素血症；血液系统问题如血小板减少、贫血；水电解质平衡；早发型败血症。

三　早产儿中期主要问题

早产儿早期问题的延续：颅内出血检测、体温调节、水电解质平衡、肠内外营养、PDA、高胆红素血症、呼吸管理等；肠内营养的逐步建立；NEC 的预防和早期诊断处理；院内感染的预防和早期诊断处理；新生儿疾病筛查。

四　早产儿晚期主要问题

早产儿脑室周围白质软化；支气管肺发育不良；喂养不耐受；生长发育监测和营养管理；胆汁淤积综合征；院内感染；早产儿代谢性骨病；早产儿听力筛查；早产儿视网膜病；早产儿出院前管理；早产儿出院后随访。

（张丹丹　穆国霞）

第四章

早产儿的健康评估策略

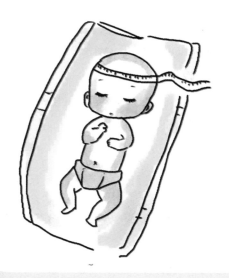

第一节　早产儿健康评估

早产儿的健康评估是指对围生期和新生儿期的高危因素进行系统评估，通过对影响胎儿的生长发育、成熟度和胎龄的危险因素进行评估，判断早产儿目前的健康状况和现存的健康问题。护士职责是实施早产儿及相关危险因素的观察和记录。

一　围生史及高危因素的评估

围生史评估包括两方面：孕母的健康状况、胎儿生长发育状况。评估重点是导致生长发育异常的危险因素。

1. 家族史

（1）评估家族是否存在遗传性疾病：如 21- 三体综合征，脆性 X 连锁综合征，囊性纤维化，神经管缺陷，唇腭裂，成骨不全，侏儒症，肌营养不良，脑白质营养不良，地中海贫血，镰状细胞贫血，苯丙酮尿症。

（2）评估家族是否存在慢性病或功能不全：如糖尿病，高血压，精神发育迟滞，心脏病，肾脏疾病，癫痫。

2. 孕母健康状况

（1）孕母一般状况：如年龄，身体质量指数（BMI），饮食，活动度，致畸暴露情况，不良生活习惯如吸烟、饮酒、药物滥用。

（2）慢性病史：如糖尿病，心脏病，高血压，哮喘，甲状腺疾病，系统性红斑狼疮，单纯疱疹病毒感染，焦虑／抑郁。

（3）外科疾病和住院史。

（4）孕前和孕期用药史。

3. 孕产史

（1）评估孕母是否存在子宫结构异常，激素紊乱等疾病及接受治疗的情况。

（2）既往孕产史：活产数，足月产数，早产数，流产数，活产婴儿的出生体重及健康状况。

（3）不良产史：婴儿死亡年龄和死亡原因。

4. 社会经济状况

（1）婚姻状况。

（2）社会经济状况和教育水平。

（3）宗教信仰及文化特点。

（4）是否存在家庭暴力。

5. 本次怀孕史

（1）孕检情况：首次孕检时间和是否规律进行孕检。

（2）孕期体重增加情况和孕期营养状况。

（3）末次月经时间及预产期。

（4）孕母是否存在以下感染情况：风疹病毒、梅毒螺旋体、巨噬细胞病毒、人类免疫缺陷病毒、肝炎病毒、单纯疱疹病毒、人类乳头状瘤病毒、衣原体、淋球菌、微小病毒。

（5）孕 35~37 周时 B 组溶血性链球菌（GBS）培养结果。

（6）孕母血压情况：孕母是否存在妊娠期高血压、慢性高血压或先兆子痫等异常情况。

（7）孕母血糖情况：孕母是否存在妊娠糖尿病或 1 型糖尿病，妊娠期间血糖控制情况。

（8）新生儿溶血危险因素：孕母 ABO 和 Rh 血型，包括 Rh 阴性胎儿 Rh 阳性母亲。预防 Rh 溶血的产前管理，包括抗体筛查及 Rh 溶血危险的胎儿监测（抗体滴度、B 超、羊膜穿刺术、胎儿输血）。

（9）胎儿生长情况、孕母宫底高度及超声检查记录：若存在以下情况，易引起宫内发育迟缓。

1）小于胎龄儿（SGA）或宫内发育迟缓（IUGR）史。

2）孕母年龄 > 35 岁或 < 16 岁，孕母单身，社会经济地位较差。

3）营养不良，孕期体重增加过少，活动性克罗恩病，其他未治愈的消化系统疾病。

4）不明原因的流产或死胎史。

5）多胎妊娠。

6）吸烟暴露：尼古丁可以释放儿茶酚胺，减少前列环素合成，从而引起血管收缩和血管压力的增加，导致胎盘血流减少，胎儿营养和氧气的供应降低。孕母吸烟与胎盘早剥、孕后期胎儿死亡相关，其 IUGR 发生率是非吸烟者的 3~4.5 倍。

7）高血压或其他血管因素导致胎盘供血不足：①慢性高血压危险上升 4 倍以上；②先兆子痫；③严重糖尿病；④胎盘或脐带异常。

8）慢性肾衰竭。

9）先天性感染：以弓形虫、风疹、巨细胞病毒、疱疹病毒感染最常见。

10）先天畸形或染色体异常。

（10）若存在以下因素，易出生巨大儿或大于胎龄儿：①妊娠糖尿病。②大于胎龄儿分娩史。③孕期体重增加过多。

（11）胎盘或脐带血管情况：①是否存在单脐动脉。②孕期超声检查脐动脉血流情况是否异常。③是否存在双胎输血。

（12）羊水量：是否存在羊水过多（羊水量 > 2L）或羊水过少（36 周时羊水 < 1L 或足月时 < 800ml）的情况。

（13）孕期是否存在频繁尿路感染。

6. 本次分娩情况

（1）是否存在以下问题：早产，过期产，产后出血，急性腹痛，高血压，创伤。

（2）隐匿性绒毛膜羊膜炎：又称组织学绒毛膜羊膜炎，孕母无临床症状，只有实验室检查异常，可引起严重的母婴并发症，常与胎膜早破后的感染有关。

（3）绒毛膜羊膜炎、B 组溶血性链球菌感染：若孕母发生绒毛膜羊膜炎或 B 组溶血性链球菌感染，则新生儿有感染的风险。若孕母或胎儿室性心动过速、孕母体温过高、子宫压痛及孕母白细胞计数上升，提示孕母发生绒毛膜羊膜炎。新生儿早期感染 B 组溶血性链球菌的高危因素是羊膜破裂 > 18h。

（4）胎儿肺成熟度的评估：①胎龄 > 34 周且做过胎儿肺成熟试验的新生儿，发生新生儿呼吸窘迫综合征（NRDS）的危险性 < 5%。②胎龄 < 34 周的早产儿，孕母产前应用糖皮质激素可显著降低 RDS 的发病率和死亡率。③糖皮质激素的应用时间，应超过 24h 且 < 7d。

（5）胎心监测情况。

（6）分娩方式及胎位：经阴道分娩、剖宫产或助产（产钳、真空吸引），有无脐带脱垂。

（7）分娩过程中是否使用镇痛药。

（8）羊水情况：羊水性质清（正常），发绿（胎粪染色），黄色（陈旧胎粪、陈旧出血、感染），混浊（感染）。

（9）新生儿复苏情况。

二 胎龄评估

胎龄是指胎儿在宫内的周龄或日龄。新生儿出生后 48h 内的外表特征和神经系统检查估计胎龄称胎龄评估。早产儿胎龄不同，外貌特征和神经系统发育存在明显差异，出生后对其进行胎龄评估，对于判断其宫内发育的成熟度及早期监测早产儿各器官功能意义重大。判断新生儿生长发育和成熟度可以有以下 4 方面的作用：辅助判断新生儿时期常出现的问题；在没有产前记录的情况下判断胎龄；判断胎龄和出生体重是否吻合；使健康记录的资料标准化。

胎儿的生长发育是一个可预知的、有规律的过程，此过程与胎龄密切相关，从而形成胎龄评估工具。

（一）常用胎龄评估工具

1. Dubowitz 胎龄评分法（表 4-1，表 4-2）

（1）评分标准 11 项身体外部体征得分和 10 项神经系统得分。

（2）所有得分相加得出胎龄。

（3）总得分比每项单独得分有更好的相关性。

（4）SGA：身体外部得分要低，但神经系统得分要高，两项相加得分比较可靠。

表 4-1 Dubowitz 胎龄评分法外表特征评分法

外观表现	评分				
	0	1	2	3	4
水肿	手足明显水肿（胫骨压痕）	手足无明显水肿（胫骨压痕）	无水肿		

续表

外观表现	评分				
	0	1	2	3	4
皮肤结构	很薄，滑黏感	薄而光滑	光滑，中等厚度皮疹或表皮脱屑	轻度增厚，表皮皲裂及脱屑，以手足部位为主	厚，羊皮纸样，伴皲裂深浅不一
皮肤色泽（新生儿安静不哭时观察）	暗红	粉红色，全身一样	淡粉红色，全身深浅不一	灰色，仅在耳、唇、手掌及足跟部呈粉红色	
皮肤透亮度（躯干）	静脉及毛细血管清晰可见，尤其在腹部	可见静脉及其分支	在腹部可见少数大静脉	少数大静脉隐约可见（腹部）	看不到静脉
胎毛（背部）		整个背部覆满长而密的胎毛	胎毛稀疏分布，尤其在下背部	有少量胎毛间以光秃区	大部分无胎毛
足底纹	无皮肤皱褶	足掌前半部可见浅红色皱褶	足掌前 <3/4 区域可见较明显的红色折痕	足掌前 >3/4 区域可见折痕	足掌前 >3/4 区域见明显深折痕
乳头发育	乳头隐约可见，无乳晕	乳头清晰，乳晕淡而平，直径 <0.75cm	乳头清晰，边缘部高起，直径 <0.75cm	乳头清晰，边缘不高起，直径 >0.75cm	
乳房大小	扪不到乳腺组织	在一侧或两侧扪到乳腺组织，直径 <0.5cm	两侧乳腺组织皆可扪到，直径 0.5~1cm	两侧乳腺组织皆可扪到，直径 >1cm	
耳廓	平如翼，无固定形状，边缘轻度或无卷折	部分边缘卷曲	耳廓发育较好，上半边缘卷曲		
耳的稳定性	耳翼柔软，易于弯折，不易复位	耳翼柔软，易于弯折，缓慢回位	耳翼边缘软骨已发育，但柔软，易回位	耳廓发育良好，边缘软骨形成，回位快速	
生殖器 男性		阴囊内无睾丸	至少有一睾丸位于阴囊高位	至少有一个睾丸位于阴囊位	
生殖器 女性		大阴唇明显分开，小阴唇突出	大阴唇大部分覆盖小阴唇	大阴唇完全覆盖小阴唇	

表 4-2 Dubowitz 胎龄评分法神经评估评分法

神经系统体征	得分					
	0	1	2	3	4	5
体位	软，伸直	软，稍屈	稍有张力，屈	有张力，屈	更有张力，屈	
方窗	90°	60°	45°	30°	0°	
踝背区	90°	75°	45°	20°	0°	
上肢退缩反射	180°	90°~180°	<90°			
下肢退缩反射	180°	90°~180°	<90°			
腘窝成角	180°	160°	130°	110°	90°	<90°
足跟至耳	至耳	接近耳	稍近耳	不至耳	远离耳	
围巾征	肘至前腋线外	肘至前腋线和中线之间	肘至中线上	肘不至中线		
头部后退	头软后退	头呈水平位	头稍向前	头向前		
腹部悬吊	头软下垂	头稍高但在水平位下	头呈水平位	头稍抬起	头抬起	

2. 新 Ballard 胎龄评分

在使用新 Ballard 胎龄评分（表 4-3）时应注意以下事项：①修正后用于评估胎龄 20~44 周的新生儿，新生儿精确度在 2 周以内，可应用于健康新生儿或有疾病新生儿。②对胎龄 20~26 周的早产儿而言，出生后 12h 评价精确度更高。同时，此表也有其局限性，包括为保证客观，需要两位医务人员独立做出两次评价。③需在早产儿清醒、安静的状态下进行。④臀位或异常胎位、神经系统疾病或窒息、早产儿受孕母用药等均会对评分产生影响。

因此，使用胎龄评估工具注意事项包括：①应用时间是从出生到生后 5d，此时早产儿的身体特征没有明显改变。②出生后 48h 内评价准确度最高。③当对胎龄评估为 22~26 周的早产儿决定继续救治或撤离治疗手段时，要考虑胎龄评估工具的准确性。

表 4-3 Ballard 胎龄评分 - 总分与胎龄

总分	周数	总分	周数
-10	20	25	34
-5	22	30	36
0	24	35	38
5	26	40	40
10	28	45	42
15	30	50	44
20	32		

（二）临床胎龄评估方法

1. 评估神经系统的方法

（1）姿势：①评估手臂和腿的屈曲和伸展；②肢体的屈曲程度和髋关节的内收，会随胎龄增加而增加；③妊娠早期胎儿的姿势是低张力姿势；④需在婴儿安静仰卧时观察其姿势。

（2）方窗征（腕部）：①评估腕关节与前臂所成夹角；②由于怀孕末期母体激素的影响，夹角会随孕周的增加而减小；③出生后夹角不会改变；④检查者的拇指和食指将婴儿的手向前臂方向充分施加压力，目测小鱼际最高点与前臂所成角度。

（3）手臂缩回：①评估手臂的屈曲程度和缩回的力量；②早产儿置于仰卧位，将手臂屈曲 5s，牵拉手部使手臂完全伸直后放手。

（4）膝夹角：①膝夹角会随着胎龄的增加而减小；②将早产儿置于仰卧位，将腿抬起与上身平行，左手拇指和食指固定早产儿的膝盖于胸部，右手拇指和食指握住早产儿的踝部轻轻下压；③测量小腿和大腿之间的夹角。

（5）围巾征：①早产儿置于仰卧位，抓住一只手绕过胸部和颈部向对侧肩部牵拉，可以用另一只手扶住其肘部；②观察肘部和身体正中线的位置。

（6）足跟至耳：①早产儿置于仰卧位，将足部向头部拉近；②观察足部和头部之间的距离以及膝盖的伸展程度。

2. 评估外貌特征的方法

（1）皮肤：①随着胎龄的增加，组织生长增加，皮肤透亮度减低，血管变得模糊；②当胎龄＞38周时，皮下组织减少，皮肤褶皱增加并有脱皮现象。

（2）胎毛：①胎龄20~28周时，胎儿全身会覆盖一层绒毛；②28周开始，面部和躯干前面的胎毛开始消退；③足月时肩部会遗留一些绒毛。

（3）足底纹：①足底纹最先出现于前足掌，28~30周时，开始向足跟部延伸；②宫内发育迟缓和皮脂过早丢失的早产儿，足底纹会比同胎龄新生儿更多；③出生12h后，由于皮肤慢慢变干，足底纹不再是评判胎龄的重要指标。

（4）乳头：①检查乳头和乳晕大小。②乳腺结节1~2mm，胎龄36周；10mm，胎龄40周。

（5）眼和耳：①评估眼睑，26~30周时，眼睑睁开。②评估耳结构和耳廓软骨，34周开始耳廓上缘可以向内折叠，40周时可折至耳垂部；34周以前耳廓只有少量软骨，当耳廓折叠后不能自行复原；36周后软骨增多，折叠后耳廓可以自行复原。

（6）生殖器

1）女婴：评估大阴唇、小阴唇及阴蒂。在孕早期，阴蒂隆起，阴唇小且距离远；胎龄40周时，大阴唇内充满脂肪，大阴唇能完全覆盖小阴唇。

2）男婴：评估睾丸是否降至阴囊内以及阴囊褶皱情况。28周时，睾丸从腹部开始下降；37周时，睾丸在阴囊上方；40周时，睾丸完全降至阴囊内，阴囊完全覆盖皱褶。胎龄越大，阴囊垂度越大。

3.基本资料的评估

（1）测量方法

1）出生体重：出生后1h内在其安静状态下不穿衣服测量，结果以克为单位。根据测量结果，将其按出生体重进行分类。①低出生体重儿，出生体重＜2500g；②极低出生体重儿，出生体重＜1500g；③超低出生体重儿，出生体重＜1000g。

2）身长：头顶至足底的长度。新生儿仰卧位，腿伸直，测量头顶至足跟的长度，需要把屈曲状态新生儿的身体完全伸展。当身长小于正常范围，测量顶臀长，验证身材比例。

3）头围：脑发育是否正常的指标。将尺子紧紧围绕眉弓上方，自枕骨结节处绕头一周。头围测量结果受颅缝早闭、头皮血肿等因素的影响。当头围不正常时，要考虑父母头围大小和颅内病变的可能性。

（2）从生长曲线中确认新生儿体重、身高、头围测量值的位置。

1）体重与孕周比较确定分级：①小于胎龄儿，出生体重在同胎龄新生儿出生体重的第10百分位以下；②适于胎龄儿（AGA），出生体重在同胎龄新生儿出生体重的第10~90百分位；③大于胎龄儿（LGA），出生体重在同胎龄新生儿出生体重的第90百分位以上。

2）宫内发育迟缓的分类及特点（表4-4）。

表4-4　宫内发育迟缓分类及特点

分类	特点
对称型	各部分按比例均生长缓慢 出生体重、身长、头围均在同一生长区间内，且每一个都低于第10百分位 病因：先天性宫内感染、先天畸形和染色体异常造成生长减缓或细胞数减少
非对称型	与头围相比，身长和体重减少，身体比例不对称 出生体重与同胎龄、性别、种族相比下降 病因：胎盘功能不足、孕母营养不足和怀孕后期外在因素影响造成细胞数目正常、细胞体积下降

（3）根据胎龄和出生体重的分类确定新生儿死亡的危险因素。

1）发病率和死亡率的统计资料。

2）确定近期和远期并发症的危险发生率：如果足月新生儿体重在同胎龄新生儿的第3百分位以下，并发症发生率和死亡率较高。早产儿并发症发生率和死亡率没有明确的体重临界点。

3）死亡率。

4）出生体重和孕周并发症的发生率。

（4）根据分类确定呼吸系统疾病、低血糖、体温不稳的危险程度。

1）早产儿：身体系统不成熟的问题，如新生儿呼吸窘迫综合征（RDS）、坏死性小肠结肠炎（NEC）和动脉导管未闭。

2）晚期早产儿：37周＞胎龄≥34周，与足月新生儿相比，晚期早产儿并发症的发生率和死亡率均有所上升。潜在风险包括体温不稳定、低血糖、喂养困难、呼吸窘迫、窒息、心动过缓、高胆红素血症。

3）过期产儿：指胎龄满 42 足周或以上（≥ 294d）出生的过期产儿。与胎盘功能不足有关的问题，窒息和胎粪吸入。

4）其他：宫内发育迟缓及 LGA（表 4-5）。

表 4-5　宫内生长发育迟缓及大于胎龄儿特点

分类	外貌特点	潜在问题
宫内发育迟缓	与躯干相比，头围大 四肢皮下脂肪减少 面部特征：干瘪类似老人，前囟大、颅缝宽或重合脐带细且胶质减少 舟状腹 皮肤：松弛，皮下脂肪减少，干燥，皮脂减少或消失	低血糖：新陈代谢增加和糖原储备减少 低体温：热量需要增加，脂肪储备减少 红细胞增多：由于慢性缺氧、代谢障碍或染色体异常导致的红细胞生成增加 缺氧：窒息或胎粪吸入所致 感染：与生长迟缓的原因有关 远期并发症的发生率和死亡率：与生长发育迟缓的病因有关
LGA	巨大儿 糖尿病母亲患儿：耳朵多毛；头围在同胎龄新生儿正常范围但身体明显增大（胰岛素不能透过血脑屏障）	生后葡萄糖代谢异常，高胰岛素血症和低血糖症 生产困难所致产伤或窒息 手术或助产所致的并发症：呼吸窘迫、麻醉不良反应 医源性不成熟：对胎龄的错误估计 与糖尿病母亲有关的问题：RDS、低血糖、低血钙、红细胞增多症、高胆红素血症、先天畸形 肺动脉高压 中枢神经系统损伤 喂养不耐受 贝 - 威综合征：大于胎龄、巨舌、低血糖、脐疝、睾丸未降

第二节　早产儿的体格检查

在出生后 12~18h 内应对早产儿进行一次全身系统检查。检查结果需记录在早产儿的病史和胎龄评估中，对于以后的检查和全程治疗十分重要。

一 准 备

1. 环境

（1）病室照明条件良好，灯管不要直射早产儿面部。

（2）检查者双手和检查仪器温暖。

（3）为防止低体温，可以使用辐射暖台保持环境温度。

（4）在接触早产儿身体前先进行仔细视诊。

（5）检查顺序

1）可以依照检查目的和早产儿目前状态而定。

2）一般顺序：从最低程度打扰早产儿的检查做起，最后做对早产儿打扰程度最大的检查。

3）在全程检查过程中均要观察皮肤。

4）在评估早产儿活动状态过程中评估其神经行为。

2. 检查时间

（1）在进行全身检查前要确认威胁早产儿生命的首要问题。

（2）根据早产儿状态和疾病修正检查内容。

（3）产房首次检查

1）Apgar 评分。

2）检查有无产伤和先天畸形。

3）评估出生后肺和心脏功能是否适应从宫内到宫外的转变。

4）高危情况：Apgar 评分 < 5 分；母亲发热；异常检查结果；怀疑或有明确证据的药物滥用。

（4）早产儿综合检查

1）生后 12~18h 内检查早产儿的身长、体重、头围、发育情况、胎龄评估，是否适应生后宫内到宫外的转变，有无先天畸形。

2）出院检查：集中于住院期间早产儿存在的问题；喂养问题和体重增加情况；父母照顾早产儿的能力等。

二 实 施

（一）外 貌

1. 意识状态

（1）睡眠：深睡眠和浅睡眠。

（2）觉醒状态：安静觉醒、易激惹、哭闹。

2. 皮肤颜色

室内灯光和包被颜色会影响颜色的判断，反映颜色最可靠的部位是黏膜。其他部位包括结膜、甲床、口唇、颊黏膜、耳垂、足底。常见的肤色异常包括以下 6 种。

（1）中心性发绀：表皮毛细血管还原血红蛋白含量超过 5g/dl，多数情况是异常。常见病因有心源性、肺源性、感染、代谢性、神经和血液等方面的异常。

（2）外周性发绀：发绀局限于手、足和口周部位，由外周循环功能不良导致。可能原因有寒冷、休克、压迫和红细胞增多。

（3）苍白：为灌注不良、循环衰竭、酸中毒的表现。合并心动过缓提示缺氧或血管收缩，在休克、败血症和严重呼吸窘迫时出现；合并心动过速提示贫血。

（4）多血貌：提示红细胞数增多。

（5）黄疸：胆红素沉积导致皮肤和结膜黄染，从头面部向下肢逐渐发展，出生后的 24h 内出现黄疸异常情况，需立即检查。

（6）皮肤花斑：新生儿期可能会是正常的表现，尤其是早产儿，这是由于血管舒缩的不稳定及不同皮肤组织供血的不平衡导致。在寒冷损伤、血容量过低和败血症可以见到。

3. 呼吸情况

（1）频率：正常为 40~60 次 / 分，会随活动产生相应变化。

（2）呼吸困难：常见表现有以下 3 种。①胸壁凹陷：因为胸壁的顺应性高，早产儿发生频率更多。②鼻翼扇动：为减少呼吸阻力，鼻孔直径增加。③呻吟：增加胸廓内的压力阻止呼气末气体丢失导致的肺泡塌陷。

（3）喘息：由于气道阻力增加所致，可听见高声调的干啰音，呼气末更明显。

（4）喘鸣：气道部分阻塞所致。

4. 营养状态

营养状态良好，皮下脂肪充盈，皮肤无明显松弛；若宫内生长受限，新生儿外表瘦弱、皮下脂肪消失、皮肤松弛。

5. 姿势

出生后早产儿的最初姿势反映了宫内活动受限，以及头、躯干和四肢受到压力的状态。四肢的屈曲程度和阻力由检查者对于四肢的拉伸程度进行描述，肌张力低（屈曲程度下降）和肌张力高（屈曲程度增加）的情况均需进一步检查。

6. 外观异常

确定是畸形(形状和结构的异常)还是形状改变,应详细描述病变部位、大小、形状、位置、颜色、组织结构、连续性等。

7. 体温

一般测量腋温，正常为 36~37.4℃，超过 37.5℃即为发热。

（二）皮肤检查

1. 一般情况

正常的皮肤应是柔软、光滑、不透明、温暖的，皮肤外观与胎龄密切相关，观察皮肤发育情况是否与胎龄相符，特别是极低出生体重儿。区分皮肤外观异常是先天性的异常状况还是出生后的损伤（如医疗操作）所致。由于早产儿体内尚有母亲激素的影响，某些先天性的病变并不是出生时即有症状。

2. 皮脂

皮脂由皮脂腺分泌和表皮细胞脱落形成，在 3 个月时出现，随胎龄增加而减少。正常颜色应为黄色或白色，过期产儿、溶血性疾病、胎粪污染患儿皮脂颜色会发生改变。

3. 胎毛

胎毛是覆盖在面部和躯干部分的小绒毛，数量、分布情况与胎龄有关。早产儿全身覆盖，胎龄 32~37 周时逐渐消退。消退顺序从面部至下肢和背部，足月儿的上肢和上背部可能有胎毛覆盖。

4. 检查病变处皮疹、发绀和胎记

辨别是正常情况还是感染、血液系统疾病或神经系统疾病。若病变处为非开放性伤口，触诊是否高出皮面。

5. 常见皮肤问题

（1）新生儿红斑：呈斑点状红斑，中心有一丘疹（黄色或白色），丘疹中的无菌体液含有大量嗜酸性粒细胞，大部分位于躯干、手臂和会阴部，不会出现于足底或手掌，可持续数天，然后自行消退。

（2）脓疱疹：为良性、一过性、非红斑性脓疱或水疱，可单独存在，也可丛生，破裂后遗留鳞片状白色损害。

（3）皮肤瘀斑：血液进入组织所形成，与血管损伤有关。

（4）出血点：针尖样细小的红色或紫色斑点，如果发生在生产过程中受挤压的部位，则为良性；全身广泛分布会提示血小板减少症；成进行性发展则需进一步检查。

（5）血管痣：可发生于全身各部位，可于出生时存在，也可在婴儿时期出现。

（6）牛奶咖啡斑：浅褐色或棕色斑点，边界清楚，与周围皮肤相比，有明显的色素沉着，6 个以上提示有病理改变。

（7）草莓样血管瘤：红色、高出皮面、有边界、可压扁。可在身体任何部位发生。大多数自行消失，如果不影响重要功能则无须治疗，胎龄越小，发生概率越高。

（8）大疱性表皮松解症：全身起大疱，可能是常染色体显性或隐性遗传。

（9）吸吮水疱：因为宫内吸吮造成的拇指、食指、腕部或前臂皮肤损坏。

（三）头　部

1. 概述

发现头部异常时应回顾孕产史、B 超结果、生产方式，90% 的先天畸形出生时会有头颈部的异常，但也有很多外形异常与种族、性别和家族相貌特点有关。

2. 头围

测量头围反映大脑的发育情况，通常头围和身高落在同一区间，如果头围和身长差异大于一个四分位数，则认为异常。头围通常比胸围大2cm。正常足月儿头围的范围是32~38cm。

（1）小头畸形：常见原因为大脑发育不良、发育停止、颅缝过早闭合。

（2）巨头症：家族性的或病理性的（脑积水）、脑肿瘤等。

3. 观察头的形状和对称性

判断是宫内或生产过程中挤压所致还是解剖结构异常。

（1）挤压变形：剖宫产儿头形较圆。臀位生产儿头形较扁，枕额距离较宽，这是由于头顶位经阴道生产时挤压所致，是通过产道颅骨进行的适应性的变形。常见挤压变形的形状为头部延长，枕骨突出，矢状缝重叠，通常出生后1周内消失。在极低出生体重儿中，矢状缝重叠超过1周较为罕见。

（2）颅骨形状异常：①斜头畸形，头部外观不对称，一侧扁平。②颅缝早闭，一侧或多侧颅缝过早关闭。③先天无脑畸形，神经管未闭合，颅骨未发育。

4. 颅缝和囟门

（1）颅缝：将拇指按于颅缝对侧轻轻推动，检查其移动性。常见的异常问题有3种。①颅缝重叠，由生产时挤压所致，或者未成熟的骨性连接导致的颅缝融合。②颅缝过宽，由颅内压力过高所致。颅人字缝增宽，提示颅内压升高；矢状缝和额骨缝增宽，通常在非洲裔人群中多见。③颅骨软化，轻轻挤压，颅骨会发生变形但压力去除后形状恢复。通常发生于人字缝两边的顶骨和枕骨，由于胎儿宫内位于顶位时间过长，颅骨与母体骨盆长时间的挤压导致骨化延迟或骨重吸收。

（2）前囟：位于矢状缝和冠状缝的交界处，菱形，长径4~6cm，通常于出生后18个月左右关闭。

（3）后囟：位于矢状缝和人字缝的交界处，三角形，成人指尖大小，通常于出生后2个月左右关闭。

（4）常见异常情况

1）第3个囟门：通常在前囟和后囟之间，沿着矢状缝的位置，可能与某些先天畸形有关。

2）大小异常：囟门过大，要考虑种族之间的差异，可能为正常情况。

3）囟门关闭，颅缝僵硬不能移动，要考虑未成熟骨化的可能。

4）颞部、额部、枕部的杂音可能与高输出性心力衰竭或血管畸形有关。

5）张力异常：①囟门饱满，脑积水、产伤、出血、感染引起的颅内压升高引起；②囟门塌陷，脱水引起。

5. 头皮、面部和颈部包块

（1）头皮水肿：通常见于顶位生产的早产儿，由于局部长时间挤压所致。水肿超过颅缝，边界不清，可伴随瘀斑、出血点或发绀。刚出生时最大，24~48h消失。

（2）头皮血肿：产伤造成的骨膜下出血，单侧出现、位置固定、触之较硬，通常不超过颅缝，不伴随瘀斑。出生时不会发现，出生后进行性增大。若伴随反应不良、喂养不良及活动度下降，提示有颅骨骨折。通常几个月才会消失，且多会留下钙化点。

（3）帽状腱膜下出血：通常由出生时拖拽头部力度过大引起，是一种临床急症。出生时头皮肿块可移动，肿块可以跨越颅缝和囟门，边界不清，肿块可迅速增大，并伴有急性失血症状，可导致休克。出血可蔓延至眼窝、耳朵周围及颈部，在所有的生产并发症中发病率最低，但后果最严重。

6. 头皮检查

（1）头皮完整性。

（2）头发分布情况：头发颜色与种族及遗传有关。某些基因病也会表现为头发色素缺失。检查是否存在局部头发稀疏或过于浓密，发质是否脆弱易断、卷曲、毛茸茸、扭结，检查发际线的边界。

（3）常见异常情况：①生产过程中助产工具带来的头皮撕裂或摩擦伤痕。②皮肤发育不全，13-三体综合征局部头皮缺损。③头旋过多或位置不正常可能提示大脑发育不正常。④前发际线过低。

7. 观察

安静时，婴儿头部位置反映胎儿时期头部位置，观察其活动度。

（四）面 部

1. 观察眼、鼻、口的位置及对称性

面部应在早产儿安静、哭闹和吸吮时分别按前额、眼、鼻、口、耳等顺序进行观察，若哭闹时面部不对称，提示面神经麻痹。

2. 眼的评估

眼内眦间距约等于眼裂的长度，眼距过宽或眼距过窄均提示异常。

（1）结膜和巩膜：巩膜通常为白色，若巩膜呈蓝色，常见于小早产、成骨不全或染色体疾病，巩膜黄染提示黄疸。结膜部分出血多与生产过程中胎儿头部受挤压有关。

（2）角膜、虹膜和瞳孔：出生时角膜通常混浊，足月儿通常出生后几天角膜混浊消失，混浊较深或不对称为异常状况。检查是否存在先天性白内障。生后 3~6 个月虹膜为深蓝色，后颜色会发生变化。瞳孔等大、等圆、对光反射灵敏。若瞳孔为白色，则提示异常情况。

（3）视网膜红光反射：正常颜色为红色。白色提示先天性白内障；缺失要考虑视网膜母细胞瘤、青光眼、出血等疾病。

（4）眼部运动的对称性

1）眼睑：①上下眼睑融合，发生于小早产，通常 28 周及以上的早产儿眼睑不会融合，是判断是否具有生存能力的指标之一。②眼睑水肿，与生产过程应用滴眼药物引起的眼睛刺激有关。③上睑下垂，观察是单侧还是双侧眼睑下垂。

2）眼裂：是否有斜度，由种族决定，几种先天性综合征有特异典型的变化。

3）内眦皱褶：任何一边内眼角靠近鼻梁处的皮肤形成垂直褶皱，是子宫内受压的临床表现，21- 三体综合征患儿较常见。

4）睫毛、眉毛：20~23 周出现。异常情况为睫毛缺如或睫毛过长，眉弓过高或眉毛在前额中央融合。

3. 鼻的评估

（1）大小和形状：鼻的位置异常通常与生产过程或医疗干预有关，形状异常通常与先天性综合征有关，常见的异常情况有扁平、鼻梁过宽。

（2）鼻孔通畅情况：在双侧鼻孔下各放一个温度低的金属板，观察金属板上雾气形成情况（证明有呼出气流）。

（3）常见鼻孔阻塞原因：①鼻孔闭锁或狭窄，膜性或骨性阻塞，可单边也可发生于双侧。②发炎肿胀或分泌物阻塞。③医源性，由于置管引起的黏膜肿胀。

4. 口的评估

（1）口应位于正中且左右对称：①小口畸形，常见于 18- 三体综合征。②大口畸形，多见于黏多糖、毕威综合征、甲状腺功能减退。③吸吮和吞咽功能通常在 32~34 周时发育。

（2）唇裂：临床表现多样，轻时仅有小缝隙，重者可从鼻根部开始直至上唇完全分开。

（3）硬腭和软腭：建议先视诊后触诊。上腭弓高表示宫内缺少吸吮动作和神经活动降低。

（4）黏膜囊肿：①爱泼斯坦小结，微小、黄白色小块，为表皮囊肿，通常在硬腭缝两侧发现，几周后自行消退。②博恩结节，硬腭上米粒样的小囊肿，与皮肤上的粟粒疹类似。③齿槽囊肿。

（5）牙齿萌出：如果牙齿可晃动或根部不牢固，一般建议咨询小儿牙科医生拔除。

（6）舌系带：评估是否存在舌系带过短，舌系带过短可限制舌活动，舌尖处可形成深"V"形状。

（7）舌：舌过大可阻塞呼吸道，也是某些综合征的表现之一。吐舌见于 21- 三体综合征和毕威综合征。

（8）鹅口疮：念珠菌感染所致，通常为生产过程中产道感染阴道念珠菌。口腔黏膜表面出现白色或灰白色乳凝块样小点或小片状物，可逐渐融合成大片，不易拭去。

5. 耳的评估

（1）检查外耳是否缺如，判断耳朵位置和形状。耳轮应位于内眦的水平延长线上，30% 正常人的耳朵在内眦水平延长线以上。耳位靠下与一些综合征或染色体疾病相关，有时由于头盖骨变形，导致视觉上耳位较靠下。

（2）检查外耳道，鼓膜一般是不可视的。

（3）常见异常：①小耳畸形，耳朵发育不良，可能与耳道闭锁有关，可导致听力丧失，也可能只是耳朵形状的变异。②耳前瘘管，耳屏前方或耳轮处的小开口，可能与先天性耳聋和肾脏异常相关。③附耳，可有一个也可多个，大小不同，可以是耳廓或耳屏的附件。在耳椎骨发育异常综合征中较常见，与尿路异常相关，也与唇裂、腭裂、上腭发育不全等畸形有关。

6. 鼻泪管

新生儿眼泪罕见，2~4 个月时眼泪较多见。

7. 检查面部皮肤是否有以下情况

（1）粟粒疹：直径 1mm 左右白色或黄色疹，无红斑，出生后前几周自行消退。

（2）汗疹：直径 1~2mm 清晰小水疱，最初发现于前额、头皮和皮肤皱褶处。

（3）产钳引起的撕裂伤、皮下血肿、摩擦伤。

（4）头部和颈部出血点：通常由第二产程过急导致。

（5）皮肤凹陷：面裂。

8. 观察下颌形状及与上颌骨的连接是否有小颌畸形

下颌小而舌正常，可导致严重的呼吸道问题，在先天性疾病中可见。

（五）颈部和锁骨

1. 视诊和触诊颈部

（1）包块：若触诊到包块，应注意包块所在位置。最常见为淋巴水囊瘤，由淋巴管道形成。多囊水囊瘤通常位于胸锁乳突肌后，向肩胛、腋窝和胸廓方向放射，可以导致呼吸道扭曲，孕期超声检查可诊断。也可能为甲状腺舌管囊肿和鳃裂囊肿。

（2）皮肤皱褶带：由乳突肌至肩的皮肤皱褶，Turner、Noonan 综合征和 21- 三体综合征较多见。

（3）斜颈：由于头经常在一侧导致的颈部活动受限。

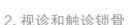

2. 视诊和触诊锁骨

捻发音，骨折断处有骨摩擦产生。锁骨骨折的临床表现为局部肿胀、变色、压痛。观察拥抱反射时双臂运动的对称性及检查时患儿的疼痛表情。

（六）胸和肺

1. 检查胸部形状和尺寸

正常胸部为圆形、左右对称，前后径约等于左右径。桶状胸由于过度通气所致；鸡胸与马方综合征相关；漏斗胸或胸壁塌陷，一般为正常形状变异，无临床重要性。胸骨短小常与18- 三体综合征相关。早产儿中肋骨边缘清晰可见，与肌肉和脂肪层较薄有关。

2. 观察呼吸情况

早产儿安静时检查，正常呼吸频率为 40~60 次 / 分，呼吸不费力，胸式或腹式呼吸。

（1）呼吸急促：呼吸频率超过 60 次 / 分，常见于肺部疾病、心脏疾病、感染、发热、疼痛、环境温度过高。

（2）呼吸浅慢：常因中枢神经系统抑制引起。

（3）周期性呼吸：呼吸过程中有 5~20s 的停顿，但不伴有肤色、张力、心率的改变。

（4）呼吸暂停：呼吸停止时间超过 20s。伴有心率下降肌张力下降肤色改变。

（5）呼吸缓慢、喘息，提示呼吸衰竭或酸中毒。

3. 呼吸深度有变化为生理现象

凹陷，有额外肌肉参与呼吸过程。胸骨下、肋间肌凹陷于出生后常见。若持续存在，提示肺部有问题，需记录凹陷的深度。若出现鼻翼扇动、凹陷、呼吸急促、呻吟，提示有呼吸衰竭。

4. 听诊比较双侧胸部呼吸音

正常呼吸音清、双侧对称、吸气和呼气有少许不同。

（1）双侧呼吸音不对称：常见于气胸、囊性腺样瘤畸形、先天性膈疝。

（2）异常呼吸音：①湿啰音，音调低，分为粗湿啰音和细湿啰音，细湿啰音在吸气时明显，通常由于生后肺内液体未清除干净所致。②喘息音，通常在呼气相听见，音调高。③干啰音，音调低，由于呼吸道因黏液或分泌物部分阻塞所致。④喘鸣音，粗糙，吸气相更严重，由于呼吸道直径变小所致，如水肿、包块。⑤呼吸音消失，见于肺不张、积液、呼吸轻浅。⑥肠鸣音，先天性膈疝。⑦摩擦音，胸膜渗出。

5. 乳腺和乳头

乳腺和乳头大小与胎龄有关。乳腺增大多是母体雌激素的影响，可自行消失，若出现单侧发红或硬肿，为感染症状。乳腺有分泌物，多由母体雌激素导致溢乳，可以持续数周至数月。若有脓性分泌物，提示为葡萄球菌感染所致乳腺炎。

（七）心脏和心血管系统

1. 正常心率

早产儿正常心率为 120~160 次 / 分，与早产儿的活动状态、胎龄有关，胎龄越小，心率越快。

（1）心动过缓：心率 < 100 次 / 分。原因多为窒息、脑缺陷、迷走神经反射、先天性心脏病。

（2）心动过速：心率 > 160 次 / 分。原因多为呼吸衰竭、贫血、先天性心力衰竭、高热、休克、室上性心动过速。

2. 心尖搏动

正常心尖搏动位于左侧锁骨中线第 4 肋间，如果心尖搏动移位要考虑气胸的可能性。心尖搏动位于右侧提示右位心或先天性膈疝。

3. 听诊

（1）第一心音：右心压力大时会增强，如动脉导管未闭、室间隔缺损、法洛四联症、贫血、高热、动静脉瘘。

（2）第二心音：大动脉和肺动脉瓣膜关闭时产生。肺血管闭锁、大动脉扭转、主动脉异常时，第二心音听诊减弱。

（3）心音听诊不清：可能的原因为心包积气、纵隔气肿、先天性膈疝。

（4）心脏杂音：可以是生理性的，也可以是病理性的。若在出生后前 48h 出现与生后循环过渡有关，需要继续观察。若在出生 48h 后心脏杂音明显，提示存在室间隔缺损、阻塞造成的肺动脉湍流及严重的输出系统阻塞（如瓣膜开放口径狭窄和大通道血管狭窄）。

听诊心脏杂音位置描述清楚，描述时使用胸骨中线、锁骨中线、腋中线等定位标志，有无放射等（至背部或腋下可听到）。收缩晚期、全收缩期及舒张期杂音都有病理意义。

根据杂音的强度，将听诊杂音分为四级或六级，临床上较多使用六级分法。一级杂音无重要意义，正常人在主动脉瓣区及心尖部亦可听到。但三级以上杂音多表示心脏血管有器质性病变如心瓣膜病、先天性心脏病、发热等。杂音强度的分类标准如下：

一级：几乎听不到。

二级：声调柔和但是清晰可闻。

三级：中等强度但是无震颤。

四级：声音强，有震颤。

五级：声音强，听诊器轻轻放于胸壁即可听到。

六级：声音强，听诊器放于胸壁附近即可听到。

4. 脉搏搏动

正常情况下脉搏搏动有力且上肢和下肢、左侧和右侧强度均相等。上肢常测肱动脉、桡动脉，下肢常测股动脉、腘动脉、胫后动脉、足背动脉。脉搏搏动强度可分为五级：

0：触诊不到。

+1：很难触诊到，线性、微弱、易受压迫而消失。

+2：较难触诊到，可能因压迫而消失。

+3：易触诊，较难因压迫而消失，正常脉搏。

+4：洪大脉，不会因压迫而消失，与动脉导管未闭有关。

5. 毛细血管灌注能力的评估

在早产儿腹部皮肤施加压力直至局部皮肤变白松开，数秒后皮肤颜色恢复。若恢复时间 ≤ 3s，则灌注正常。

6. 血压

早产儿血压与胎龄、日龄有关。通常下肢血压较上肢血压稍高，若上下肢血压相差 20mmHg 以上，提示有阻塞（主动脉狭窄）。

（八）腹部检查

1. 一般情况

早产儿喂养情况，呕吐、大便情况，孕母用药情况，孕母血型，是否存在宫内感染。

2. 视诊

正常腹部应为圆形、软、两侧对称。

（1）舟状腹：肠道位于胸腔（膈疝），生后腹部轻微凹陷，但肠道充气后腹部膨胀。

（2）腹壁肌肉发育不良：肠环、肝脏边缘、脾脏边缘清晰可见。

（3）腹胀：肠梗阻、感染、包块，或腹部脏器增大。

（4）腹壁缺陷：腹腔内容物自脐带向内侧移行时分裂或腹壁肌肉组织的分裂。①脐膨出：腹腔内容物通常有一层黏膜包裹，腹腔内容物进入脐带形成囊。通常与心脏功能障碍、13- 三体综合征、18- 三体综合征、贝威综合征共存。②腹裂：腹壁肌肉缺陷，腹腔内容物无黏膜包裹外露。通常位于右侧中线，腹腔内容物由于暴露于羊水中而增厚、水肿、颜色暗淡。③脐疝：与腹壁肌肉薄弱有关。

3. 触诊

自腹部右下象限开始向上以顺时针方向触诊。肝脏边缘应位于右锁骨中线肋下缘 1~2cm。若触诊肝脏增大，提示有先天性心脏病、感染、溶血性疾病、动静脉畸形；腹部触诊包块，通常是泌尿系统问题。

肾脏和膀胱的触诊方法：一手放于身体一侧，用另一只手指尖从上至下触诊。足月儿肾脏在 4.5~5cm 之间，当膀胱充盈时，可于耻骨联合上方触诊到 1~4cm 大小的膀胱。若肾脏增大或触诊不到，需要进一步检查。

4. 听诊

肠鸣音消失或极度活跃均提示阻塞。

5. 脐带检查

脐带是胎儿宫内生长、发育、健康状况的重要线索。正常脐带呈蓝白色、湿润、胶状。脐带直径的大小与华通胶多少有关，华通胶保护脐血管不受压迫和阻塞，随胎龄增加而增加。脐带过细可能与胎盘功能不全、宫内生长受限有关。脐带长度为 30~90cm，取决于宫内空间和胎儿活动水平,宫内活动少的胎儿脐带一般较短（21–三体综合征、神经肌肉疾病）。正常脐带中包含两根动脉和一根静脉。常见的脐带异常情况：①脐带扭转，颜色异常，如黄绿色（胎粪污染），染色程度和暴露时间有关；②血管畸形，单脐动脉常与脊柱畸形有关；③脐尿管瘘，可见尿液自脐部流出。

（九）生殖器和肛门

生殖器和肛门正常的外观变化远多于病理性疾病，先天性缺陷较少。一旦发生，给父母带来很大压力。泌尿生殖器畸形与其他系统畸形高度相关。尿道下裂、尿道上裂和阴茎下弯患儿不应做包皮环切术。臀位生产可造成外生殖器和会阴部位的青紫和水肿。

1. 一般检查

婴儿取仰卧位。

（1）性别确定：如果生殖器外观模糊，要等到进一步检查结果之后再确定性别，并告知家长需要进一步检查来确定性别。

（2）肛门：检查是否通畅，怀疑有神经管缺陷的婴儿要检查肛门收缩能力。将肛门轻微撑开，观察其回缩。

（3）胎粪排出通道：①瘘管，可位于前方也可位于后方，可能会与肠道膨胀伴行。女婴多见直肠阴道瘘，男婴多见直肠尿道瘘。②持续稀便，怀疑神经管缺陷。

（4）腹股沟检查：触诊顺序，自下腹部沿腹股沟向阴唇和阴囊部分触诊。腹股沟肿胀可为单侧或双侧，哭闹时会增大，可自行消失。当腹股沟部分出现包块，检查是否为疝气。发生疝气时，将疝内容物轻柔地还纳回腹腔，不能还纳的疝气有发生嵌顿和坏死的风险。

2. 男婴

（1）阴茎：检查阴茎大小、外观和包皮。正常阴茎直，大小与身体比例合适，从耻骨到龟头的长度为 2.5~3.5cm，未行包皮环切术的新生儿龟头被包皮包裹。可出现生理性包皮过长和先天性包皮囊肿。

若检查到以下情况出现，则为异常。①阴茎下弯：阴茎弯曲，有时与尿道下裂同时发生。②阴茎过小，足月儿阴茎短于 2.5cm。

（2）确定尿道口位置：正常尿道口位于龟头中点，异常情况有以下两种。①尿道下裂：尿道口位于阴茎腹侧，常与阴茎下弯、尿道口狭窄、腹股沟疝、隐睾症并发，在正常尿道口位置，常有或深或浅的盲凹处。②尿道上裂：尿道口位于阴茎的背侧。

（3）排尿：正常尿线直、排尿连续有力，应于生后 24h 内排尿，可有尿酸结晶。异常情况有以下两种。①尿线方向的变化提示尿路梗阻，尿液自会阴部或腹部流出提示有尿瘘。②尿色异常：红色提示含有血红蛋白或肌红蛋白，棕色提示含有胆红素，棕黄色由于尿液浓缩导致。

（4）阴囊和睾丸：检查大小、颜色、对称性、阴囊皱褶、睾丸位置。触诊时睾丸质硬、表面光滑、大小相同。早产儿睾丸未降常见。阴囊表面有色素沉着。异常情况包括以下 5 种。①阴囊肿大或变色，触不到睾丸。②隐睾症：睾丸位置异常，需进一步做超声检查或染色体核型分析。③阴囊裂成两半：中线过深，割断阴囊。④阴囊积液：阴囊双侧或单侧积液，可透光。⑤睾丸扭转：阴囊呈青紫色，可触到硬包块，柔软或非柔软，可透光，是外科急症。

3. 女婴

（1）阴唇和阴蒂：出生后正常表面光滑，随体液丢失而形成皱褶，激素作用出现色素沉着。出生时由于母体激素的影响而略水肿，会阴光滑，无凹陷，宽度为指尖大小。异常情况包括以下 5 种。①阴唇肿胀，可能为腹股沟疝气或卵巢异位。②阴唇阴囊融合，女性男性化。③阴蒂肥大，假两性畸形。④泌尿生殖器异常：阴道或尿道开口位置异常。⑤皱褶形成：外阴性别不明。

（2）阴道：正常为粉红色，白色或血色分泌物是由于母体激素的影响，可持续 2~4 周时间。处女膜肥厚或阴道皮肤肥厚是常见现象。异常情况包括以下 3 种。①直肠阴道瘘：自阴道中有排泄物流出，提示有直肠阴道瘘。②处女膜闭锁：分泌物在阴道内聚积，要区别于巴氏腺囊肿。③子宫阴道积水：阴道口被黏膜组织覆盖导致分泌物在阴道聚积。

（3）尿道口：正常位置位于阴蒂下方。

（十）背部、脊柱和四肢

早产儿安静时观察其手指和足趾的数量，上肢和下肢的对称性，运动姿势、休息状态的姿势、活动的幅度，有无损伤；触诊关节和骨隆突处，判断是否柔软、有捻发音；许多异常的体位是由宫内压迫造成，而不是先天性缺陷，无须特殊处理即可恢复。

1. 背部检查

早产儿处于俯卧位，检查背部两侧对称性，肩胛位置和对称性，脊柱排列和完整性，皮肤异常情况和有无包块。

（1）皮肤的评估：①蒙古斑，是正常变异，黑色素细胞在真皮层沉积所形成的灰蓝色斑块，多在腰骶部发生，但腿部、背部和肩部也可发现。属良性病变，会慢慢褪色。②微小的皮肤病变，会提示脊柱缺陷，要注意观察有无凹陷、小坑，囊肿，异常的色素沉着，血管瘤、脂肪瘤。③臀褶不对称，检查有无囊肿（脂肪瘤）或脊柱拴系综合征。

（2）脊柱：常见的先天性脊柱疾病有4种。①脊柱闭合不全，脊椎脂肪瘤、皮样囊肿、脊柱拴系综合征、脊柱纵裂、皮肤赘生物等。②神经管缺陷，神经管闭合不全，未闭合处可以是开放的，脊髓和神经暴露，或被皮肤及其他组织覆盖。③骶尾部畸胎瘤（大部分是良性）。④脊柱侧凸，脊柱向一侧弯曲，要评估有无消化道畸形。

2. 上肢的评估

（1）观察上肢发育状况：肱骨、桡骨、尺骨缺如，与特定综合征有关；锁骨和肱骨骨折，与出生时损伤或成骨不全有关；手部或前臂水疱，由宫内吸吮所致；臂丛神经损伤，与生产过程中用力牵拉肩部导致神经根拉伸或撕裂，或生产过程中母体骶岬压力过大有关。

1）上臂丛神经损伤：上臂麻痹，手指活动正常，可握拳，拥抱反射不对称。

2）下臂丛神经损伤：前臂麻痹，手不能握拳。

3）全臂丛神经损伤：新生儿不能移动肩部，上肢无力，手部软弱，肌张力减低。

（2）手和手指：观察手和手指的形状。常见异常为并指、多指畸形、指侧弯、指过短，手指和指关节均过短，与软骨发育不全和21-三体综合征有关。通贯掌，单一只手通贯掌，通常为正常现象；21-三体综合征患儿中约有50%出现通贯掌。指甲，过期产儿和胎粪污染会呈现黄色，染色体疾病患儿指甲发育不良。

3. 髋部的评估

（1）髋外展：膝部伸直，髋关节维持外展状态，多为宫内臀位所致。

（2）髋关节发育不良：由于内收肌缩短导致的臀纹和股骨长度的不对称，患儿仰卧位，足底放于床面使膝部直立。两膝部高度不相等，需要进一步判断是否有髋关节脱位。

（3）臀部：使用脐导管时，要观察四肢和臀部有无发白或发绀，若有则提示循环出现问题。臀部出现凹陷可能是股骨异常的表现。

4. 下肢

通常早产儿下肢稍稍弯曲，足部外翻。

（1）膝反张：膝部过伸，与胎儿宫内位置有关。臀位中较多出现，女婴多于男婴，轻者是良性的，情况严重者需要夹板矫形。

（2）肢或指（趾）的离断（羊膜带综合征）：在宫内时羊膜带缠绕肢体或指（趾）端，造成发育受限或离断。

（3）跖内收：足侧面凸起形成"C"形，跖关节内收，第1趾和第2趾之间距离增加，可以是位置性，也可以是结构性。

（4）马蹄形内翻足。

（5）仰趾外翻足。

（十一）神经系统检查

1. 一般情况

详细询问病史，包括家族史、神经系统疾病、产伤、难产、宫内窘迫、孕母用药、酗酒、药物滥用。胎龄是影响神经系统检查结果的重要因素；检查时间和顺序不同会得到不同的检查结果，如果得到异常结果，需重复进行检查以确认。神经系统检查要求婴儿安静、清醒或浅睡眠时进行，不裹包被，仰卧头部位于正中位置。早产儿最佳检查时间是两次喂哺间隙。

2. 皮肤病变

与神经病变有关的皮肤病变。

（1）多发性神经纤维瘤：牛奶咖啡斑，长度在 1.5cm 以上，数量在 6 个以上。

（2）韦伯综合征：面部三叉神经分布处出现鲜红色痣，有时只分布于上身。

（3）结节状硬化：表皮色素缺失。

3. 姿势的评估

（1）四肢状况：足月儿上肢内收，髋部外展且弯曲，下肢弯曲，双手松握拳。早产儿胎龄越小肌张力越低。

（2）异常状况：①持续颈伸位（角弓反张）；②拇指弯曲；③肘部弯曲，手背部放于床面；④ 36 周以上新生儿腿成蛙位。

4. 观察自主运动

足月儿可平滑移动肢体，早产儿会出现肢体颤动、抖动或不平稳的移动，环境刺激或不舒服的操作会引发大动作，下颌颤抖和粗震动是正常现象。抖动是有节律的、强度相同的动作，在惊吓或哭闹后易发生，要区别于强直和痉挛。抖动给予温和约束后即可消失，但强直和痉挛仍然持续。

5. 哭声

足月儿哭声响亮，音调正常有变化。

（1）虚弱、音调单一的哭声：疾病或早产婴儿。

（2）哭声尖锐：神经系统疾病或代谢性疾病，药物戒断。

6. 肌张力

评估主动、被动运动。

（1）评估方法：肢体对抗、足跟贴耳、围巾征。

（2）腱反射：新生儿期只有髌骨反射是可靠的，注意痉挛持续的时间。

7. 反射

（1）原始反射：足月儿能全部引出，记录缺失的原始反射和过度反射。①吸吮反射：轻轻触碰新生儿唇部，新生儿会张开嘴并开始吸吮。检查者戴好手套，将手指放入新生儿口内，评估吸吮协调性和力量，早产儿也可引出吸吮反射，力量会较足月儿弱。②觅食反射：轻触新生儿面颊，新生儿会将口转到刺激的方向。③握持反射：轻抚新生儿掌心，新生儿会抓握。④颈项反射（击剑反射）：新生儿仰卧，将头转向一侧，头转向侧的上肢伸展，同时对侧上肢肢体弯曲。⑤拥抱反射：将新生儿仰卧位，拉离床面几英寸距离，一只手扶住新生儿上背部，另一只手托住头，新生儿的双手会紧紧抱住胸部成拥抱状；头部位于正中，用手拖住新生儿头、背部，使其呈斜坡卧位，躯干与床面呈 30° 角，其后迅速使其头向后倾 10°~15° 倾拖引起上、下肢外展，同时躯干及手指伸直，然后上肢屈曲呈现拥抱状。为了观察仔细，每项操作可重复 2~3 次。双侧动作不对称提示存在臂丛神经损伤。⑥踏步反射：双手托住新生儿腋下，脚底接触平面，新生儿会双脚交换运动，就像踏步一样。⑦ Babinski 反射：刺激新生儿足底，足趾即会弯曲随即伸展，此反射缺失提示中枢神经系统受损或脊髓神经功能障碍。

（2）脊髓反射：① Galant 反射，托住新生儿腹部，沿脊柱方向抚摸一侧背部，新生儿受刺激一侧将出现摇摆，反映 T2~S1 段神经功能。②肛周反射，刺激肛周皮肤，外部括约肌将收缩，反映 S4~S5 段神经功能。

8. 脑神经

（1）嗅神经（Ⅰ）：将有强烈刺激味道的物品置于新生儿鼻下，新生儿会做出痛苦表情。

（2）视神经（Ⅱ）：评估视敏度和视野，检查瞳孔大小和对光反射，持续斜视及眼球震颤要引起重视。

（3）动眼神经（Ⅲ）、滑车神经（Ⅳ）和展神经（Ⅵ）：①控制眼球和眼外周肌肉，评估眼睛大小和对称性，观察瞳孔对光反射。②前庭反应，将新生儿头部自一侧转到另一侧，眼球也会随之相应转动，若眼球不动或仅能朝一侧转动，提示眼神经功能障碍。

（4）三叉神经（Ⅴ）：控制下颌和面部的感知觉，触碰新生儿面颊，可诱导出觅食反射。将手指放入新生儿口腔内，可诱导出吸吮反射。

（5）面神经（Ⅶ）：控制面部表情。观察面部运动的对称性，哭闹时不能皱眉和闭眼提示面神经有损伤。

（6）听神经（Ⅷ）：新生儿听力筛查是早期发现听力障碍的有效办法。

（7）舌咽神经（Ⅸ）：评估舌部运动及诱导咽反射。

（8）迷走神经（Ⅹ）：除与舌咽神经一起主管咽喉部肌肉的运动外，还调控心脏、血管、胃肠道平滑肌的运动。听哭声注意有无喘鸣、嘶哑、失声，评估新生儿的吞咽动作。

（9）脊髓副神经（Ⅺ）：控制颈部肌肉（转颈、耸肩）。将新生儿头部从正中转至一侧，新生儿应试图将头转回至正中位置。

（10）舌下神经（Ⅻ）：控制舌部肌肉，评估吸吮、吞咽、咽反射。

9.感觉功能

（1）触觉：脚底痛觉刺激会引起回缩反应，检查者用大头针刺激新生儿足底部会引起下肢弯曲，下肢未弯曲是异常现象。

（2）光：有光直射入新生儿的眼睛，新生儿会闭眼。

（3）声音：当新生儿仰卧时，检查者在离耳边几厘米处摇铃发出响声，新生儿的反应和声音强度有关。

第三节　相关辅助检查

一　实验室检查

实验室检查是最常用的辅助检查。通过实验室检查，了解早产儿内环境情况。帮助判断疾病诊断、治疗，评估治疗效果；筛查、判断疾病严重程度及疾病转归。新生儿重症监护病房（NICU）中进行实验室检查需要综合考虑。总的原则：只进行必要的检查，将对患儿的伤害降至最低。

（一）实验室检查的作用

（1）了解早产儿的健康状态。

（2）监测疾病状况以及严重程度。

（3）协助诊断。

（4）确认诊断和治疗方法。

（5）疾病筛查。

（6）判定治疗方法是否有效。

（7）判断预后。

（8）遗传咨询。

（9）评估特殊事件如用药错误、医疗纠纷等。

审慎应用实验室检查在任何情况下都很重要，尤其是在 NICU。在决定是否进行一个实验室检查之前要考虑以下问题：

1. 这个检查必要吗？

（1）早产儿体格检查发现异常情况，是否需要实验室检查来协助诊断？

（2）根据早产儿病史判断应该做此项检查吗？

2. 检查结果能回答什么问题？

（1）实验室检查结果对临床治疗早产儿有帮助吗？

（2）实验室检查结果对疾病诊断有帮助吗？

3. 现阶段早产儿需要此检查吗？

（1）早产儿病情有变化吗？

（2）早产儿病情好转了吗？

4. 检查时机合适吗，何时应做实验室检查？

5. 这个检查是不是最能回答临床疑问？

6. 试验标本所需要血量大不大？

7. 预期收益是不是高于风险？

8. 如果这个实验室检查结果出现误差，有重做的必要性吗？

（二）NICU 常用实验室检查

1. 电解质检查

可分为四类，包括：

（1）体内有功能的化学物质：电解质、钙、镁、磷、总蛋白、清蛋白、激素、维生素。

（2）作为代谢废物被清除的物质：胆红素、氨、血尿素氮、乳酸。

（3）细胞损伤、细胞异常释放的化学物质：碱性磷酸酶、谷丙转氨酶、谷草转氨酶、肌酐激酶（CK）。

（4）药品和毒品：抗生素、茶碱、咖啡因、地高辛、镇静药等。

2. 血液检查

检查血液和造血组织如骨髓、单核 – 吞噬细胞系统。

（1）血液细胞：红细胞、白细胞、血小板。如血细胞比容（Hct）、网织红细胞、血小板计数，外周血涂片，全血细胞计数，白细胞计数和白细胞分类。

（2）血浆：血浆蛋白、凝血因子、免疫球蛋白。如总蛋白、清蛋白、纤维蛋白原、凝血因子、免疫球蛋白（IgG、IgM、IgA）。

3. 微生物学检查

检查致病性微生物，包括细菌、真菌、病毒、寄生虫和血清学检查。如各种体液的培养、菌株检查、细菌抗原检测。

4. 显微镜检

显微镜下检查体液和组织，如细胞计数、尿液分析等。

5. 输血检查

献血者筛查和检查、配血等。

NICU 常用血液成分，包括：

（1）全血：血细胞比容 35% 左右，对于新生儿来讲偏低。主要用于外科手术时输血和 ECMO 泵。

（2）压缩红细胞：血液浓缩而成，血细胞比容升至 70%。输血常用。将血细胞比容恢复至 50%，用于贫血早产儿输血。

（3）血小板：从血液中将血小板分离储存于血浆中。用于血小板减少症的替代治疗。

6. 免疫分析

利用抗原 – 抗体反应检测。如药物检测、毒理检查、血浆蛋白检测和内分泌测定等。

7. 细胞学检查

进行基因检查和染色体分析。

8. 免疫学检查

评估免疫系统的功能。用来检查是否存在过度免疫、免疫功能低下、免疫紊乱等情况。如 C 反应蛋白，C3、C4、IgG、IgM、IgA。

二 影像学检查

对于入住 NICU 的危重新生儿来说，影像学检查是常见检查，它可以评估患儿病情，协助诊断。护士应熟悉常见的影像学结果。

由于各组织的成分不同，X 线影像上显示不同密度。密度最低的部分对 X 线的阻碍最小，在影像片上显示为黑色或深灰色；密度最大的组织对 X 线的阻碍最大，有较少或没有 X 线穿透，影像片上显示为浅灰色或白色；X 线较难通过脂肪组织，所以脂肪组织显影是深灰色阴影；血液、肌肉、肝脏组织密度相似，显影为浅灰色或中灰色。液体组织显影颜色要比充气组织颜色浅，而比骨骼组织或金属物要深。骨骼组织主要由以钙为主的有机物质构成，这些物质会减少 X 线的透过，显影为白色。手术时应用的一些金属物质密度很大，X 线不能穿透，显影为白色。由于各种物质密度不同所带来的显影颜色深浅的不同是应用 X 线检查的基础。

新生儿影像学检查的潜在风险主要有以下 3 点：

1. 射线危害

阈值量的射线远高于检查所需要的射线量，而小于阈值的射线对患儿没有不良影响。

2. 射线延迟损害

与射线有关的儿童时期的恶性肿瘤与射线的累积暴露量有关。

3. 个人伤害

目前对于射线导致的个人损害的研究较少，对危害的估计可能过高。在患儿 2 个月龄时，一次腹片的射线量远小于自生后第 1 天开始接受的自然环境中的射线量。

（一）影像学结果分析

1. 肺部

正常肺膨胀至第 8 肋，气管在接近中线位置，稍弯曲。建议通过标记吸气相胸片中肺扩张的肋间数来表示肺的大小。肺血管自肺门处起始，后逐渐减少并延伸至肺。根据病理状况的不同，肺血管可以增加或消失。若在胸片中发现游离气体，提示有气胸、气腹、纵隔气肿。

2. 纵隔的评估

（1）心脏：观察心脏大小，有无移位。心脏轮廓会因为患儿体位和X线角度的问题有所变化。心脏形状改变可提示先天性心脏病，如法洛四联症为靴形心脏。肺血管显著减少提示肺血管闭锁，增加提示存在充血性心力衰竭。

（2）气管：通常位于中线附近，通过X胸片来判断气管插管位置是否合适。

3. 胸腺

观察胸腺大小，是否存在。

4. 横膈

横膈在胸片上的表现为心脏两边各有一个平滑的、弯曲的阴影，在第10~11肋间。若肺过度膨胀则会变平滑，若腹部膨胀则会抬高。观察是否存在膈疝，若有，腹腔内容物可通过横膈上的疝口进入胸腔。

5. 胃肠道

观察是否有气管食管瘘、肠壁积气、腹腔积液、气腹、梗阻等情况。在食管闭锁时，可见一扩张的、充满气体的食管袋，如果食管闭锁，胃肠充满气体，可以观察到瘘。

6. 骨骼系统

评估骨骼系统对称性、大小、连续性、完整性及有无异常。

7. 判断置管位置

置管判断气管插管、脐动静脉插管、中心静脉置管的位置是否合适。

第四节　相关护理技能

为了使检查结果尽可能准确，标本的采集一定要规范，注意细节。正确的操作技术、标本来源、采集容器的选择、粘贴标签和实验过程缺一不可。应最大限度地降低患儿血量的使用和减少疼痛刺激。在进行足跟采血、动静脉穿刺等有创操作时，要进行有效的疼痛管理。

一 标本类型

（一）末梢血标本

需要微量血液检查时最常用的取血方法，是在充盈良好的足跟取动脉、静脉、毛细血管和组织液的混合物。足跟有水肿、损伤、发绀、感染或发育异常要避免采血。

（1）早产儿指尖皮肤到骨骼的距离若少于 1.5mm，禁止使用指尖采血。

（2）针刺入深度 0.65~2mm，不能超过 2mm。

（3）尽量避免捏、挤。

（4）白细胞计数、血小板计数、血气分析中的 PaO_2 不会很准确。

（5）应使用疼痛控制的方法。

（二）静脉穿刺

常见采血部位：手背、肘部、足部、腿、头皮。也可从脐静脉导管、深静脉插管中获得。

（1）需要使用止血带，止血带使用时间不超过 1min。若止血带使用时间超过 3min，将影响实验室检查结果。

（2）较小早产儿进行静脉穿刺比较困难。

（3）会破坏可用于静脉输液的血管。

（4）应使用疼痛控制的方法。

（三）动脉穿刺

常用部位：桡动脉、颈动脉、颞动脉。因有动脉痉挛影响下臂供血的危险，较少使用肱动脉采血。NICU 患儿很少使用股动脉采血。若有脐动脉导管，也可经此获取动脉血标本。

（四）床旁分析测试

快速诊断，优点为快速检测，血量要求少（少于 0.5ml）。

（五）腰椎穿刺

获取脑脊液标本进行检查。需要脑脊液标本进行检查的情况：感染、出血、脱髓鞘疾病、恶性肿瘤。

（六）尿标本

尿标本收集方法：尿袋收集、导尿管收集、耻骨弓膀胱穿刺。

（七）胸腔穿刺

胸腔积液检查项目：

（1）微生物检查：培养，菌株检查。

（2）生化检查：电解质水平、总蛋白、清蛋白、血糖、三酰甘油。

（3）血液检查：白细胞计数和白细胞分类。

（八）腹腔穿刺

腹腔积液检查项目：

（1）微生物检查：培养、菌株检查。

（2）生化检查：电解质水平、总蛋白、清蛋白、血糖、三酰甘油。

（3）血液检查：白细胞计数和白细胞分类。

二 实验室检查流程

（1）开具化验检查项目医嘱。

（2）检查医嘱是否正确。

（3）尽可能将检查项目合并，减少实验用血量。

（4）根据医院工作流程核对早产儿身份和检验条码。

（5）为早产儿做好检查准备。①如取足跟血，建议将足部包裹，可增加血流量。有研究显示，足跟加热并不能提高足部血流量。②使用疼痛管理方法，如非营养性吸吮、口服蔗糖水、袋鼠式护理等。

（6）遵循严格的无菌操作流程，降低医源性感染发生的可能性。

（7）遵循标准预防流程，保护医务人员。

（8）根据检查需要选用合适的采血方法。

（9）采足跟血时针头刺入后前几滴血丢弃。

（10）先取培养标本，后取血液检查标本、生化标本、配血检查标本。或根据医院流程执行。

（11）每一个试管注入足够的血量。

（12）贴标签。

（13）将取好的标本置于合适的容器中。

（14）标本应立即送检。

（15）取血试管。NICU 会应用一些微量试管，所需实验血量较少。取血后，要将试管轻柔的上下颠倒 7~10 次。不同颜色的试管里所含的抗凝剂不同，要根据医院的实验指南选择合适的标本容器。

三 实验室检查概念阐述

了解实验性结果的应用及局限性对临床非常重要。采血时间、部位、血量、输血、早产儿生长发育等诸多因素均会影响实验室检查结果，在临床应用时要考虑下述情况。

1. 精确性

精确性就是真实性，指实验室检查结果和真实情况的接近程度。

2. 可重复性

可重复性是指重复做检查后是否能得到相同的结果，与精确性有关，但又不完全由精确性决定。

3. 灵敏度

灵敏度即区别假阴性的能力，灵敏度高则有较低的特异性。一些试验检查需要较高的灵敏度，如献血者的血液筛查，发生假阳性的结果要比发生假阴性的危害要小得多。

4. 特异性

特异性是区别假阳性的能力，特异性高通常灵敏性较低。一些检查要求特异性较高，如尿液的毒理筛查。

5. 取值范围

确定正常结果的上下限。取值范围与人群特征有关，如年龄、性别等。约有 5% 的正常值是落在正常值范围之外的，不同实验室的正常值范围亦会不同。

四 检查结果应用原则

早产儿管理依靠良好的临床技能，实验室检查的应用以及对试验数据的仔细判读。要将早产儿的病情和试验结果结合起来应用于临床治疗中。根据最优照顾、早产儿痛苦最小、花费最少制订以下试验原则。

（1）即使在最好的条件下，不做实验室检查是最好的。原因有两点：①试验结果可能会对临床判断产生误导。②任何试验均有局限性，灵敏度和特异度都不会是 100%。

（2）要根据最可能的诊断选择试验项目。①根据病史、体格检查、疾病流行情况确定可能的诊断。②病史和体格检查的重要性要高于实验室检查。

（3）对于取值落入边界范围导致临床判断困难时，检查有无病情变化或试验误差。①即使最高质量的实验室，试验结果也可能不准确。②如果换一个实验室，需要重新检查。

（4）每个实验室会有不同的参考值范围。①年龄、性别、种族、体型、身体状况这些因素都必须考虑。②在健康人群中，5% 的试验结果取值会在参考值范围以外。

（5）参考值范围仅代表了 95% 的人群，参考值范围以外的试验结果并不一定意味着异常。①实验室检查结果在正常值范围以内并不一定代表正常。②一些情况下需要相关试验验证。

（6）对于个体来讲，应长时间保留实验室检查结果，与个体本身健康状态时的试验结果对比，要与正常值范围对比更有意义。

（7）多个试验结果异常要比单一试验结果异常更有临床意义。2 个或 2 个以上的检查结果异常更有助于诊断疾病。

（8）试验结果异常幅度越大，临床意义越大。

（9）即使一种疾病的特异性试验检查也可能只在有相同症状的 1/3 的患儿中出现。

（10）过多的重复试验是资源浪费，且实验室工作负担过重会增加出错的可能性。

（11）只有当试验结果会影响诊断、预后、治疗和疾病管理时，才应决定实施这项试验。

（12）不要忽略药物对试验结果的影响，能导致假阴性和假阳性试验结果的药物有抗惊厥药、抗高血压药、抗生素等。

（13）阴性试验结果不能排除临床疾病。

五　实验室检查医源性并发症的预防

实验室检查的目的是帮助疾病的诊断和引导疾病的管理，但检查本身也会给早产儿带来一些并发症，如其他疾病、压力、伤害等。对于医源性并发症预防的认识可以最大限度地减少医源性并发症的发生。

1. 生理压力

（1）疼痛刺激、感觉刺激会导致身体出现一些不良症状，如心动过速和心动过缓、血压升高或血压下降、发绀或呼吸暂停、哭闹或窒息、皮肤颜色及体温的改变。

（2）生理压力的增加会影响实验室检查结果，如婴儿哭闹时 $PaCO_2$ 和 PaO_2 的值均会变化，体温过低时血液 pH 会发生变化。

（3）减少生理压力的措施：通过较少的实验室检查项目和检查项目的组合减少取血的次数；使用现存管路获得试验标本；使用非侵袭性的疼痛控制技术帮助患儿应对疼痛；足跟取血时使用自动回弹的针头（深度不超过 2mm），动作准确、迅速；避免重复检查，标本收集过程仔细核对、粘贴标签等会减少重复试验的可能性。

2. 疼痛

疼痛为现存的或潜在的组织损伤带来的心理和生理的不愉快体验，疼痛会带来不良的心理压力、潜在的神经系统变化。收集标本过程中的皮肤穿刺会引发疼痛，早产儿不易区分急性疼痛和慢性疼痛。

减少疼痛的措施主要有：①非药物控制疼痛的方法，用襁褓包裹，皮肤接触、非营养性吸吮。②药物控制疼痛，24% 蔗糖、局部麻醉药、阿片类或非阿片类止痛剂。局部麻醉药会对静脉穿刺、腰椎穿刺、静脉置管有效，但对足跟穿刺无效。与动脉穿刺相比，静脉穿刺造成的痛苦小，潜在并发症发生的概率也小。

3. 皮肤损伤

由于侵袭性操作带来的皮肤屏障功能的破坏，由胶布粘连皮肤，皮肤本身对消毒剂的反应，或者疾病本身的影响导致。此外，动脉穿刺、静脉穿刺和足跟穿刺本身会带来潜在的皮肤伤害。

潜在的皮肤伤害包括青紫、出血，由于消毒剂、摩擦、胶布带来的皮肤擦伤，胶布造成的表皮损伤，多次穿刺造成的瘢痕形成，足跟预热造成的烫伤，表皮消毒剂带来的化学损伤等。

预防皮肤损伤的措施：减少试验；当取末梢血时，避免过度挤压，取血后要在穿刺点上充分按压避免出血，穿刺点上避免覆盖黏性物质，防止胶布带来的皮肤损伤；将皮肤消毒剂完全清除，选用合适的采血工具。

4. 感 染

皮肤重要的功能是防止微生物入侵，屏障作用的破坏会带来潜在的感染风险。常见感染类型包括表皮细菌或念珠菌感染、穿刺点脓肿、蜂窝织炎、败血症、脑膜炎、骨髓炎、尿路感染等。

预防感染的措施是减少试验，不在皮肤损伤处反复穿刺，避免在中心导管处反复取血，严格按照操作流程操作，维持皮肤的完整性。

5. 组织损伤和神经损伤

留取试验标本时的穿刺可能会带来组织损伤。可能造成的组织损伤有动脉穿刺造成腕部和臂部神经损伤，胸腔穿刺时造成肺和胸组织的损伤，腹腔穿刺时造成腹腔器官的损伤，耻骨弓上穿刺造成膀胱和肠道损伤，腰椎穿刺时造成脊髓神经的损伤，动脉穿刺造成的组织缺血。

预防措施是审慎取用实验标本，应用正确的穿刺技术，胸腔穿刺和腹腔穿刺时应用超声引导，避免盲穿。

6. 贫 血

医源性贫血（由于标本采集时造成的贫血）和生理性贫血是早产儿慢性贫血的主要原因。医源性失血量常与早产儿疾病严重程度有关。尽管每项试验标本用血量很少，但一个病情危重的早产儿每天失血量可高达5ml。而 NICU 早产儿体重低，血容量少，1kg 的早产儿失血 1ml，等于成人失血 70ml。取血量多于试验标本用量在 NICU 中很常见。

减少医源性贫血的措施是谨慎应用实验室检查，尽可能选用微量试验，详细记录失血量，避免取血量大于标本需要量。

（李　玉　孙彩霞）

第五章

早产儿日常护理
的关键技术

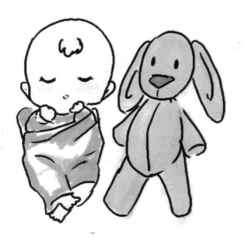

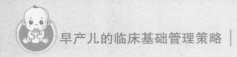

第一节　早产儿常用护理技术

一　眼部护理技术

1. 用物

清洁纱布、棉签、生理盐水、滴眼液。

2. 步骤

洗净双手，患儿取仰卧位，将早产儿头偏向患侧，用棉签蘸生理盐水清洗眼部分泌物。左手拇指轻轻下拉患侧下眼睑，食指撑起上眼睑；右手持开封的眼药瓶，先试挤出 1~2 滴药水，再垂直距眼 1~2cm 高处将眼药水滴入下穹隆；松开下眼睑轻提上眼睑向下覆盖眼球 2min 使药液均匀分布于结膜囊内面不溢出；同时按压同侧鼻泪管 2min 以避免药液流入鼻腔被吸收。若有药液从眼角溢出，用纱布拭去。用药后协助早产儿取舒适体位。

二　鼻腔护理技术

1. 用物

棉签、生理盐水、滴鼻液、莫匹罗星软膏。

2. 步骤

洗净双手，用棉签蘸生理盐水清洗鼻部分泌物，干棉签擦干。评估鼻腔情况，鼻中隔有无偏移，双侧鼻孔是否等大，鼻部皮肤有无受压，有无鼻塞。根据评估情况给予相应处理，鼻部皮肤受压予以按摩受压部位，鼻部皮肤破损，遵医嘱给予莫匹罗星软膏外用。早产儿取仰卧位，头稍后仰，左手轻轻按住早产儿额部；右手持开封的药瓶，先向弯盘挤出 1~2 滴药水，置瓶口距鼻孔 1~2cm 处将药水滴入；若有流出，用纱布拭去后再次滴入。用药后协助早产儿取舒适体位。

三　口腔护理技术

1. 用物

棉签、液状石蜡棉球、1% 碳酸氢钠、制霉菌素甘油。

2. 步骤

禁食时早产儿常规每 4h 口腔护理一次。用棉签蘸取 1% 碳酸氢钠清洗口腔，液状石蜡棉球涂口唇。有鹅口疮者用 1% 碳酸氢钠、制霉菌素甘油涂口腔。

四　脐部护理技术

1. 用物

棉签、3% 过氧化氢、70% 乙醇。

2. 步骤

保持脐部干燥即可，不需要常规使用过氧化氢溶液或乙醇，如果脐部有渗液或分泌物，先用 3% 过氧化氢溶液冲洗，再用 70% 乙醇护理。暴露脐部，环形消毒脐带根部，严密观察脐带有无红肿，有无渗血、渗液，有无特殊气味及脓性分泌物。

五　臀部护理技术

1. 用物

护理车、一次性手套、湿纸巾、鞣酸软膏、棉签、快速消毒液、磅秤（尿布专用）。

2. 步骤

臀部湿疹用复方康纳乐霜或硝酸咪康唑霜护理。红臀勤换尿布，用液体敷料或 3M 保护膜护理；若臀部有表皮破损，则用造口护肤粉涂在臀部破损处，再喷上 3M 保护膜；预防红臀可使用 3M 皮肤保护膜，清洁臀部后使用保护膜喷臀部皮肤，待干后形成一层膜，再包尿布。

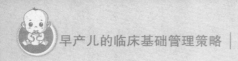

（1）红臀的临床表现

轻度：皮肤红，范围小。

中度：皮肤红，范围大，伴皮疹、皮肤有破损。

重度：皮肤红，范围广，伴皮疹、破溃、糜烂及渗液。

（2）红臀的护理

轻度：5% 鞣酸软膏，清鱼肝油，3M 保护膜。

中度：有破损用鱼肝油局部涂抹，3M 保护膜，皮疹时可用金霉素软膏、复方曲安奈德乳、硝酸咪康唑散剂等。

重度：臀部处理干净后，暴露，造口护肤粉加 3M 保护膜，可用未湿化的氧气吹臀部皮肤保持干燥。

六 脓疱疮的护理

1. 表现

初发损害为红斑或红点，迅速变为脓疱，呈粟米状大小不等。疱壁薄，初丰满紧张，周围有红晕，以后可松软。当脓疱呈半壶水状时，疱上半为清澈液体，下半为黄色混浊脓液，呈袋状坠积。

2. 处理

（1）床边隔离。

（2）用乙醇棉签把脓点尽可能全擦掉，然后用莫匹罗星软膏涂抹。

（3）有脓液渗出时及时擦掉，再贴上银离子敷料加自黏性软聚硅酮泡沫敷料。

七 湿疹的护理

1. 表现

多因湿热，尿布不透气引起。常见于脸、四肢、臀部、躯干等。

2. 处理

（1）暴露，透气，保持干燥。

（2）药物：复方曲安奈德乳，硝酸咪康唑散剂，硝酸咪康唑软膏等。

八　大疱表皮松解症的护理

保证早产儿暖箱内的物品消毒处理过，布类高压高温灭菌，皮肤表面使用银离子敷料抗感染，箱内吹氧气，皮肤水疱消毒后可用 1ml 空针抽吸，尽量保证水疱包膜完整，四肢活动度大，容易蹭破处可采用自黏性软聚硅酮泡沫敷料保护包扎。喂奶时注意奶不能过热，保持温凉即可，口腔护理每 4h 一次。必要时可采用经外周静脉置入中心静脉导管（PICC）进行用药，避免反复穿刺。

九　暖箱管理要点

1. 入暖箱指征

（1）体重 < 2000g。

（2）体温不升，如硬肿症等。需保护性隔离，如剥脱性皮炎。

（3）病情需密切观察者，如抽搐、腹胀、有窒息史等。

2. 暖箱护理步骤

（1）暖箱消毒后呈备用状态、充电、预热（34℃）。

（2）根据患儿孕周、体重、已知体温、病情设定暖箱模式初始温度、湿度（表5-1，表5-2）。

表 5-1　常用暖箱温度（℃）

温度 年龄 \ 体重(g)	< 1000	~1500	~2000	~2500	> 2500
0~6h	36.2~36.7	35.0~36.2	34.2~35.7	33.6~34.8	32.7~34.8
6~12h	36.0~36.7	35.4~36.2	34.1~35.7	33.0~34.8	32.0~34.8
12~24h	35.9~36.6	35.2~36.0	34.1~35.6	32.5~34.7	31.6~34.7
24~36h	35.9~36.5	35.1~35.9	34.0~35.5	32.3~34.7	31.2~34.4
36~48h	35.9~36.5	35.0~35.9	33.9~35.4	32.0~34.6	31.0~34.2
2~3d	35.8~36.4	34.8~35.9	33.6~35.2	31.8~34.4	30.6~34.1
3~4d	35.7~36.3	34.7~35.8	33.5~35.1	31.7~34.2	30.2~33.6

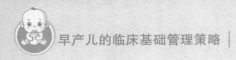

续表

温度 \ 体重(g) \ 年龄	< 1000	~1500	~2000	~2500	> 2500
4~5d	35.6~36.3	34.4~35.7	33.5~35.0	31.6~34.1	29.9~33.4
5~6d	35.5~36.3	34.3~35.6	33.2~34.9	31.6~33.9	29.8~33.1
6~8d	35.2~36.0	34.1~35.3	33.0~34.8	31.6~33.8	29.3~32.5
8~10d	35.1~35.9	34.0~35.2	32.8~34.6	31.6~33.5	29.3~32.5
10~12d	34.9~35.8	33.9~35.0	32.7~34.4	31.6~33.4	29.3~32.0
12~14d	34.7~35.7	33.4~35.0	32.6~34.3	31.6~33.3	29.3~31.4
2~3 周	34.1~35.6	33.0~35.0	32.4~34.2	31.0~33.2	–
3~4 周	33.6~35.2	32.3~34.6	32.0~34.1	30.4~33.0	–
4~5 周	33.3~34.7	31.8~33.9	31.5~33.9	29.9~32.6	–
5~6 周	–	31.0~33.1	–	29.3~31.8	

表 5-2 常用暖箱湿度（%）

日龄	< 28 孕周或极低出生体重儿	28~30 孕周
0~3d	70~85	60~65
3~4d	60~75	50~55
4~14d	50~65	40~45

备注：85% 湿度可能发生滴水现象，此时可调至 80%；湿度最低限为 40%，日龄大于 14d，体温稳定时湿度可设为 40%。

（3）体重 < 1500g 者采用皮肤温度控制模式。保证皮肤温度探头金属面平整贴于右腹肝区（仰卧位、左侧卧位）、左腋下（仰卧位、右侧卧位、俯卧位）、右腋下（仰卧位、左侧卧位、俯卧位）或背部（侧卧位、俯卧位），避开骨突表面，避免被压；评估被覆盖皮肤并相应处理。

（4）体重 > 1500g 者采用箱温控制模式。体温过高或过低时，每次调节箱温的幅度为 0.5℃，15~30min 后复测体温再调节箱温。

（5）在暖箱内的早产儿都不穿衣戴帽，只着尿裤，便于病情观察。

（6）集中操作以减少开箱门次数，避免箱温过度波动；对早产儿的操作尽量在暖箱内完成。

（7）打开箱门或翻下箱板后保证有人守护早产儿；离开时保证箱门、箱板安全复位。

（8）密切观察早产儿生命体征变化，注意面色、呼吸、心率、体温等，做好记录。密切观察箱温和使用情况，严格交接班，发现问题及时妥善处理。

（9）各项治疗护理尽量在暖箱内集中进行，避免过多刺激早产儿，需要将早产儿抱出暖箱做治疗护理时，应注意保暖。

（10）暖箱放置处应避免阳光直射，避开热源及冷空气对流。

3. 暖箱日常消毒

（1）暖箱终末消毒后备用，备用有效期为 7d。

（2）使用中暖箱每日用碘酊原液擦拭箱壁，再用清水洗干净，由里至外，箱门及垫圈重点擦拭。

（3）每日更换暖箱水，先用血管钳夹棉球擦拭水槽注水口，旋转水槽注水口将水槽内水放尽，注入蒸馏水保证湿化水槽的适宜水量。使用 7d 后更换暖箱。

（4）暖箱内外的污物与早产儿分泌物及时清除，保持床单位清洁。体重 < 1000g 者床单位需高压灭菌后使用。

（5）进入暖箱的输液泵、电源线、监护仪连接线或转换器、球囊、面罩做到专人专用，每日用 70% 乙醇擦拭一次。

（6）暖箱滤网根据不同暖箱要求定期清洗保养。

4. 暖箱终末消毒

（1）早产儿出院或出暖箱时暖箱需终末消毒。

（2）旋转水槽注水口将水槽内水放尽。

（3）将暖箱所有部件均拆开，密封条、垫圈、袖套均匀浸泡在 2000ppm 三氯片中，用碘酊原液擦拭箱壁及湿化水槽，用水过洗干净，最后用干纱布擦干。

（4）将暖箱所有部件均组装完好，注入蒸馏水保证湿化水槽的适宜水量；记录消毒时间并签名。

（5）准备暖箱内床单位，床单铺好，备好"鸟巢"。

（6）接电源，设置箱温 34℃。

5. 出暖箱指征

（1）体重 > 2000g 者。

（2）体重 < 2000g 但在暖箱中超过 1 个月者，能维持正常体温。

十 光疗护理常规

（1）观察黄疸的症状体征：早产儿皮肤、巩膜和黏膜黄染；萎靡不振；喂养不耐受。

（2）监测血清胆红素水平：注意相关的实验室结果（母亲及早产儿的血型、脐带血 Coombs 试验）。

（3）遵医嘱给予早产儿蓝光辅助治疗。

（4）早产儿准备；核对早产儿床号、姓名、住院号；皮肤清洁（不能涂油及涂粉），剪指甲，戴眼罩，脱去衣裤，保护会阴部、四肢骨隆突处。

（5）仪器准备：保持光疗灯呈功能状态。

（6）记录光疗开始时间。

（7）观察病情变化：光疗中随时更换体位，使皮肤均匀受光；每 4h 监测体温和箱温变化，如果体温不在正常范围，调整暖箱的温度和湿度。若早产儿出现烦躁不安、高热、皮疹、腹泻、呼吸暂停、青铜症等光疗副作用，需与医生联系及时处理并做好记录。保证水分及营养供给，评估脱水的症状、体征（呼吸急促；前囟凹陷，皮肤弹性差，黏膜干燥；尿量减少；肌张力减低，萎靡不振等）。遵医嘱补液或喂养，必要加喂糖水。保持玻璃板的清洁，避免减弱光照强度。

（8）心电监护：光疗早产儿需心电监护，经皮血氧饱和度监测便于及时发现病情变化。

（9）光疗时周围应用床单遮盖，以保护周围早产儿。

（10）早产儿结束光疗后关闭光疗灯，移去眼罩。光疗结束后继续观察黄疸消退情况、大小便情况、皮肤有无破损等。记录结束时间及灯管使用时间。

（11）预防核黄疸，观察核黄疸的症状、体征：若早产儿出现拒食、嗜睡、肌张力减退或肌紧张、角弓反张、哭声高调、反射减少、体温不稳等胆红素脑病的早期表现，立即通知医生。评估记录抽搐的体征、时间、持续情况、发展、结果、抽搐类型、意识水平等。注意胆红素水平的反弹。

（12）光疗灯终末消毒：用 500mg/L 含氯制剂擦拭光疗灯的表面。

十一 鼻饲护理常规

1. 适应证

（1）胎龄 < 32 周的早产儿。

（2）无吸吮能力的早产儿。

（3）持续正压通气或气管插管辅助通气的早产儿。

（4）不能完全经口喂养的早产儿。

2. 用物

6F 早产儿用胃管，20ml 注射器，10ml 生理盐水 1 支，无菌手套，咖啡色标签纸，1/2 张敷贴，纸胶布，超薄敷料。

3. 操作步骤

（1）评估早产儿胃肠道的成熟情况与病情，根据医嘱执行此操作，备齐用物（根据患儿情况选择合适的胃管）携至早产儿床边。

（2）洗手，戴口罩，核对床号、姓名、住院号。

（3）早产儿头正中位，测量插入长度。鼻胃管从鼻尖经耳垂至剑突，经鼻插时加 1cm。用胶布绕在相应刻度后 2cm 处的胃管上作为标记，用生理盐水润滑胃管前端。

（4）早产儿取仰卧位或右侧卧位，戴无菌手套，由一侧鼻孔或口角插入胃管。方法：将早产儿平卧、后仰，向下、向后缓慢插入，证实胃管插入胃内（将外管端置于生理盐水液面下观察是否有气泡，应无气泡逸出）；用 20ml 注射器将 1ml 空气快速推入胃管中，同时胃泡处听诊应有气过水声；用 20ml 注射器回抽观察，应有胃液或胃内容物。

（5）胃管每 3d 更换一次，选对侧鼻孔或口角重置。妥善固定胃管于脸颊处，胶布做标记处应贴在敷贴内，咖啡色标签纸上写明胃管、插入长度、日期并签名。每次喂养后弃去空针。

（6）每 4h 一次口腔护理（详见口腔护理技术）。

（7）奶液于喂养前 30min 放入 50℃恒温箱中加热后使用。

（8）每次鼻饲前都应检查胃管是否在胃内，以防将奶液注入气管发生意外。

（9）鼻饲时将注射器悬于早产儿头上方 10~15cm 高处，拔去针芯后让奶液自然流下而非加压流入；最后用少量空气将管道内余量全部送入胃中。

（10）评估潴留量：按顿管饲者潴留 1/4 以下半消化奶汁，将奶汁输回，用足一顿奶量；潴留 1/4~1/2 半消化奶汁，将奶汁输回并补足至一顿奶量；潴留超过 1/2 半消化奶汁，弃去奶汁并遵医嘱停喂一顿；持续管饲者每 4h 回抽一次，潴留量超过 1h 的设定奶量即喂养不耐受，应遵医嘱及时处理；潴留物呈绿色或咖啡色时则需暂停鼻饲，告知医生。行辅助呼吸的早产儿胃管末端 24h 常规开放排气。

（11）鼻饲后取右侧卧位（有心电监护）。

（12）评估早产儿有无腹胀、肠型；听诊肠鸣音；观察大便性状，糊状或水状大便提示喂养不耐受。

十二 持续喂养常规

（1）参照鼻饲护理常规。

（2）取合适体位，侧卧位上身抬高 15°~30°，减少胃食道反流。

（3）喂奶前看胃管的咖啡色标签、有效期，确定胃管深度（胶布标志刻度在鼻侧或口角）；确定胃管在胃内，如抽不到胃内容物时，可采用注入少量空气，听气过水声方法确定胃管是否在胃内。

（4）根据医嘱每隔 4h 回抽一次，记录回抽物色、质、量。

（5）注奶注射器每 2h 更换一次，新鲜奶液抽取后在注射器上标明时间、床号、姓名、名称。

（6）持续喂养过程中加强巡回，以防胃管脱出。持续喂养者需在心电监护下，监测生命体征。

（7）按医嘱调节输液泵速度，保持输液泵清洁，奶汁及时擦净。

（8）观察早产儿腹部情况，有无大便。

（9）每3d更换一次胃管（换至对侧），每4h一次口鼻腔护理。

十三 动脉置管护理常规

（1）常规动脉穿刺，按无菌原则操作。部位是双侧颈后动脉、双侧桡动脉或足背动脉等。

（2）当颈后动脉或足背动脉有一根动脉被损伤过，就不能再穿刺另一部位动脉。

（3）穿刺成功后，接T形管加红色三通（先肝素化），根据医嘱接DOM（先肝素化），湿热敷置管侧肢体。

（4）保持动脉留置管通畅，淡肝素（1U/ml），0.5~1ml/h维持（早产儿0.5ml/h；足月儿1ml/h）。淡肝素配制方法：1支12 500U肝素钠0.4ml+0.9%氯化钠250ml→浓度为10U/ml→取肝素2ml加入0.9%氯化钠18ml中→浓度为1U/ml。注意DOM与肝素接口处的固定用有螺纹的延长管，防止脱落。延长管用红色标签标明日期和淡肝素。

（5）动脉置管肢体应妥善固定，防止早产儿躁动导致滑出，造成难以控制的大出血。DOM应用无菌治疗巾妥善固定。

（6）密切监测血压变化，并在特级护理单上遵医嘱记录血压。

（7）观察监护仪上动脉波形，若有异常，及时检查动脉置管通路，若有外渗或回抽无回血，应及时拔除。

（8）遵医嘱随访血气及电解质。具体方法：先消毒（用安尔碘消毒肝素帽），回抽1.5~2ml血液，换肝素化空针再抽0.3ml血液送检，将先抽的血液注入后用生理盐水1ml冲管。保证整个管道系统内无气泡和血凝块。观察肢端循环，记录抽血量。

（9）每次抽血后保持三通内清洁无血块。

（10）保持置管周围皮肤清洁，及时清除血迹，敷贴卷边或渗血应及时更换。

（11）DOM 内有血块时应及时更换；重新放置动脉导管时也需同时更换 DOM；测压管内有血块时应及时更换。

（12）每天更换红色三通，注意无菌操作（戴手套），防止感染。

（13）桡动脉置管留置时间超过 3d 者，应做置管远端的细菌培养。一般置管时间为 7d，> 7d 者需拔管，同时留取残端培养。根据病情需要，决定是否再次置管。

（14）每班护理人员将动脉导管置零一次，每次抽血后动脉血压均需置零。方法：先将早产儿置平卧位，一次性压力传感器与早产儿心脏在同一水平，平第 4 肋，将监护仪调整到置零的模式，关闭淡肝素与置管的通路，关闭淡肝素，将一次性压力传感器与大气相通，置零，监护仪会显示 "0"，说明置零成功。

（15）注意观察穿刺处的四肢末梢循环，防止循环不良，肢端坏死。

（16）拔管指征：① > 7d；②阻塞无波形；③脱落无回血；④外渗；⑤指端发白或发紫。

十四　脐静脉置管正压接管护理

（1）脐静脉置管使用时注意无菌操作，禁止气泡进入静脉。

（2）根据补液情况选择适合的正压接头相连。

（3）使用正压接头前，需要与辅助接管相连且用生理盐水通管，保证通路内没有气泡，充满液体。

（4）与脐静脉置管相连后，因接头较重可固定在 "鸟巢" 上，防止牵拉后脱管。

（5）若正压接头有一腔管未使用，应用生理盐水通管后关紧卡口封管，再连接肝素帽。

（6）注射药物前注意药物配伍，请勿回抽血液。

（7）用药时戴无菌手套，并铺好无菌区域，以安尔碘无菌纱布螺旋式消毒各处接头，待干 2min，再用乙醇棉球螺旋式擦拭，待干后方可用药。

（8）每日用安尔碘擦拭脐静脉置管，所用药物需用标签标明。

十五 脐静脉置管期间的护理

（1）保持脐部清洁干燥，脐部暴露不需覆盖，桥式固定，每班护理人员用 75% 乙醇棉签消毒。注意观察脐部，及早发现脐部感染征象如脐红肿、渗液，以便及时处理。

（2）每 24h 更换一次输液系统，严格执行无菌操作。双腔接头每周一、周四更换，更换时戴无菌手套，并铺好无菌区域，以安尔碘无菌纱布螺旋式消毒各处接头，待干 2min，再用乙醇棉球螺旋式擦拭后待干，防止发生感染及败血症。

（3）脐静脉插管最低输液速度为 1ml/h（每个管道），对于极低体重儿，必要时可降至 0.5ml/h，若输液速度 <2ml/h，应加入肝素 1U/ml 持续输入，若有堵塞，禁用针筒推注，只能回抽。

（4）脐静脉输液时应专人护理，静脉注射时应注意不能留有空气或凝血块，输液时防止空气进入，每次治疗后注意输液系统各接头处接紧，防止发生空气栓塞及血栓栓塞。

（5）脐静脉插管输入血制品后，应推注生理盐水 1~2ml 冲管，防止堵塞。

（6）遵医嘱使用输液泵，严格控制输液速度，防止发生肺水肿。

（7）若发现导管松脱征象，应及时严格消毒，重新缝扎固定。

（8）若有渗血，应系紧系带或以无菌纱布按压，或者用吸收性明胶海绵止血，切勿用肾上腺素止血。

（9）尽量不用脐静脉插管作抽血用。

（10）密切观察双下肢及臀部的肤温、色泽及动脉搏动。

（11）尽早拔管，通常不超过 14d。在拔管时应逐渐拔出，当拔至插管只剩 3cm，若无血液流出，亦不见血液流动时，则等待 3min，待血管痉挛收缩后拔出导管，全过程需 5~10min。

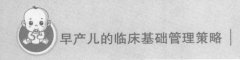

第二节　早产儿 PICC 置管及护理

一　穿刺导管选择

1. 经外周静脉穿刺中心静脉导管（PICCs）

通过上下肢外周静脉进行穿刺，导管顶端到达靠近右心房的上腔静脉（T4~T5）或下腔静脉（T8~T10）的位置，此类导管是非隧道化和非缝合固定的。导管多是单腔的，可在床旁操作，并发症较少，是 NICU 最常用的中心静脉置管方式。

选择不透射线的二甲聚硅氧烷或聚氨酯导管，带有或不带有通管丝均可，一般要带有可剥离或脱落的导引鞘的针头。

（1）28 号导管：极低体重儿可选用，但由于低流率和并发症的增加，不适合较大的新生儿。

（2）24~26 号导管：是早产儿和小婴儿最常用的导管型号。

（3）20 号导管：适合较大的婴儿或需要多重滴注（双腔导管）的婴儿。

2. 隧道式中心静脉导管

导管通过的皮肤组织隧道化，穿刺进入锁骨下静脉、颈静脉或股静脉，导管顶端到达靠近右心房的上腔静脉（SVC）或下腔静脉的位置。可使用双腔或单腔导管。导管穿刺的操作可在床旁、手术室或有放射科或超声科医生参与在荧光屏或超声引导下进行。PICC 不成功的早产儿可以应用，并发症较 PICCs 多。

3. 影像引导的治疗性 PICCs

在放射科或超声科医生的合作下，通过荧光屏或超声影像引导，由上下肢静脉进行穿刺，导管顶端到达靠近右心房的上腔或下腔静脉的位置。需要全身麻醉，导管可以是双腔或单腔的。

4. 非隧道式中心静脉导管

直接经皮穿刺进入锁骨下静脉、颈静脉或股静脉，由于并发症较多，容易感染，多在无其他静脉通路可用时的紧急情况下短期使用。通过皮肤缝合使其固定。

二 穿刺位置

根据血管条件，选择较为粗直的静脉，上肢或下肢不限，上肢部位包括贵要静脉、头静脉、腋静脉等，下肢包括大隐静脉、小隐静脉及股静脉等。

三 适应证

（1）脐静脉导管不能继续应用，但仍在很长时间内需要静脉通路者。

（2）血管通路较差的早产儿。

（3）接受高渗或有刺激的，或者外渗导致皮肤坏死的药物的早产儿。

（4）需要长期静脉药物治疗的早产儿。

注意：对于 PICC 置管经验较丰富的人员，可以不用脐静脉置管，出生后即可进行 PICC。

四 穿刺过程

由主管医生与 PICC 专业护士共同商讨决定需要进行 PICC 留置的早产儿，并与家属进行沟通，签署知情同意书。之后严格按照 PICC 穿刺常规进行导管留置，遵守无菌操作原则。穿刺后，进行床旁摄片，确定 PICC 的末端位置，上肢 PICC 末端位于上腔静脉，未达到右心房，下肢 PICC 末端位于下腔静脉同时位于 T10 以上的位置认为符合中心静脉的要求。根据 PICC 护理常规及拔管常规进行护理，不可采用 PICC 进行血制品的输注。补液速度低于 2ml/h 时，常规使用肝素预防堵管。每班护理人员根据 PICC 记录单内容进行评估。静脉高营养、高糖、渗透压高、pH 过高或过低的药物都通过 PICC 进行输注。留置时间及何时去除导管由主管医生与专业护士根据早产儿的临床情况讨论决定，早产儿经口喂养达到 120ml/（kg·d）时可进行计划性拔管，或者当发生临床败血症，怀疑导管相关性感染及其他相关并发症时拔管。

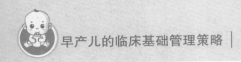

五　相关并发症

1. 导管相关性感染（CRBs）

根据美国疾病控制和预防中心的指南进行。CRBs 的定义为导管末端培养与外周血培养得到同样的细菌菌落。血培养分别从 PICC 内及对侧的外周采血各 1ml 进行培养。CRBs 由 PICC 专业护士、感染控制护士及主管医生共同监测，可以降低院内导管相关性感染。

2. 静脉炎

机械性或化学性静脉炎，与感染无关。由穿刺点沿导管走向条索状发红，甚至有硬结。

3. 导管堵塞

输液泵报警，无法继续输液，也不能从 PICC 中抽出回血，可能与血栓有关。

4. 渗出

液体外渗至组织间隙，或者胸膜渗出及心包渗出等。

5. 断管

PICC 导管断裂，需及时拔除导管。

六　早产儿的护理问题及相应的护理措施

1. 感染预防措施

感染发生的途径：与用物污染有关；与置管位置污染有关；与未有效保持密闭系统有关。

（1）准备穿刺 PICC 前，通知静脉配置中心配好无菌肝素液。

（2）所有参与人员（包括辅助人员）需要穿戴正确。穿刺者需要戴好帽子、口罩、无菌衣、无菌手套。辅助者（非直接接触者）需要戴好口罩和帽子。遵照 PICC 穿刺的适应证、禁忌证和操作程序进行。

（3）选择好位置，用安尔碘消毒并彻底待干。

（4）仅用针头穿刺皮肤一次。如果第一次穿刺不成功，换新的穿刺针。一个穿刺针只能用一次。

（5）一旦导管插入，连接配好的淡肝素液并轻柔地推入导管。

（6）拍胸片证实导管的位置。用无菌包布包裹穿刺点，仅用淡肝素维持导管通畅，直至拍好胸片确定好导管的位置。

（7）不能将已经存在的补液接到 PICC 上，PICC 置管后要接新配置的补液。

（8）在必要时更换敷贴。如敷贴下有血或者敷贴不吻合时，要在严格无菌技术下更换。建议两人协作。

（9）PICC 护理记录单入病史。①插管记录要求写 PICC 型号、批号、内管长、外管长、穿刺部位、X 线示 PICC 走向、顶端位置、无菌操作过程。②拔管记录要求记录拔管是否顺利，PICC 管长度、是否完整，穿刺点渗血情况。

2. 血栓预防措施

血栓形成的途径：与机械性阻塞有关；与血块阻塞有关；与可能的药物沉淀有关；与可能的脂类阻塞原脉的分支少且直有关。

（1）连接补液后确保将输液皮条的阀门打开。

（2）不要经 PICC 输血或输血浆等。

（3）不要通过 PICC 管道回抽。

（4）如果管道（T 形）末端另一分支用肝素封管后，每 6h 用肝素化的盐水 0.3ml 冲管 1 次。不能用 1ml 的针筒冲管。

（5）PICC 管道要持续补液。保证输液速度 > 2ml/h。如果输液速度 < 2ml/h，考虑加入肝素 1U/ml 或每 6h 用淡肝素冲管 1 次。

（6）如果冲管时遇到阻力，不要用力冲，以免导致潜在的导管破裂，有形成血栓的潜在危险。

（7）确保管道畅通，无缠绕、打结等。

（8）冲管有阻力时应及时通知医生。

（9）可以应用尿激酶、透明质酸酶或 70% 乙醇来溶解栓子。尿激酶用于溶解血栓。透明质酸酶用于降解药物沉淀，70% 乙醇用于降解类阻塞。

（10）不可与营养输液共用：碳酸氢钠、吲哚美辛、美罗培南（亚胺培南西司他丁钠、帕尼培南倍他米松）、苯妥英钠、阿昔洛韦、氨茶碱、制霉菌素、氨苄西林、咖啡因，使用前后均需用生理盐水冲管（用微泵推）。

七 上肢和下肢穿刺留置 PICC 的区别

1. 上下肢穿刺留置 PICC 的并发症

PICC 置管的早产儿中从上肢留置导管和从下肢留置导管在导管相关性感染发生方面没有差异。据最近报道，在美国，每年发生约 80 000 例中心静脉导管相关性血行感染，其死亡率达到 4%~20%。上肢和下肢穿刺留置 PICC 在异位率、静脉炎和发生外渗三方面差异明显。上肢异位率明显高于下肢，可能是因为上肢静脉入上腔静脉的分支多，角度小，而下肢静脉入下腔静脉的分支少且直有关。有文献表明，下肢静脉瓣多，送管时易遇阻力，且放置后影响同侧的股静脉取血。但临床实际操作表明，从上肢成功穿刺后送管发生困难的情况较多，需要采用皮肤表面沿血管向心脏方向轻柔按摩促进导管送入；而从下肢穿刺成功后，导管送入较为顺利，较少发生导管送入困难的问题。从上肢穿刺时，体表测量插入深度和实际深度之间的误差较大，下肢穿刺测量时，插入深度的测量评估可以更准确，这可能与下肢血管较直且分支少有关，故下肢异位率较低。

从上肢穿刺时静脉炎发生率明显增高，可能与上肢静脉直径较小，同时血管分支较多，送管时碰到困难导致血管内膜受损有关；故从上肢穿刺留置 PICC 也会导致刺激性药物的外渗，如胸腔积液等。此时早产儿肤色改变，对氧的需求增加，确诊后需要立即拔管，积极救治后可好转。

2. 选择早产儿下肢留置 PICC 的概念转变

下肢穿刺留置 PICC 一直以来都作为上肢穿刺失败后的选择，习惯性思维认为，下肢尤其是股静脉靠近会阴部，容易被小便污染，增加感染。实际上，下肢留置 PICC 并未增加感染率，反而可提高留置到理想位置的准确度，血管直径较粗，可避免静脉炎及渗出等的发生。国外通过对中心静脉置管的血流动力学的预期观察，发现经下肢进行置管是安全有效的。

研究表明，上肢和下肢穿刺留置 PICC 在凝固酶（−）葡萄球菌败血症及胆汁淤积的发生率方面的差异有明显统计学意义，上肢组发生率更高。革兰阴性菌的导管相关性感染下肢的发生率有偏高的倾向。相比上肢穿刺留置 PICC 来说，下肢穿刺留置时间更长，总体并发症的发生率较低。技术允许的情况下，下肢留置 PICC 对使用静脉高营养的早产儿来说是个更好的选择。

3. 下肢穿刺 PICC 应注意的问题

下肢留置 PICC 测量为从穿刺点→腹股沟→脐部→剑突下，对于腹部膨隆程度大的早产儿需水平测量。同样需无菌区域最大化，需要消毒早产儿的整条腿，全身覆盖无菌巾，按 PICC 穿刺步骤进行。下肢穿刺尤其是股静脉穿刺时，穿刺点易渗血，可采用无菌棉签头对穿刺点压迫止血，效果明显。固定需要使用透明特黏敷贴，固定牢固且密封性好，避免早产儿烦躁导致导管断裂或脱出。日常护理严格遵循护理常规进行，使用大小合适的尿布，股静脉留置的 PICC 尤其注意保持敷贴周围的清洁干燥。床旁摄片时早产儿体位采用自然屈曲位，保证导管末端的位置在理想位置。

八 早产儿 PICC 原位换管技术

PICC 血管通路对于新生儿尤其是早产儿来说，是一种可靠的静脉营养液及高渗性刺激性药物输注的途径。但由于早产儿使用的 PICC 导管太细，容易发生功能性并发症，包括导管堵塞、导管漏液、导管断裂等，成为早产儿 PICC 拔管的主要并发症。其中导管堵塞是目前最常报道的并发症，占 19.4%，其次是导管漏液，占 8.8%。这些 PICC 导管相关的并发症通常采用的处理方法是拔管，如果早产儿需要继续输注营养液和药物，就需要重新置管或采用外周静脉留置针，增加穿刺痛苦；对于血管条件差的早产儿，重新穿刺可能存在较大困难。此时，采用原血管穿刺处换管的方法既可以减少重新穿刺的困难，又可以减少早产儿的痛苦。

1. 原位换管技术的方法和过程

（1）评估：评估早产儿是否适合换管，导管与圆盘连接处是否发生漏液，固定的敷贴下有无渗出液。导管末端是否符合中心静脉的要求，是否可以使用高浓度的糖、刺激性的药物等。评估导管有无堵塞及回血：若导管堵塞、无回血，无法再通，则应采用换管技术，这些并发症的发生均不超过2周。

（2）准备：①准备换管所需物品。PICC新管全套（导管以及穿刺鞘），穿刺包（内包括消毒物品、无菌巾、剪刀、弯头眼科镊、止血带等），固定用的免缝胶带及HP敷贴。②记录所需表单。早产儿家属签署的知情同意书，早产儿基本资料，更换导管日期时间、原管穿刺位置，导管型号批次，导管留置深度，外管长度，导管末端位置，穿刺点情况，穿刺者及穿刺后护理情况等。③早产儿的准备。早产儿平卧位，采用安慰奶嘴加少量糖水进行镇痛镇静，请助手辅助安慰早产儿。

（3）更换过程：操作的初始步骤同PICC穿刺步骤，包括消毒方法、无菌区域最大化等。从事早产儿PICC穿刺的团队成员应该对于这些步骤已经完全掌握。早产儿留置PICC的肢体进行完全消毒，包括固定原管道的敷贴一起消毒，然后进行以下步骤。①用消毒剂进一步去除原管道的固定敷贴，并进行穿刺点及敷贴固定周边的消毒。②铺设无菌区域，在肢体下面以及早产儿全身进行无菌治疗巾的覆盖，避免穿刺点及周围受到任何污染，助手协助固定肢体。③仔细观察原导管的外露管长度，并与记录单上的外露管长度进行核对，缓慢拉出几厘米导管，预计留在血管内的导管还有5~6cm时停止拉出。④用眼科镊（比普通镊子更精细）进行穿刺点处扩张，以确保新的穿刺鞘外套管能够穿入。⑤用无菌剪刀剪掉外露管的一部分，剪的部位应是原来植入在血管内的导管处。在此过程中需要固定好外露管，防止不经意滑脱，并保证导管低于心脏位置，避免空气栓塞发生。⑥余下的外露管应保证长度为4~5cm，该部分外露管起导引丝的作用。将新的穿刺鞘外套管（去除针芯）穿入外露管，并沿外露管直至穿刺点处，从扩张好的穿刺点处通过轻微转动插入到血管内。⑦穿刺鞘外套管植入血管后，轻微抽动血管内的导管，如果抽动自如表明外套管位置正确，将原导管完全拉出，再将新的PICC导管通过鞘管送入血管至预测刻度。⑧退出鞘的外套管，劈开，清洁穿刺点及周边，进行HP敷贴的固定。

（4）换管技术的注意点：①在更换管道过程中注意严格的无菌技术操作，剪断原导管的位置应为原导管植入在血管内的部分。②注意保留原导管血管内的长度5~6cm，全过程中注意固定好导管，避免脱出。③穿刺鞘套管送入后，需要确保鞘管确实位于血管内才能开始换管。

2. 原位换管的优劣势

（1）换管的适应证：PICC堵管的原因有多种，如果是广泛耐药的细菌性堵管，肯定需要拔管，如果是其他原因，则需要尝试通管，如果通管不成功，可以考虑换管。早产儿PICC导管漏液或断管是无法修补的，也可以考虑换管。导管异位时，意味着导管末端不在腔静脉内，这就增加了静脉炎、血栓和血管穿孔的风险，如果复位不成功时，可以考虑更换导管。以上导管的功能性并发症如果采用拔管方法，只能使用外周静脉，可能会导致静脉营养使用受限，延误治疗，增加了早产儿的应激和痛苦，增加了住院时间，增加了护理人力和时间成本。亦或者可以重新留置PICC，但需要有可选择的血管。

（2）换管的意义：从PICC原来的留置处更换新的导管，操作简单方便，对于早产儿来说，可以避免重新穿刺而导致的损伤。同时如果早产儿因为体重增加，需要增加导管型号，可以在换管时直接换成相应型号的管道，也可以从单腔更换为双腔管道。

（3）换管的禁忌证和局限性：从事早产儿PICC的团队成员应该具备了较高的技术，对于该技术稍微培训学习后应该可以进行，但可能会发生换管失败。静脉炎或静脉血栓、穿刺点感染或患儿发生导管相关性血流感染等是换管的禁忌证。

第三节　早产儿发育支持护理

一　不良环境刺激的影响

Heidelise Als（1982）提出了统合发展理论，理论中描述早产儿各系统的协同发育，包括自主系统、运动系统、意识状态系统、注意力互动系统及自我调节系统。各个系统的发育与早产儿各器官及功能的发育有关，这些内在系统相互影响，同时也受环境影响。即使是一个非常脆弱的早产儿，也可能观察到其各系统的行为表现。临床医护人员应根据对早产儿行为表现的观察来调整照护计划，为其提供持续性、个体化的照护，提供皮肤对皮肤接触的机会。胎儿所处的环境明显与出生后所接触的环境不同，一般新生儿重症监护病房环境并不符合早产儿发育的需求。胎儿所在的宫内是幽暗、低分贝、有羊水不断刺激其骨骼肌肉发育的环境。而出生后，早产儿很难适应 NICU 的环境，无论是亮度、噪声还是医疗活动都可能过度刺激其感官系统发育，并干扰其睡眠清醒形态。

1. 过度触觉刺激对早产儿的影响

子宫内的胎儿被温暖的羊水所包围，被羊水持续温柔的震动所抚触着。然而，出生后在新生儿重症监护病房中，婴儿所接触的刺激多是不舒服的。观察发现，重症监护病房中的早产儿在一天内会因为受到多次医务人员的接触，而表现出心率、血压变化，颅内压增加，血氧饱和度及皮肤血流降低。侵入性的操作可造成颅内血流及血氧饱和度明显改变，增加脑室出血及脑室周围白质软化的风险。

另外，早产儿可能会将所有的接触都认为是疼痛的来源，而表现出哭闹、反抗及逃避的行为。如早产儿的口腔检查通常是不愉快甚至是疼痛的刺激，口鼻腔吸引分泌物、经口气管插管或经口留置胃管等，可能使早产儿口腔过度敏感，同时也影响早产儿的吸吮，造成日后吸吮、吞咽及喂食的困难。

2. 不良味觉及嗅觉刺激对早产儿的影响

胎儿在宫内不断吞咽羊水，故母亲身上的味道对其来说很熟悉。而出生后接触到的是生理盐水的咸味或做口腔护理时小苏打的味道。早产儿在新生儿重症监护病房中所接触的嗅觉刺激通常是消毒水、乙醇、去黏剂、橡胶手套味或工作人员身上的香水味等。早产儿可能为了避开这样的刺激而表现出心跳加速及呼吸改变。

3. 噪声对早产儿的影响

胎儿早在怀孕 23~25 周就对声音有了生理上的反应。出生后，早产儿就可以分辨出母亲的声音。早产儿的听力系统在 30~32 周才能成熟，无须经由特别的训练。声音刺激对 23~25 周的早产儿就会造成生理上的影响。

在 NICU 里所出现的许多声音，一般来自监护病房的设备，包括各种报警声、来自墙式氧气的声音、人的嘈杂声。其中监护仪报警声和电话铃声等属于高振幅的声音。此外，有一些较少被预期且常是高振幅的声音，大于 70 分贝或更高。这些声音主要来自工作人员的活动，包括大笑、沟通、查房、关暖箱门等。

在 NICU 的早产儿其听力系统并未受到母亲的保护，后者可以明显降低超过 250Hz 的声音，所以，早产儿比胎儿暴露在更多的高频声音下。NICU 的低频及高频声音都是高音量，因此早产儿周围的声音，包括人的声音和子宫内所听到的声音明显不同。噪声干扰早产儿的睡眠，增加其心率，导致其周围血管收缩。突发的噪声可导致早产儿血氧饱和度降低、哭泣、烦躁、颅内压升高、生长激素水平降低等。

4. 光线对早产儿行为的影响

中枢神经系统中，最晚发展的感觉系统是视觉系统，因此，它也是出生时最不成熟的系统。然而，大多数新 NICU 的光线是持续性、高亮度的荧光灯或白炽灯，很少有日夜的变化。早产儿还时常暴露在额外的光源下，如鹅颈灯、光疗仪及过度的直接来自窗外的光线，或是其他人工的照明。受光线的刺激，早产儿视网膜病变机会上升，深睡期时间短，无法建立昼夜节律，体重增加缓慢，互动时无法睁开双眼。

较暗的背景光线可以减少快速动眼睡眠，并增加深睡眠的时间，也便于眼睛睁开及增加清醒期时间。研究显示，在光线有日夜差别的环境中，会增加早产儿的睡眠时间，减少活动及心跳、血压的变化，增加眼睛张开及清醒状态的持续时间，增强喂养的耐受性。对于稳定的早产儿可增加体重，促进早产儿的行为，使激素分泌与外在环境的互动相整合。傍晚及晚上减少光线亮度可促进早产儿休息，有利于能量的储存。当光线被调整微暗时，工作人员的活动及噪声也相对减少。

5. 不舒适体位对早产儿的影响

在子宫内胎儿接受着羊水温柔的刺激，发展成屈曲姿势，在子宫内有限的空间下，胎儿有一种舒适感，能使胎儿在放松的姿势下发展其动作。早产儿在出生时运动系统尚未发展成熟，无法维持屈曲姿势。这种不成熟的反应，使早产儿在能量、呼吸功能及氧化作用上消耗巨大。

另外，不舒适的体位会造成早产儿一系列问题，如肩胛骨后缩和上提；髋部过度外旋和外展；颈部和躯干过度伸展；踝部过度内翻和外翻；四肢过度伸展造成压力、生理不稳定及能量消耗；因为重力的作用，使关节和肌肉过度伸展；头部位置不对称，可能影响方向感，导致畸形头。

二　发育支持护理的应用指南

应用于NICU的发展性照顾指南是在床旁照护者的支持下得以发展的，意在使照护者在与每个早产儿及其家庭之间互动时增强自我意识。指南来自文献，且在床旁个体化照护者的指导下强调了两个主要内容，就是早产儿的床单位和床上用物等直接物理环境的组成，包括照护者与早产儿和家庭的互动在内的护理内容的组成。指南在照护环境和护理内容的细节上进行了规范。

发展性照顾指南应用于NICU，基于早产儿照护的基本准则，识别婴儿期情感发育的重要性，即早产儿体格的发育与认知、运动和社会情感的发育同等重要。性格的形成通常与早产儿得到的照护体验相符合，体验包括被感知、被关爱等；情感的亲密性、舒适性等体验；愉快和实际有效的感觉体验等。确保早产儿获得这些体验就需要持久的情感信赖，需要熟悉的、全身心投入的照护，此时，父母的角色显得尤为重要。因此，父母与早产儿的关系是首位的。父母是早产儿一生中最重要的养育者，最适合的照护计划是需要考虑如何帮助和支持父母来为早产儿提供照护措施。需要每天制订照护计划，维持一个安静的身体和情感上都感到温暖舒适的环境，确保持续给予体位的支持、舒适并具有安抚作用的床上用品。所有照护措施都保持安静，喂养除了提供营养外还要确保舒适，确保休息性睡眠，确保所有医疗护理措施的支持性和合作性。早产儿的自我感知、能力感知及体验愉快的机会都是必须发展的。

照护的复杂性、时机、持续时间及强度等都需要根据早产儿个体化情况及阈值来进行规划，从组织功能良好向组织功能较弱转化等情况时应该进行特别指导，良好组织功能是指调整平衡；自主、运动和状态组织功能的相互支持。较弱的组织功能是指从良好的平衡转变为一个或所有的行为系统功能紊乱，照护的支持性需要照护者对婴儿的阈值有很好的理解，对神经发育系统在与环境不断作用的过程中得到不断分化及良好调整的理解。支持性的照护系统也需要照护者在与早产儿进行互动时，能持续解释早产儿神经组织阈值及神经发育目标。最重要的是需要照护者有自我意识，且能够反映在行动中。照护者对每个早产儿和家庭都很真诚，对早产儿及其家庭给予了有效的支持和情感投入。父母也注意把专业的照护者看成其本身及其早产儿最好的拥护者。提供给早产儿最好的照护支持，这种给父母的无条件的情感投入增强了父母的信心、能力和信任，也是发展性照顾最重要的内容。

1. 环境

（1）床单位的设计：所有的仪器设备都要布置得有美感，随时确保处于备用状态。放置两把舒适的椅子，至少一把轮椅，有做袋鼠式护理所需要的寝具，方便父母过夜或打盹。邀请并鼓励家庭一起摆设早产儿的床单位，可以用从家里带来的物品（暖箱罩子、照片、动物玩具等）将早产儿的床单位设计得个性化，为家庭成员个人物品准备好抽屉或架子。

（2）灯光：早产儿睡觉的时候保证房间黑暗，其他时间调暗光保证支持早产儿的警觉性。确保所有的光线不直接照在早产儿脸上，可以使用窗帘遮光。照护一个光疗的早产儿，使用保护性眼罩，需要对早产儿进行其他照护活动时，确保先关掉治疗灯，轻轻对早产儿说话并逐渐用手轻柔接触早产儿，直至感觉早产儿全身肌张力放松，轻轻取掉眼罩，帮助早产儿从强光中恢复过来。接着开始正常的照护互动，互动完毕后，帮助早产儿恢复到休息状态，再轻轻罩上眼罩。帮助早产儿适应，重新打开治疗灯，与早产儿待在一起直至早产儿完全适应暴露在灯光下。确保早产儿照强光时所需要的能量。在光疗时也可寻找最适合父母抱早产儿的方法，其他床位上的早产儿须避免受到光线的照射。

（3）声音：始终采用最低音量说话和走路，穿走路声音较小的鞋子。声音轻柔，关暖箱门时尽量不发出声音。移动所有的仪器都非常轻，鼓励工作人员轻声说话。照护区域不能放置音响或广播。将监护仪报警声和电话铃声设置最低（但应保证能够听到），也最轻柔。确保床旁没有声音，为早产儿创造和保持一种安静舒适的区域。

（4）活动水平：总能保持安静、平静和舒适的环境。也能用安静的方式处理突发事件。欢迎父母进入照护区域并帮助父母一起采用安静的方式照护早产儿。帮助他们采用个性化的方式照护早产儿。在进行操作的时候帮助早产儿的父母一起促进早产儿的安静和休息。除非是针对早产儿进行的专门互动，否则照护人员应远离早产儿床旁。

（5）早产儿暖箱、小床里、暖箱小床周围的视觉体验：谨慎选择早产儿暖箱或小床周围早产儿可视区域内的物品。自问一下该物品是令人舒适的还是对早产儿起唤醒作用的，总看见舒服的物品会使早产儿越来越舒适。暂时收起刺激性强的玩具和色彩反差比较大的图画，等到早产儿发育较好的时候再去看。照护者和早产儿父母熟悉的脸是对早产儿最有价值的。永远保持一张温和的脸，当早产儿与其他陌生人接触时，一直待在早产儿身边。当早产儿足够成熟的时候才逐渐给他看一个新的视觉体验，此时表明早产儿刺激过度。当早产儿表现出困倦、高度警觉、难受或目光漂移的时候，应淡化或移去视觉体验，此时表明早产儿刺激过度。

（6）嗅觉输入：移去早产儿照护区域所有的有毒物质及不舒适的味道（如衣服上的香水、发胶、尼古丁味道）。当早产儿被照护者抱着或躺在暖箱里或小床上的时候可以感受到熟悉的、舒适的嗅觉环境。邀请早产儿的父母提供舒适的、柔软的小毯子、小枕头，丝质的衣服，或早产儿父母穿过或正穿在身上的衣服。这些可用的物品中，早产儿可以依靠一两样来自我安慰。父母身上的舒适味道提供给早产儿持续的熟悉的嗅觉环境。当早产儿父母照护早产儿并对其做皮肤接触护理时，这种味道更加强烈。

（7）寝具和衣物：个体化的寝具和衣物符合早产儿的喜好和需要，包括提供水枕、羊皮、界限、"鸟巢"，适合早产儿的尺寸、柔软的衣服和帽子，细致地包绕，柔软且合适大小的尿布，以及柔软的长长的"拥抱枕"。既然父母是早产儿最好的体位支持者和有影响力的营养者，鼓励延长父母与早产儿皮肤接触的时间，帮助放松父母的上半身，确保父母的腿抬高，并得到很好的支持，鼓励父母入室与早产儿床旁互动。

（8）具体的支持调整系统：持续采用支持手段来进行调整，如拥抱，可以使用的床上物品，可以用来垫脚的物品及睡袋。轻柔地用你的手将早产儿包绕，尤其是当早产儿觉醒和难受时，会有行为紊乱及抗争性的动作，或者早产儿变得精疲力竭，全身肌张力消失时都需要以手包绕早产儿。操作过程中或两个操作之间，给早产儿用小手指或安慰奶嘴提供吸吮的机会，管饲喂养的时候也应该采用此方法。操作期间还可提供早产儿抓握的机会。鼓励父母要支持早产儿，使他们感觉到平静和舒适。操作时皮肤接触也可以持续进行。如果早产儿父母不在场，可以鼓励另一个比较熟悉的、被早产儿父母相信的照护者照护支持早产儿。

（9）适合的医疗物品：调整必要的与早产儿身体直接接触的医疗物品，使其能为早产儿提供最大的舒适性。确保所有的呼吸设备调整舒适，例如，用一个足够大的到早产儿腰部的大头罩给氧，以便于早产儿能将手靠近脸。确保静脉固定小板包裹得小而柔软，安全地固定好其位置。使用柔软的适合早产儿皮肤的眼罩、探头贴、尿布，避免所有尼龙、塑料或其他粗糙的材质。

2. 直接早产儿照护的特殊方面

（1）靠近早产儿时：当你靠近早产儿的床旁时，总是要调整自己的位置以便于你能看清早产儿的脸。早产儿的面部表情能够帮助你意识到或理解早产儿的感受，能看出早产儿是否是安定的或者舒服的。回忆一下早产儿上次看你的表情和接触你的手时的感觉。早产儿是否能熟悉你、认出你的手，还是你需要再次与早产儿建立熟悉的关系，让其熟悉你的手和脸，使其意识到你在这里支持他（她）。

（2）体位：无论早产儿是仰卧位、俯卧位或侧卧位，都应持续支持和促进早产儿的生理体位。不同操作之间，可以将早产儿放在父母怀里或放在暖箱里、小床上，应注意早产儿的体位，要进行专业化调整。移动早产儿或改变早产儿的体位时，支持早产儿的手、腿持续处于一种放松的屈曲位。将手从早产儿背后到头后包绕，将早产儿的头轻柔放在手里，同时，另一只手支持早产儿身体前面，帮助早产儿的头处于中线位放松体位，将早产儿的双手举起靠近其脸部。一旦早产儿的整个身体被手和臂膀包绕，缓慢柔软地改变体位，并（或）举起早产儿，都很安全。将早产儿放回床上或将早产儿移到磅秤上称体重时，一定要先准备好床或磅秤的表面，用软垫在表面上垫好，轻轻缓慢地将早产儿放在预先包绕好的物体表面。确保早产儿的头总是处于中线位，尤其是早产儿仰卧位时。移动早产儿时，轻柔地包裹早产儿以提供支持，尤其是称体重时。一旦早产儿很适应你手臂里的毯子和睡袋的包裹之后，逐渐地移开你的手臂，确保逐渐减少直接支持时，早产儿能继续保持休息状态。无论什么时候，早产儿表现出惊跳和不安定时，应再次给予早产儿温柔的支持，以便于早产儿能再次恢复平静及睡眠状态。

以往为便于观察病情，早产儿被放置于仰卧位。大多数对早产生儿体位的研究是观察体位对呼吸功能的影响。结果表明，将患病的早产儿放置于俯卧位可提高氧合、改善通气、降低呼吸频率、增加胸部运动的同步性、减少呼吸暂停的发生率。随后的研究还发现，俯卧位可促进胃排空、减少胃食道反流发生、增加睡眠时间、减少能量消耗。因此，NICU 对极低出生体重儿体位放置常采取俯卧位。

尽管俯卧位有上述优势，但长期水平俯卧可影响早产儿姿势的发育。胎儿在子宫内不受重力影响，早产儿过早离开子宫内环境，神经肌肉发育不成熟，全身肌张力低下，不能对抗地心引力，自身活动能力差。因此，经常保持固定的体位可引起主动和被动肌张力不平衡，从而导致运动功能障碍。在子宫内，肌张力从尾向头发育，屈肌张力较伸肌张力的发育稍延迟，屈肌张力从孕 30 周开始发育。因此，早产儿因躯干伸肌张力高，占优势，而下肢屈肌张力发育受限，这可引起脊柱过伸，肩胛后缩，进一步引起颈部过伸，肩部外展。同时，由于缺乏骨盆上升的发育过程，可出现髋部外展和外旋。因此，出生后第一年早产儿出现上述姿势并非神经系统后遗症的表现，而是 NICU 体位放置不当所致。但这些姿势改变可对早产儿运动功能发育产生近期和远期的不良影响。

有学者提出，通过提供体位支持来改善上述不良后果，如使用水床、摇床、气囊床垫等。目前仅有少数相关的研究，如为早产儿提供体位支持装置可改善肩胛后缩；另外，"鸟巢"式体位支持可改善姿势发育，但同时也发现其可引起髋部外展，从而导致髋关节病理状态。通过改进体位支持方法对早产儿进行体位干预，可改善肩、髋姿势，不影响上下肢发育。此外，近年来对头位的改变研究发现，机械通气的早产儿，头处于侧位可阻塞大脑静脉回流，因此应将这些患儿头部放置于中线位。

总之，临床上 VLBW 早产儿采用俯卧位干预时，应注意上述俯卧位产生的并发症。可用早产儿毯固定，将早产儿放置于正确的体位（仰卧位／俯卧位／侧卧位）：肢体屈曲，髋部置于中线位不外旋，肩部向前，头部于中线位，双手可自由活动，这可模拟胎儿在宫内的体位，减少早产儿应激。搬动危重早产儿时，应使身体和头部成一直线，并使肢体收拢。实践中应依据目前研究观察的结果，更合理地放置早产儿体位，以促进疾病康复和生理、运动的发育。

（3）喂养：应根据早产儿睡醒周期进行，早产儿可以慢慢识别饥饱的感觉。鼓励母乳喂养早产儿。如果早产儿还没有足够的肌张力趴在母亲胸前进行母乳喂养时，可将母乳挤出喂养。也可以根据需要，安排母亲在早产儿床旁挤奶，有助于减轻母亲挤奶的焦虑，使母亲认同母乳的价值，觉得靠近自己的孩子有种安全感。创造一个良好的喂养环境，即平静、温暖、光线幽暗的环境。所有的管饲喂养时，都应将早产儿放置在一个很舒服的体位，将早产儿安全地依偎在母亲怀里。管饲早产儿时，提供小手指或安慰奶嘴给早产儿吸吮。正确控制奶的流量，保证奶量足够的同时又能保证早产儿舒服。喂养期间应给予休息，所有的管饲喂养时可以将早产儿放置于父母的前胸，最好能够皮肤接触。喂养后，确保早产儿舒服地转入睡眠。鼓励父母从一开始就是早产儿最重要的支持者和营养提供者。

（4）打饱嗝：根据早产儿的暗示，可将早产儿轻轻靠近肩膀或靠着前胸，促进打饱嗝。移动轻柔缓慢，放松是目标。若是早产儿在竖立靠着肩膀表现很不舒服，父母身体可以缓慢上下移动，轻移脚步，这也可以促使打饱嗝。打完饱嗝后持续以竖立位抱着早产儿，直至缓慢将早产儿放置于喂奶时的体位或休息体位。

（5）更换尿布和皮肤护理：更换尿布和做皮肤护理前要准备各种物品。确保房间温暖，注意早产儿的状态和体位，当早产儿处于舒适的屈曲侧卧位时，开始进行。清洁早产儿臀部，确保早产儿的踝部接近床上，轻抬早产儿大腿，保持双腿屈曲。避免仰卧位更换尿布，提高早产儿腿的时候脚踝离开床面，因为这会突然改变早产儿脑部的血流，使早产儿呼吸困难。鼓励并帮助父母成为更换尿布和提供皮肤护理最好的人选。

（6）沐浴：确保早产儿处于平静状态，有足够的能量接受沐浴。确保护理空间安静，灯光柔和、温暖。用手或毯子温柔地包绕早产儿，一个罩在身上的沐浴毯，在将早产儿放低至浴盆时，该沐浴毯有助于将早产儿包裹。确保沐浴水的温度温暖，水深适宜，一旦早产儿各情况足够平稳时，可立即浸没早产儿的身体。使用床旁专业的浴盆，减少从暖箱或小床到沐浴盆之间的距离，减少早产儿不必要的体温波动。沐浴后继续抱着早产儿，确保早产儿舒适、平静。根据早产儿的能量水平和睡眠、清醒及喂养周期，决定母乳的频率和时机，以增加休息和有效消化。

（7）互动的时机和顺序：到了互动时间，要考虑早产儿的睡醒周期，早产儿是否具备喂养和安静清醒期需要的能量。如果可能的话，还应该考虑以下时间，即眼科、神经科专家会诊，超声、X线等检查，应在早产儿安静清醒期进行比较合适。确保在会诊前、中、后早产儿都是舒适的。

（8）各操作之间顺利转换：所有的操作包括放置外周静脉针、抽血等给早产儿重新摆放体位，支持和帮助早产儿恢复平静。在各项操作时提供给早产儿舒适、安静、柔和地包绕。操作后确保早产儿能恢复平静。若一位照护者难以完成，可以考虑第二位照护者协助，确保早产儿的有效转换。

（9）舒适和护理：每当早产儿出现不舒适的表现时，例如早产儿不停扭动身体或露出慌乱的表情，都应该安慰早产儿。永远将感情和注意力放在早产儿的感受上，便能理解你的所作所为与早产儿正在经历照护和为早产儿提供的环境相合拍。在NICU里照护早产儿的时间也赢得了早产儿和父母的信任。

（10）觉醒的重新组织：永远记住自己是早产儿的调整者和支持者。

当早产儿醒来时，用一种柔和的面部表情看着早产儿，说话轻声、温柔，有时早产儿可能很享受你温柔声音。当早产儿聚焦眼睛，出现温和的面部表情时，通常说明早产儿很享受这个互动过程。早产儿的目光漂移，不协调的眼部运动、面无表情、双眼睁大、苍白、咳嗽、打哈欠、流鼻涕等通常都是精疲力竭的表现或和过度的刺激有关。重视这些信号，安静地抱着早产儿减少各种刺激，永远确保早产儿安静，早产儿得到足够的支持和获得足够的营养。在护理的过程中，不能用床号代替姓名，自始至终都轻唤早产儿名字。

3. 选择各种降低早产儿疼痛的措施

以往由于缺乏早产儿疼痛知识，并担心药物不良反应，对早产儿，尤其对危重、需反复检查操作的早产儿未采取适当的镇痛措施。调查发现，极低出生体重儿在住院的前两周，平均接受 134 次疼痛性操作。NICU 反复的疼痛刺激可对早产儿产生远期不良影响，早期的经验可使脑的结构和功能发生重组，导致以后对疼痛的反应发生改变。因此，美国儿科学会于 2001 年制定了新生儿镇痛方案。吗啡和芬太尼是 NICU 最常用的镇痛剂。一项研究结果显示：吗啡可减少早产儿死亡，降低严重脑室内出血和脑室周围白质软化的发生率。此外，对乙酰氨基酚也可用于 NICU 镇痛。口服葡萄糖是 NICU 常用的非药物镇痛方法，Meta 分析结果表明，其可减少患儿哭闹，降低疼痛评分，减慢心率，是一种安全有效的镇痛方法。

现在常采用 PICC 的方法来减少外周留置套管针反复穿刺所导致的疼痛；采用经脐动脉或外周动脉置管的方法来抽取血标本，减少外周反复抽血对早产儿带来的疼痛。在实施各种有创操作时，应尽量对患儿做好安慰工作。

4. 非营养性吸吮（NNS）

不能接受经口喂养的早产儿，在采用胃管喂养时，给其吸安慰奶头，即非营养性吸吮。孕 27 周时胎儿开始出现吸吮动作，为快速吸吮，其不同于营养性吸吮，后者表现为缓慢而持续的吸吮动作。研究发现，NNS 有助于营养性吸吮行为的发育，促进对肠道喂养的耐受性及体重增长，减少操作时早产儿应激反应、缩短住院时间等。Meta 分析结果显示，非营养性吸吮可明显减少住院天数，有助于从管饲到瓶饲的过渡及进入全胃肠道喂养。此外，还可促进早产儿行为反应，如减少胃管喂养时的防御反应，进食后容易进入睡眠状态，等等。

5. 抚触

由于前期的临床观察结果显示，抚触新生儿的有益作用，包括足月儿和早产儿。但早产儿对抚触敏感性高，且早产儿的中枢神经系统正处于迅速生长和发育阶段，很容易受环境因素影响。因此，对其进行抚触时，需仔细观察反应并做相应调整。另外，抚触可使 NICU 早产儿出现生理变化和行为紊乱，如心率和呼吸减慢或增快、呼吸暂停、激惹、氧饱和度下降等。因此，对早产儿进行抚触应根据早产儿的行为反应进行调整，并与早产儿睡眠觉醒周期一致；干预时监测早产儿反应；制订个体化方案；避免对所有的早产儿进行抚触；鼓励父母参与，并帮助父母寻找最适宜的方法。目前尚无充分的证据表明其有效性，因此不宜在早产儿广泛使用。

6. 袋鼠式护理

像许多天然的治疗方法一样，袋鼠式护理有它出现的必然性。最初的袋鼠式护理是 1979 年在哥伦比亚暖箱缺乏的情况下，通过这种简便易行、费用低廉的方法来代替暖箱。在后来的一些随机临床试验中发现，"袋鼠式母亲干预"在照顾低出生体重儿中是安全的，与标准暖箱中的早产儿相比，没有增加死亡率和发病率。随后对此方面的研究越来越多。

"袋鼠式护理"（KC）或称"皮肤接触"，指在早产儿出生后不久将其裸体放在母亲或父亲裸露的前胸进行持续性的皮肤接触，早产儿仅仅用一块尿布，戴一顶帽子，用母亲的衣服或毯子，将早产儿一起包裹着，就像在子宫里一样与母亲亲密接触。早产儿在 KC 时，完全放松而表现出发声、反应和躯体运动，这种皮肤接触类似有袋动物，如袋鼠照顾刚出生的早产儿。母亲在接触的同时凝视早产儿，抚摸他们，与他们交谈，给他们唱歌等。

适用对象：①早产儿，父母将裹好尿布的早产儿垂直或俯卧置于双乳之间以皮肤相接触，显示可以改善体温调节，促进氧合，增加深睡眠，增进与父母的联系，减少哭吵。②足月儿，在马德里的一个研究中，研究者对比了 25 个 KC 干预的健康足月儿和 25 个出生后即被放进婴儿床的足月儿在体温、血糖水平和哭吵行为的差别，两组出生后观察 90min，KC 组新生儿相比对照组新生儿有更理想的体温和血糖水平，哭吵更少。③对出生后 1 周内疾病期和疾病恢复期的新生儿来说是耐受的。Serenius Fredrik H 等在 NICU 里进行随机抽样，样本 17 例，平均孕周 28 周（24~30 周范围内），平均出生体重 1238g（766~1687g 范围内），平均日龄 3d（0~7d 范围内）的早产儿，使其接受 1h 或更长时间的 KC。在 KC 前，11 个呼吸困难和 6 个呼吸急促，其中 10 个需要 CPAP，7 个机械呼吸。分别测 KC 前后的体温和酸碱平衡，在 KC 前后监测心率、血氧饱和度、经皮 PO_2、PCO_2 和 ECG。KC 期间，14 个早产儿的氧气需要量没有变化，1 例早产儿降低 9%，2 例早产儿分别增加 5% 和 12%，有 1 例发生呼吸暂停。在 KC 前和 KC 后，酸碱平衡、PCO_2、心率及体温变化很小。8 例早产儿在 KC 期间鼻胃管喂母乳，胃管喂养没有负面反应。故 KC 对疾病期的早产儿适用。

此外，近年来还提出，以家庭为中心的个体化发育护理，此为多学科协作的 NICU 干预模式，包括医院管理人员、NICU 医务人员、社会工作者、发育学专家等，尤其重视早产儿发育学家的参与，同时强调家庭成员的重要性，鼓励父母在早期介入 NICU 护理，以利于建立亲子关系，减少家庭的压力。

第四节　早产儿生长管理

婴儿早期是细胞大量增殖和增长的关键时期，该时期内生长异常的影响可能会持续至成年期，尤其是早产儿，可导致永久性不良影响。早产儿不论是在 NICU 住院期间还是出院后，都存在生长发育不良的风险。因此，必须对他们的生长发育进行密切监测，必要时给予一些干预措施来促进其更好的生长。

一　标准生长数据

目前已有健康足月儿的生长发育标准。然而，早产儿在住院期间及出院后的正常生长发育数据仍然有限。

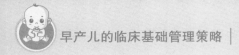

1. 足月儿

现已有妊娠晚期胎儿宫内生长和婴儿期体格生长的标准数据。

（1）从妊娠 28 周至 6 月龄，体重每周增加 208g；出生后至 3 月龄，婴儿的体重通常每日增加 30g；3 月龄至 12 月龄，体重通常每日增加 20g。

（2）妊娠 28~40 周，身长每周增加 1.1cm；出生后的前 3 个月身长每周增长 0.75cm；在随后的 2~3 个月，身长每周增长 0.5cm。

（3）妊娠晚期头围每周增长 0.75cm；出生后至 3 月龄每周增加 0.5cm；此后每周增加约 0.25cm。

2. 早产儿

目前用于早产儿生长发育评估的生长曲线图并不理想。用于住院早产儿的生长曲线图是依据宫内标准或少数早产儿的数据绘制。20 世纪 90 年代，美国儿童健康与人类发展研究所新生儿研究网绘制了 NICU 的极低出生体重婴儿生长曲线，但该曲线图可能不代表早产儿的最佳生长趋势。早产儿恢复到出生体重后，依据估计的宫内生长情况，其生长目标如下：①重体增长 15g/（kg·d）；②每周身长增加 1cm；③每周头围增加 0.7cm。

按照该目标值，大多数低出生体重儿出院时的体重低于第 10 百分位数，晚期妊娠"正常"的宫内体重增长速度可能为 11.2~20g/（kg·d）。此外，早产儿还存在感染或喂养不耐受导致的生长迟缓阶段，需要以后追赶性生长进行代偿。目前大多数医学中心以体重增长 15g/（kg·d）作为最低生长目标，流行病学调查结果显示，大多早产儿生长落后，提示需要设定更高的目标来避免早产儿住院期间的营养不良。

二 NICU 中的生长情况

1. 需要足够能量的摄入

应激（如脓毒症）引起的营养消耗增加和营养摄入不足均可导致住院早产儿生长不良。因为早产儿胃肠道功能不成熟限制了肠内喂养的开展，而静脉给予脂类和葡萄糖的耐受性较差，限制了肠外营养的应用，因此，早产儿肠内或肠外营养都可能发生摄入不足，不能达到推荐的膳食摄入量，导致蛋白质和能量的摄入相对不足。胎龄越小越严重，超低出生体重儿最为严重。另外，超低出生体重儿出院时需要高于足月儿的能量摄入。我们需要改善摄入措施来确保早产儿在 NICU 中的充分生长。

2. 早产儿驱动的喂养方式

在 NICU 中，应注意识别早产儿的饥饿感征象，采用经口喂养，即基于征象的院内喂养方式。这种婴儿驱动的喂养方式能缩短早产儿获得充分的肠道喂养时间，并减少住院时间。早产儿的体重增加相似，目前尚不清楚这种喂养方法是否会改善整体生长情况，或者减少出院后需要管饲喂养的患儿比例。

三 出院计划

早产儿出院前，应评估早产儿的营养状态并制订喂养计划。早产儿在 NICU 中可能存在影响生长的因素，应提供出院后连续监测体重、身长和头围所需的基础数据。此外，还应评估家庭环境情况。

大多数早产儿住院期间的每日能量摄入目标是 120kcal/kg，相当于每日摄入 150~160ml/kg 早产儿配方奶或每日摄入 160~180ml/kg 的强化人乳。按需喂养的早产儿往往能摄入更多的奶量。

出院之前，早产儿应能够摄入足够量的人乳或配方奶，少数情况下需要限制液体摄入量。无论是何种喂养方法，出院后喂养都应满足早产儿的生长需求，达到上述的目标摄入量，多数早产儿每日体重至少能增加 15g/kg。

四 出院后随访

早产儿出院后第一年营养素摄入量应满足早产儿的体质和生长速度，达到正常新生儿/婴儿水平。因此，持续监测这些早产儿的生长情况是管理中至关重要的一步。

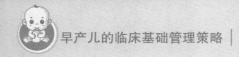

1. 生长体格监测

生长体格监测包括早产儿的体重、身长和头围。出院后的前 4~6 周内检测频率应为每周 1 次至每两周 1 次，随后生长体格正常的早产儿可每月随访 1 次，随后每两月随访 1 次。出生后 24 个月以内的体重、40 个月以内的身长和 18 个月以内的头围等生长体格的标准应该以矫正胎龄衡量。出生后 11 个月以内建议使用 Fenton 早产儿生长曲线图，直至 44~48 周，可换用 WHO 的足月儿生长曲线图。

若早产儿已达到 40 周，其生长速度仍低于标准生长曲线的第 3 百分位数，或者存在慢性健康问题（如支气管肺发育不良），则应继续每两周或每月随访 1 次，密切监测，直至达到正常且稳定的生长模式。

生长速度低于标准生长曲线的早产儿属于生长迟缓，一旦发现应立即干预治疗，延迟干预会加重生长障碍的程度，并增加随后实现追赶性生长的难度。

2. 头围

头部生长缓慢与发育延迟有关。与头围增长正常的早产儿相比，极低出生体重儿在矫正年龄 8 个月时，头围低于正常水平，到 8 岁时的认知功能、学习成绩和行为均较差。但头围快速增大可能提示出血后脑积水，头部生长异常的早产儿应通过神经影像学检查分析原因。

3. 实验室检查

出院后生长不良的早产儿，生化监测（如血清钙、磷和碱性磷酸酶）价值有限，但血清碱性磷酸酶升高与日后身材矮小相关，目前仍不能明确对血清碱性磷酸酶升高（> 600U）的早产儿采取针对性干预措施（补充磷、钙或维生素 D）是否能改善儿童期或成年期身高。

五 干预措施

1. 常规营养素补充

常规营养素补充主要针对胎龄 < 28 周、出生体重 < 1500g 的极低出生体重儿。

2. 配方奶喂养

配方奶喂养的早产儿出院后使用营养素强化配方奶尚存在争议。市售强化配方奶的热量高于标准配方奶，蛋白质、钙、磷、锌及维生素 A、维生素 E 和维生素 D 的含量也较高。但有关强化配方奶与标准足月儿配方奶对早产儿益处的研究数据有限且有时互相矛盾。综合目前的证据，建议对出院后未能正常生长或未能"追赶生长"的早产儿提供强化配方奶。采用标准配方奶喂养的早产儿，可能需额外补充维生素和铁剂，以满足出院后早产儿的需求。

3. 人乳喂养

人乳喂养的早产儿需关注一些问题。虽然人乳喂养具有很多非营养的优势，但人乳喂养的早产儿在生长速度方面比标准足月儿配方奶喂养的早产儿慢，与配方奶喂养的早产儿相比，出院后喂养非强化人乳的早产儿易发生钙和磷的缺乏并且骨矿物质含量较低。目前仍不明确使用强化人乳喂养能否改善早产儿的生长发育，但对于出院后继续人乳喂养的早产儿和生长状况不佳的母乳喂养早产儿，目前主张每日给予 2~3 次出院后强化配方奶喂养。

人乳喂养的早产儿同时需补充铁剂和维生素 D，因为仅人乳喂养不能充分提供这两种营养素。单纯人乳喂养的早产儿存在早产儿骨质减少的风险，生化检查往往发现血清碱性磷酸酶升高。

4. 经口喂养困难

一些早产儿由于发育问题、厌恶口腔喂养或因慢性躯体疾病而难以经口喂养，导致维持充足肠内热量摄入十分困难。尤其对于长时间插管和机械通气的早产儿，可能影响吮吸和吞咽功能的发育而难以经口喂养；神经功能缺损也可能会影响经口喂养和生长发育。此类患儿可给予口腔康复训练，改善口腔运动功能。

在经口喂养所需的吞咽协调功能改善之前，口腔运动功能障碍的早产儿给予鼻饲管或口胃管喂养，可提供全部或部分胃肠喂养。在某些情况下，可能需首选胃造口术，这种方法可减少慢性病（如先天性心脏病或支气管肺发育不良）早产儿的异常热量消耗。

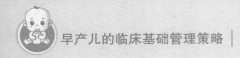

5. 支气管肺发育不良

支气管肺发育不良早产儿常见生长障碍，发生率为 0~67%。导致这些早产儿生长不良的因素包括：

（1）能量消耗增加。

（2）脂肪吸收减少。

（3）慢性缺氧或组织氧合不良。

（4）与无支气管肺发育不良或较轻支气管肺发育不良的早产儿相比，重症支气管肺发育不良（需家庭氧疗）早产儿的吸吮耐力和能力不佳，表现为吸吮负压较低，吸吮频率和吞咽功能下降。

（5）出生后接受地塞米松治疗的支气管肺发育不良早产儿容易出现生长欠佳。

生长欠佳是支气管肺发育不良婴儿的常见问题，目前尚不明确营养素强化配方奶是否对支气管肺发育不良患儿有效，建议对这些早产儿尤其是重症支气管肺发育不良患儿实施个体化的营养支持管理。液体摄入量很大程度上取决于早产儿的呼吸状况，其营养需求高于无慢性疾病的早产儿，可调整强化配方奶或强化人乳来满足其营养摄入的需求。

（段小凤　马惠荣）

第六章

早产儿体温、血压、
　　呼吸的管理策略

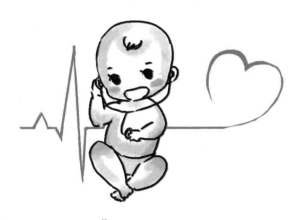

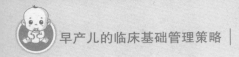

第一节 早产儿体温的管理

中性环境温度

中性环境温度指早产儿维持正常体温所需的代谢率和耗氧量最低的环境温度。对于裸露的早产儿来说，范围是 32~35℃（无风，湿度 50%）。该范围随胎龄和早产儿成熟度而不同，胎龄越小，中性环境温度越高。在高于或低于中性环境温度下，身体需要增加新陈代谢以使体温相应降低或变暖。

Sauer 等研究提出计算中性环境温度的换算公式为：①年龄 < 1 周：36.6−（0.34 × 出生时胎龄）−（0.28 × 日龄）；②年龄 > 1 周：36−[（1.4 × 体重（kg）]−（0.03 × 日龄）。

*按周为单位，胎龄 30 周为 0，小于 30 周者为负数（如 28 周为 −2），大于 30 周者为正数（如 32 周为 +2）。

早产儿正常体温

体表温度：36.0~36.5℃；核心温度（直肠温度）：36.5~37.5℃；腋温：36.1~37.1℃。

寒冷刺激所致的不良后果

1. 一般后果

（1）代谢率增加导致耗氧量增加，引起低氧血症。

（2）外周血管收缩，低氧血症导致无氧代谢增加，引起酸中毒。

（3）酸中毒、缺氧可引起肺血管收缩，导致肺动脉高压。

（4）糖原储备耗竭导致低血糖。

（5）能量消耗增加，体重增长缓慢。

（6）易感性增加。

（7）呼吸暂停。

2. 严重后果

如果寒冷刺激，而保暖措施不当导致低体温，可能会引起严重的后果：

（1）凝血障碍。严重低体温可导致弥散性血管内凝血和肺出血。

（2）低血压，进而导致休克。

（3）严重窦性心动过缓。

（4）脑室内出血。

（5）早产儿死亡率增加。

四　热量丢失及减少热量丢失的方法

由于早产儿体表面积与体重比值大，皮下脂肪少，特别是棕色脂肪储存少，糖原储存少。另外，早产儿肌张力低，在较冷环境中不能通过蜷曲身体减少皮肤的暴露面积，导致丢失的热量与足月儿相比多且快，容易引起寒冷损伤。因此，必须采取积极的保温措施。早产儿热量丢失的机制主要为辐射、蒸发、传导和对流。热量丢失的机制和减少热量丢失的方法如表6-1所示。

表6-1　热量丢失的机制和减少热量丢失的方法

热量丢失机制	减少热量丢失的方法
辐射	应用隔热或双层壁的恒温箱
热量由新生儿（温热物体）	远离较冷的物体
散失到周围较凉的物体	操作过程中使用辐射热源
蒸发	
通过皮肤水分的蒸发而丢失，约为0.5cal/ml	出生时快速擦干
	应用聚乙烯薄膜或包裹婴儿，尤其对于极低出生体重儿
	湿化环境，减少水分蒸发
	湿化吸入的气体

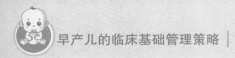

续表

热量丢失机制	减少热量丢失的方法
传导	
热量由新生儿散失到直接接触的物体表面	提前加热毛毯，擦干后及时更换预热的毛毯，预热称体重的毯子
对流	
冷空气快速流过裸露的体表	使气流速度减少到最低，避免穿堂风，吸入气加热

五　正确区分过热和感染导致的发热

环境温度过高导致的发热不需要特殊处理，采取降低环境温度的方法，体温即可下降，而感染导致的发热则需要抗生素治疗。正确区分两者可以避免抗生素滥用或误诊导致的严重不良后果。过热和感染导致的发热鉴别要点如表 6-2 所示。

表 6-2　过热和感染导致的发热鉴别要点

过热（环境温度过高）	感染导致发热
外周血管扩张	外周血管收缩
早产儿面色潮红	早产儿面色苍白青灰
四肢末端温暖	四肢末端凉，冰冷
肛温可低于体表温度	肛温可高于体表温度
出汗	不出汗

六　热刺激所致的不良后果

（1）酸中毒。

（2）窒息发生率增加。

（3）低血糖。

（4）液体需要量增加，脱水。

（5）能量消耗增加，导致体重增加缓慢。

七 早产儿体温不稳定的鉴别诊断

鉴于体温不稳定可能导致严重后果，对于体温不稳定的早产儿应密切监护，积极寻找病因，针对病因进行治疗，避免出现严重的不良后果。体温不稳定的鉴别诊断如表 6-3 所示。

表 6-3 体温不稳定的鉴别诊断

低体温	发热
物理性低体温	物理性体温增加
环境温度过低	环境温度过高
保温措施不当	保温过度
保暖设备故障	保暖设备故障
读数错误	读数错误
感染（包括尿路感染）	感染（包括尿路感染）
脑损伤	脑损伤
甲状腺功能低下	甲状腺功能亢进
	汗腺发育异常
	脱水
药物（镇静剂、麻醉剂、β 受体阻断剂）	戒断综合征

八 早产儿体温不稳定的正确处理方法

低体温处理：由于复温过程中可能导致呼吸暂停和低血压，复温过快可能导致肺出血，因此，须注意复温的速度，且在复温过程中应给予持续和密切的监护。掌握以下 3 个原则。①体温越低，复温速度应该越慢，一般为 1℃ /h。②胎龄 < 28 周、体重 < 1200g 或体温低于 32℃，复温速度一般为 0.6℃ /h。③复温过程中，体表温度与直肠温度差不应高于 1℃。

目前早产儿保暖设备主要为暖箱和远红外辐射保暖台。

（1）体重 > 2000g 的未患病早产儿，可放置于婴儿床，戴帽子，毛毯包裹基本可维持正常体温，但应密切监测体温。

（2）体重在 1000~2000g 的早产儿，未患病者应放置于伺服温度控制的密闭暖箱中；患病的新生儿可先放置于远红外辐射保暖台，待操作完成后，应尽快移入伺服温度控制的密闭暖箱中，减少热量丢失。

（3）体重＜1000g 的超低出生体重儿，应放置于远红外辐射保暖台，进行各种操作如气管插管，静脉、动脉置管等，病情稳定后尽快移入伺服温度控制的密闭暖箱。尽量不要用远红外辐射保暖台作为保温设备。如果需要过久放置于远红外辐射保暖台，其上应覆盖塑料薄膜，减少水分过多蒸发导致的热量丢失和不显性失水增加。

第二节　早产儿血压的管理

随着医疗科学技术的发展和监护仪的应用普及，临床测量早产儿血压变得更加方便。早产儿血压的高低及其变化逐渐显示出其价值。近年来发现幼年期血压不但存在轨迹现象，同时影响早产儿血压的诸多因素会对该早产儿成人期的健康状况产生重要影响，如原发性高血压、糖尿病、成年期肥胖等的发生。因此，国内外越来越多的学者开始重视早产儿血压的研究。

一　早产儿血压的测量方法

血压测量方法必须容易操作、结果可靠、可重复性好，可以每间隔一定时间进行监测，最好能够连续监测，这样对早产儿的干扰最小。目前血压监测可分为两种，即有创和无创监测。

1. 有创血压监测

可直接测量血压，需要动脉置管，可选择脐动脉置管和外周动脉（如颞浅动脉、足背动脉等）放置动脉留置针。将动脉导管插入动脉内，动脉压经充有肝素盐水的管道传至压力传感器，计算机自动计算出收缩压、舒张压、平均动体压，可连续动态显示。其不受袖带宽度、压力等外界因素的影响，测值准确，是血压监测的金标准。但因其操作复杂，并发症多，仅在危重早产儿周围灌注不良时应用。

2. 无创血压监测

所有无创血压监测都要袖带，先对袖带充气，将肱动脉血流充分阻断，然后逐步放气，在放气过程中监测动脉脉搏或血流的变化。

无创血压检测方法根据监测方法不同可分为 4 种：传统的水银血压计（柯氏音法，需要人工听诊）、振荡血压监测技术、超声波血压计、压电传感性血压计，后 3 种为自动监测。

（1）柯氏音法是成人最常用血压监测方法，听诊者可根据柯氏音出现及消失的时间判断血压值。但由于新生儿周围血流量较少，动脉血流声音的频率低于人的听阈而无法测量。因此早产儿几乎不用该方法监测血压。

（2）现在多用振荡血压监测技术测定早产儿血压。当阻断的动脉血流开始流动时，动脉的每次搏动会使袖带内的空气产生一次振动，通过检测动脉压所产生的振荡波可判断血压值。它不受外界噪声干扰，能测量出早产儿的收缩压、舒张压、平均动脉压。与有创血压监测相比，其测得的血压值较接近，是目前国内 NICU 中最常用的血压监测方法。但由于间隔一定的时间袖带就需要充气，可对病情不稳定的早产儿产生一定影响。另外，对循环不稳定的早产儿如低血压，该方法测定的血压不可靠。

（3）超声波血压计是通过多普勒的方法测定血压，放在袖带下面的转换器体积大，且要覆盖肱动脉。该方法测定的血压与动脉置管监测到的血压相关系数 < 0.8。由于桡神经在肱骨内侧与肱动脉伴行，因此，该方法测定血压时可能导致一过性桡神经麻痹。这些不足使得该方法很少用于早产儿血压监测。

（4）压电传感性血压计测定血压的原理：袖带充气后，血流阻断，袖带放气减压后，血流通过袖带下面的血管片段流向塌陷的动脉远端。塌陷部分的血管再充盈会产生低频率振动，袖带压力降低到舒张期压力以下时，低频振动消失。通过检测低频振动出现和消失的压力可测定收缩压和舒张压。该方法获得的收缩压比柯氏音法、动脉置管测定的收缩压相关性好，但舒张压相关性较差。早产儿应用该方法监测的血压与动脉置管测定的血压相关性研究未见报道。另外，该方法测定血压的误差变化较大，且为非系统误差，很难避免，所以，目前早产儿和新生儿血压监测应用该方法较少。

二 血压监测的影响因素

（一）无创血压监测

（1）在根据血压测定值基础上，应注意组织和末梢循环灌注临床证据。

（2）早产儿的觉醒状态和错误的袖带大小（袖带宽度应该为上臂围的 0.5 倍）可显著影响婴儿血压的测定值。

（3）袖带选择。过宽的袖带，测得的血压值会偏低。

1）袖带中气囊宽度应该为上臂长的 40%，气囊长度为上臂周长的 80%。上臂围在 4~8cm，小号袖带；上臂围在 6~11cm，中号袖带；上臂围在 8~13cm，大号袖带。

2）体重和臂围之间存在线性回归关系，也可根据新生儿体重选择合适的袖带。体重 < 2.0kg，小号袖带；体重在 2.0~3.0kg，中号袖带；体重 > 3.0kg，大号袖带。

（二）有创血压监测

（1）应注意波形，以防由顿挫的波形导致的测定值偏低。

（2）如果应用肝素，应确保总剂量不超过 1~2U/（kg·h）。

（3）测量血压的部位对测定值的解释很关键，经外周动脉置管测定的收缩压可能比中心置管高 20mmHg。

（4）导管内存在气泡，尖端贴壁。

三 早产儿血压的影响因素

早产儿娩出前后所处的环境发生了翻天覆地的变化，需要充分的心血管调节来适应从宫内到宫外的生活。早产儿的心脏容量小，每次排血量少，动脉管径相对较粗。动脉壁柔软，心脏代偿能力差，早产儿血压较儿童和成人低。

（一）产前因素

1. 产妇年龄

随着孕妇年龄的增加，娩出的早产儿收缩压将升高，但也有报道对血压没有影响。

2. 分娩及分娩方式

早产儿出生后即刻血压最高，随后开始下降，在 2~4h 内下降到较低水平。娩出后的 16h 内早产儿血压波动幅度较大。17h 后才处于稳定。自然分娩的早产儿出生后 4h 内血压高于剖宫产儿，但出生 14h 以后，两者的收缩压曲线逐渐接近。

3. 应用麻醉剂

不同的麻醉方法也会对早产儿血压产生影响。脊髓麻醉和剖宫产手术联合作用会使早产儿第 1 天的收缩压降低。脊髓麻醉的早产儿 24h 内收缩压显著低于硬膜外麻醉者。

4. 孕妇高血压

孕妇妊娠末期的血压升高，也使早产儿血压增高。患有妊娠期高血压的母亲其早产儿血压较高，且可持续到出生后 1 周。同样，妊娠期高血压母亲分娩的早产儿出现低血压者也有报道。孕妇高血压可导致娩出的早产儿成年后发生高血压和心血管疾病的风险增高。

5. 孕妇吸烟和被动吸烟

可导致早产儿收缩压增高，也可导致早产儿成年后高血压。

6. 产前药物

产前应用糖皮质激素可导致早产儿出生后 48h 内血压增高，需要进行治疗的低血压发生率降低。产前应用硫酸镁对早产儿血压是否存在影响目前没有一致的结论，但可导致脑灌注降低，降低大脑动脉的反应性，脑血流波动减少，可能与硫酸镁的脑保护作用有关。妊娠期高血压其他药物治疗：β 受体阻断剂可导致早产儿低血压和心动过缓；甲基多巴、钙离子拮抗剂等可能导致早产儿低血压，但仍需要更多的证据支持。

（二）早产儿因素

1. 体重

出生体重与早产儿血压显著相关，出生体重越大，收缩压越高，体重每增加 0.5kg，收缩压增加 3.61mmHg。

2. 胎龄

胎龄越小，血压越低，34 周以前出生的早产儿平均动脉压应在胎龄以上。

此外，测量血压时，早产儿哭闹、喝奶、体位变动、室温高低等均可不同程度的影响测值高低。

四　早产儿血压正常值

血压是评估早产儿心血管功能的重要指标。随着危重早产儿抢救成活率的增加和对存活的危重早产儿生活质量的关注，临床医生需要评估新生儿是否存在低血压及其处理措施是否得当，对早产儿正常血压进行定义。临床研究已经得到了各胎龄、出生体重及不同生后日龄的早产儿正常血压值（表6-4）。

表6-4　出生后1h内不同体重早产儿血压参考范围

体重（g）	平均压（mmHg）	收缩压（mmHg）	舒张压（mmHg）
501~750	38~49	50~62	26~36
751~1000	35.5~47.5	48~59	23~36
1001~1250	37.5~48	49~61	26~35
1251~1500	34.5~44.5	46~56	23~33
1501~1750	34.5~44.5	46~58	23~33
1751~2000	36~48	48~61	24~35

第三节　早产儿呼吸的管理

危重早产儿呼吸系统是否稳定是NICU应关注的重要问题之一。早产儿常表现有呼吸困难，包括呼吸暂停、呼吸急促和呼吸窘迫。但存在呼吸困难的早产儿并不一定都存在呼吸系统疾病，也可能是先天性心脏病、体温不稳定、败血症、电解质紊乱、高黏滞综合征、低血糖症或缺氧缺血性脑病、颅内出血等所致。对其评估应根据早产儿出生前、中、后的病史、胎龄、体格检查和辅助检查等进行。对NICU早产儿的呼吸管理应在充分认识呼吸生理和病理的基础上，熟练运用各种仪器设备和药物来对呼吸进行监护和支持。

呼吸监护

目前呼吸功能监护进展较快，方法也较多，为早产儿呼吸管理提供了可靠的参考。在呼吸管理中需要选用合适的方法进行呼吸功能监护，有时还要结合多种方法监护管理早产儿呼吸。

（一）早产儿呼吸监测项目

1. 常规监测

临床观察；胸部 X 线；水电解质和酸碱平衡；营养监测；气体交换功能监测。

2. 机械通气时呼吸功能监测

（1）通气量监测：潮气量、每分通气量、呼出气量、呼出气二氧化碳、漏气量等。

（2）压力监测：平均气道压、吸气峰压、呼气末正压、平台压、气道阻力、顺应性等。

（3）吸入氧浓度、气道温度和湿度。

（二）详细的体格检查

可以粗略评估呼吸状态。呼吸功能不足的临床表现不仅仅涉及呼吸系统，其他系统也会受累，因此，应进行详细的体格检查来评估呼吸功能。

1. 呼吸系统

呼吸频率、呼吸节律、呼吸暂停、呻吟、吸气性凹陷、肺部听诊呼吸音等。

2. 循环系统

血压、心率、外周动脉波动、皮肤颜色、外周循环灌注、心脏听诊等。

3. 神经系统

反应、意识状态、肌张力、肌力、惊厥等。二氧化碳升高可导致二氧化碳麻醉，临床表现昏迷，肌力、肌张力低下，类似脑损伤或急性颅内出血。

4. 消化系统

喂养耐受情况、是否有腹胀（膈肌升高阻碍呼吸运动）、舟状腹（先天性膈疝）。

5. 其他

尿量（评价循环功能）。

（三）胸部 X 线检查

胸部 X 线检查是明确肺部疾病类型、心脏有无异常等最方便的检查方法。

1. 正位片

正位片是检查肺部疾病必需的手段，是明确心肺疾病最好的方法之一，可以明确支气管和其他管道的位置，确定机械通气是否发生气漏，测定心影大小。

2. 侧卧位片

侧卧位片是排除少量气胸的最好方法。如果怀疑气胸在左侧，应将患儿右侧朝下放置，行右侧位摄片。

3. 侧横位片

侧横位片主要用于确定胸腔引流管的位置是否位于胸膜腔的上方或下方。

4. 立位片

立位片可以显示膈下游离气体，较少用。

（四）动脉血气分析

通过血气分析决定处理通气、氧合和酸碱状态的变化是最可靠的。动脉血气分析是对早产儿呼吸氧合状态最标准和最可靠的方法，但是需动脉穿刺或动脉置管，可结合无创经皮 PO_2 和 PCO_2 监测，或者经皮氧饱和度监测，尽量减少有创血气分析次数。

对于呼吸窘迫的早产儿，根据血气分析结果可计算出呼吸窘迫进展情况的指标，是决定如何处理呼吸窘迫及其判断预后较为有用的指标。

常规采血途径有脐动脉、桡动脉和胫骨后动脉。

动脉血气随胎龄、采血的日龄及不断变化的通气状态而改变。足月新生儿与早产儿动脉血气正常值见表 6-5。

表 6-5　体温和血红蛋白含量正常时足月新生儿和早产儿动脉血气正常值

胎龄	PaO_2（mmHg）	$PaCO_2$（mmHg）	pH	HCO_3^-（mEq/L）	BE/BD
足月	80~95	35~45	7.32~7.38	24~26	± 3.0
早产（胎龄 30~36 周）	60~80	35~45	7.30~7.35	22~25	± 3.0
早产（胎龄 < 30 周）	45~60	38~50	7.27~7.32	19~22	± 3.0

由动脉血气可计算出反映呼吸窘迫进展情况的指标。

1. 肺泡－动脉氧分压差（$AaDO_2$）

$AaDO_2 > 600mmHg$ 持续 6h 以上，若不予有效治疗和改善通气，患儿病死率达 80% 以上。$AaDO_2$ 的计算公式：

$$AaDO_2=[(FiO_2)(Pb-47)-PaCO_2/R]-PaO_2$$

其中 Pb 是大气压（海平 760mmHg），47 是水蒸气压，$PaCO_2$ 被认为等同于肺泡二氧化碳分压（$PACO_2$），R 为呼吸商（在新生儿通常认为是 1）。

2. 肺泡－动脉氧分压比（A/a）

A/a 比也是有效的呼吸指标，是对表面活性物质治疗反应和 NO 吸入治疗肺动脉高压效果进行评价的最常用指标。计算公式：

$$A/a=PaO_2/[(FiO_2)(Pb-47)-PaCO_2/R]$$

（五）持续血气分析

用留置针持续血气分析可提供快速实时资料，降低重复取血量。可用于脐动脉或桡动脉监测的早产儿，也可用于体外膜肺氧合（ECMO）治疗的早产儿。有限的研究证实与 PaO_2 值相关性较好，但 $PaO_2 > 70mmHg$ 时有偏倚，准确性变差。同时小于 5F 的脐插管也不能插入传感器。光学传感技术也可用于脐动脉或周围动脉插管内血气持续分析，这些设备定期将血液抽到传感器内，分析后再回输到插管内。但是早产儿研究资料有限，缺乏对其并发症、费用及以后输血需求的资料。目前仅为监测研究趋势，尚未在 NICU 建立应用指南。

（六）无创血气分析监测

大力推荐无创血气监测技术的应用。其可持续监测，不但可以降低采集血气样本的频率，减少医源性失血，而且可以降低成本。但仍需采血样进行血气分析，以校准无创监测技术，明确酸碱平衡状态，监测有无高氧。

1. 脉搏血氧饱和度（SaO_2）

在皮肤上使用片状传感器来测量用于输送氧的血红蛋白的氧饱和度，受血红蛋白氧解离曲线的影响。

氧分压一定，在碱中毒、低体温、致死性血红蛋白病、高海拔和低代谢时，血氧饱和度升高（氧解离曲线左移）；在酸中毒、体温升高、高代谢、

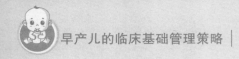

高碳酸血症时，血氧饱和度降低（氧解离曲线右移）。

PaO_2 过高或过低时与 SaO_2 的相关性较差。SaO_2 88%~93% 对应的 PaO_2 为 50~80mmHg，在 PaO_2 过高或过低仍需动脉血气监测。且早产儿活动和过多的外界光线可干扰 SaO_2 示数，血红蛋白异常时（如高铁血红蛋白），SaO_2 读数不能做出相应的校正。

2. 经皮动脉氧分压监测（$TcPaO_2$）

通过 Clark 极谱式溶解氧电极的电化学传感器经皮测量氧分压。

电极使皮肤加热至 43~44℃，通过导电液和氧透过膜保持接触来进行测定。

无创，对高氧（PaO_2 > 100mmHg）可给予提示。需要每日重新校准，每 4~6h 更换皮肤监测部位。

休克、酸中毒、低氧、低体温、水中毒或贫血导致的皮肤灌注不良可妨碍测量的准确性；电极的重新固定和校准所需成本较高。由于可导致皮肤损伤，$TcPaO_2$ 在极低出生体重儿的应用受到限制。

3. 经皮动脉二氧化碳分压监测（$TcPaCO_2$）

通常由围绕在 $TcPaCO_2$ 内的一个导线同时完成；组织中的 CO_2 经皮肤弥散达到平衡，使电极的电解液中的 pH 产生与电荷成比例的变化来测定。

无创，相对准确；与 $TcPaCO_2$ 相比不需要那么高的电极温度。$TcPaCO_2$ 与脉搏血氧饱和度联合使用，可大大降低采集动脉血气的频率。

存在与 $TcPaCO_2$ 监测一样的局限性和缺点，且校准和应答时间较 $TcPaCO_2$ 长。

（七）机械通气监护

1. 吸入氧浓度（FiO_2）

FiO_2 是吸入气中可利用氧的百分比，以百分数（21%~ 100%）或小数（0.21~1.00）的形式表示。电化氧分析仪可用于监测早产儿氧疗时的浓度，吸入氧浓度可达 100%。在机械通气时，能直接接入呼吸机通路中，并可连续显示进入早产儿体内氧浓度的氧分析仪是最合适的。

对于氧疗的进一步处理还需要：

（1）每 8~12h 校准氧分析仪 1 次；

（2）混合空气和氧气，以保证使用最小量的氧达到最满意的氧饱和度。

（3）保证所有吸入的空氧混合气体的湿化。

（4）通过湿化装置加热吸入气至 34~35℃，使水蒸气饱和度达 96%。

2. 平均呼吸道压（P$\overline{aw}$）

P$\overline{aw}$ 是整个呼吸周期中施于呼吸道近端压力的值。呼吸机设定频率（R）、吸气时间（IT）、吸气峰压（PIP）和呼气末正压（PEEP），可经下述公式计算：

P$\overline{aw}$={（R）（IT）（PIP）+[60−（R）（IT）（PEEP）]}/60

P$\overline{aw}$ 与给定通气模式和机械通气策略的平均肺容量有关。

在常频通气时，P$\overline{aw}$ > 10~15cm 增加肺气漏的危险性（气胸或间质性肺气肿）。高频通气时的 P$\overline{aw}$ 不能严格地与常频时相对比。

结合 FiO_2，P$\overline{aw}$ 和 PaO_2 通常可计算出氧合指数（OI）：

$$OI=FiO_2 \times P\overline{aw} \times 100/PaO_2$$

OI 指数 30~40 提示严重呼吸窘迫。如果常频机械通气时逐渐从 30 增至 40 持续 6h 以上，表明有严重呼吸窘迫存在，病死率达 80%。

3. 肺功能

流量传感器可间断或连续监测机械通气和自主呼吸时 OI 指数的流量、呼吸道压力和容量。应用流量传感器或呼吸速度描记器，可供其他肺功能试验。封闭的通气技术提供了计算顺应性、阻力及决定时间常数的自动机制。

（1）P$\overline{aw}$：由一微分压力传导器在呼吸道近端测定。跨肺压是 P$\overline{aw}$ 与食管压的差值，后者通过食管内置导管或气囊测定。

（2）潮气量（V_T）：在机械通气中是 PIP 的函数，与流量（ml/s）相一致，以毫升/次呼吸来测定。通常 V_T 以每千克体重的呼吸容量（ml/kg）来表示。大多数早产儿 V_T 波动范围为 5~7ml/kg。

（3）每分通气量（MV）：呼吸频率与 V_T 相乘得出 MV，即 $MV=RR \times V_T$。早产儿 MV 正常值为 240~360ml，同时监测 V_T、MV、P$\overline{aw}$，以不断调整 PIP、PEEP、IT。在最小的 PIP 和足够的 MV 基础上获得最佳的 V_T，并通过满意的血气进行维持。

（4）压力 – 容量（P–V）和流量 – 容量（F–V）曲线环：使每次呼吸的

动力学变化清晰可见。流量、容积和压力相结合形成 P–V 和 F–V 曲线环，曲线环提示呼吸周期中吸气和呼气的界限。F–V 曲线可提供关于呼吸道阻力，尤其是限制性呼气流量的信息；P–V 曲线主要反映肺动态顺应性的变化。

（5）顺应性（C_L）：在间质性或肺泡性肺疾病（如 RDS）时，肺顺应性值 < 1.0ml/cmH$_2$O。肺顺应性为 1.0~2.0ml/cmH$_2$O 时，反映肺疾病恢复，如经表面活性物质治疗后。

（6）阻力（R）：> 100cmH$_2$O/（L·s）时提示明显的气流受阻的呼吸道病变存在，如支气管肺发育不良（BPD）。

（7）时间常数（Kt）：时间常数 =C_L × R_L（以 "s" 为单位）。正常值 0.12~0.15s。Kt 是指肺泡和邻近呼吸道压力平衡的时间。在 3 个时间常数后，95% 的 V_T 在吸气相入肺泡或在呼气相出肺泡。为避免气体滞留，呼气时间应大于 3 倍的时间常数（0.36~0.45s）。

（八）生命指征和其他生理指标的监测

1. 体格检查

特别注意观察肤色、呼吸动度和听诊呼吸音是否对称。此外，还需要进行心脏、神经系统和腹部查体。

2. 需经常监测血压

严重呼吸窘迫早产儿常需应用升压药物治疗。

3. 尿量

尿量是全面评价呼吸衰竭早产儿时的一项重要指标，1.5~3.0ml/kg 的尿量表明心排出量正常，血容量和中心静脉压正常，血压正常。尿比重波动在 1.008~1.015 提示体液平衡。

4. 中心静脉压

在右心房水平的脐静脉插管可监测中心静脉压。4~6cmH$_2$O 为正常，波动范围在 2~8cmH$_2$O。为测定中心静脉压而应用脐静脉插管仍有争议，因其存在感染和空气栓塞的危险性。

5. 血液指标监测

监测血红蛋白、红细胞比容、血钙、血钠、血钾、血氯、尿素氮和血肌酐与正确处理呼吸衰竭和维持满意的心肾功能密切相关。

二 早产儿氧疗

早产儿由于肺部疾病或肺发育不成熟，经常需要吸氧。由于高浓度可导致早产儿肺、脑、视网膜损伤，因此应进行用氧监测，同时严格掌握氧疗适应证，医生应该把氧疗作为一种药物治疗来看待。

（一）氧疗的目的

维持细胞内足够的氧。避免缺氧及其后果：①无氧糖酵解。②乳酸酸中毒。③肺血管收缩。④心肌功能不全。⑤肾功能不全。⑥脑损伤等。

但此方法不能解决 CO_2 的潴留，因此，仅能用于维持正常每分通气量的低氧患儿。

（二）低氧血症的临床表现

①呼吸急促或困难表现为气促、吸气性凹陷、呻吟、鼻翼扇动等。②发绀，苍白。③心动过速、皮肤灌注不良。④严重者可出现烦躁、激惹、肌张力改变等。

（三）氧疗原则

（1）严格掌握用氧指征，氧疗应作为药物治疗看待。

（2）最低的吸入氧浓度维持氧饱和度正常。

（3）监测氧饱和度或经皮氧分压：目标氧分压维持在 50~70mmHg，SaO_2 维持在 90%~95%。

（4）检查 FiO_2，低氧血症改善后及时下调 FiO_2，每次 5%~10%。可能发生暂时低氧血症和高氧血症，应书面记录持续时间。

（四）氧疗指征

1.临床指征

发绀：氧饱和度（SaO_2）< 80% 时出现发绀。而严重贫血时，虽 PaO_2 已达 8kPa（60mmHg）以下，但由于还原血红蛋白未到 5g/dl，发绀可不明显。

需鉴定局部循环欠佳所致的发绀，如呼吸急促、吸气三凹征、鼻翼扇动、呼气呻吟等呼吸窘迫表现，心功能不全，严重贫血，超高热，烦躁不安，以及各种原因所致的休克、颅高压、意识障碍等。

2. 血气指标

在吸入空气时，$PaO_2 < 50mmHg$ 或经皮氧饱和度（$TcSO_2$）<85% 者，治疗指标是 PaO_2 50~80mmHg 或 $TsSO_2$ 90%~95%。

（五）氧疗方法

1. 头罩法

早产儿头颈放在透明有机玻璃罩内，将输气管由罩顶部气孔送入。氧流量一般为 4~6L/min，FiO_2 为 45%；若用 10L/min，FiO_2 可达 60%。调节氧流量和气孔开放数，即可改变 FiO_2。此法氧浓度恒定，并保证了一定的湿度，早产儿舒适又不影响病情观察，但耗氧量大，罩内温度高，不宜用于发热早产儿及炎热夏季。使用头罩吸氧时，建议应用脉搏血氧饱和度监护。

2. 改良鼻导管法

改良鼻导管法适用于轻度缺氧。将内径 0.4cm 乳胶管结扎一端，在距末端 2cm 处剪长形缺口，将此管横置并固定于鼻孔下方，令缺口部位对准鼻孔，用胶布将其固定于鼻上，氧流量多用 2~4L/min。此法方便、舒适，疗效亦佳。对需要低浓度氧的早产儿是适用的。流量计流速最小至 0.025L/min。流速 > 1L/min 可导致呼吸道扩张。在流速为 0.25~1.0L/min、FiO_2 40%~100% 的情况下，鼻导管吸氧的近似百分度见表6-6。导管吸氧时，仍建议应用脉搏氧饱和度监测。

表 6-6　鼻导管吸氧浓度转化表

| 流量 | FiO_2（%） | | | |
（L/min）	100	80	60	40
0.25	34	31	26	22
0.50	44	37	31	24
0.75	60	42	35	25
1.00	66	49	38	27

3. 鼻塞法

鼻塞法适用于中、重度缺氧。将大小适宜的鼻塞放置于一侧鼻孔中，此法因固定良好，能确保供氧，若鼻塞密闭良好，FiO_2 可达 80% ~90%。

4. 暖箱给氧

将输氧管直接放入暖箱，临床常用 4~6ml/min 氧流量，FiO_2 一般在 40% 左右，适用于较小的早产儿。

（六）氧疗的监护与管理

（1）向早产儿监护人讲述有关氧疗的必要性和安全用氧措施，由医生负责签署知情同意书。

（2）对所有吸氧的早产儿都应该持续监测环境氧浓度或吸入氧浓度。①氧疗时需监测 PaO_2。任何接受氧疗的早产儿均应使用无创性监测仪持续监测血氧饱和度。②病变急性期，已行开放性动脉血氧监测的早产儿接受氧疗时，应至少每 4h 监测一次 PaO_2。急性呼吸衰竭的早产儿，PaO_2 应维持在 50~80mmHg。

（3）温箱箱门需用套囊维持用氧在预期水平。

①当早产儿从温箱或头罩移出时，通过吹氧不间断地提供氧疗环境。②每小时检查 FiO_2 以确保可以维持预期的 FiO_2，记录 FiO_2 增高超过 10% 的情况。③记录血氧饱和度持续高于设定参数的情况。

（4）高 PaO_2 可致早产儿视网膜病变，即使吸氧浓度相对较低，其视网膜病变的发生率也可超过正常范围。

接受持续氧疗的早产儿，应在出生后 4~6 周由经验丰富的眼科医生筛查早产儿视网膜病。

（5）当早产儿表现出呼吸困难征象时（如发绀、呼吸暂停、气促、三凹征、鼻翼扇动、血氧饱和度下降），氧管应放在早产儿的鼻孔下。①在保持头侧位的正中体位的同时，为早产儿做鼻腔和口咽吸引。②如果早产儿清理呼吸道和吸氧后仍未见改善，就要考虑做气囊面罩加压或行气管插管。

（6）通过温箱和吸入加温的气流维持中性温度。所有吸入的氧气应湿化。

（7）需要用面罩或气囊加压给氧时，应严密监测血氧饱和度和吸气压力。①对于需要长时间氧疗的早产儿，通常经鼻插管较为方便，并能在不影响氧浓度的情况下经口喂养。②要精确调节吸入氧气的浓度和流速，并严密监测早产儿血氧饱和度，尤其在使用脉搏血氧监测仪时。③对于反应较好的早产儿，鼻插管容易移位，故需严密监视。同时，呼吸方式的改变可能会使经插管处吸入的空气量发生改变，从而影响吸入氧的真正浓度。如果插管处连接紧密，大量气体经插管进入可最终形成气道正压。

（8）使早产儿头部处于过伸位以保持气道通畅。①需要定时进行鼻腔和口腔的吸引。②当早产儿通过鼻导管吸氧时，可以从鼻腔滴入几滴生理盐水以保持湿化和通畅。③至少每隔 8h 进行口腔护理。经常更换头罩下湿的铺巾。

（9）持续吸氧直至临床状态改善。①调整 FiO_2 使饱和度维持在预期水平。②在装置中使用充足的氧流量（至少 2L/min），以防止二氧化碳潴留（鼻导管吸氧例外）。

（10）氧的撤离。①当足月儿 $PaO_2 > 80mmHg$ 或（和）$TcSO_2 > 97\%$，应及时降低 FiO_2。②早产儿 $PaO_2 > 70mmHg$ 或（和）$TcSO_2 > 95\%$ 时，应及时降低 FiO_2。③当 $FiO_2 > 60\%$，按 10% 梯度递减；当 $FiO_2 < 60\%$，按 5% 梯度递减；当 $FiO_2 < 30\%$ 时，按 $1\% \sim 2\%$ 梯度递减；呼吸空气 30min 后，$PaO_2 > 60mHg$、$PaCO_2 < 50mHg$，即可停止氧疗。

三 无创呼吸支持治疗

有创与无创的根本区别是人机连接界面的不同。凡需要通过气管插管或气管切开建立人工呼吸道进行通气的方式均称为有创通气，而通过鼻塞、鼻罩、面罩和喉罩等相对无创的方式连接的通气方式称为无创呼吸支持（NIV）。为了减少肺损伤，在过去的 30 年内广泛使用 NIV。NIV 带有压力发动装置，可以提供足够的呼吸支持，患者通过鼻部干预可以获得一种或两种不同水平、不同频率的压力支持。无创呼吸支持治疗简单易行，并发症少，应作为呼吸支持治疗的首选，或者尽可能地缩短有创呼吸支持治疗时间，转变为无创呼吸支持治疗。

另外，早产儿呼吸支持治疗不仅开始于入住 NICU 后，产前和产房的呼吸管理也是早产儿整个呼吸管理中很重要的一部分，且不可忽视。产前和产房内正确处理同样可以减少有创呼吸支持，也可以作为无创呼吸管理的延伸。

（一）早产儿呼吸管理的产前措施

1. 尽可能避免早产，对于不可避免的早产尽可能延迟分娩

合理应用抑制宫缩药物，及时处理产科并发症。尽可能延长分娩时间。很多早产的发生与母亲感染有关，合理应用抗生素可以延迟早产。

2. 产前应用糖皮质激素

倍他米松 12mg，肌内注射，每日 1 次，共 2d；地塞米松 6mg，肌内注射，每日 2 次，共 2d。用药 24h 后至 7d 内，药物效果最佳，7d 后药效消失。因此，多数产科医生主张若用药 7d 后尚未分娩而早产因素仍然存在，应在停药 1 周后重复使用。

目前推荐对 24~34 周可能早产的孕妇给予 GC 治疗；对于超过 34 周存在早产的孕妇，如果证实肺发育未成熟，也可给予单疗程的 GC 治疗。过去认为，给予 GC 治疗后 24h 内分娩效果不好，但最近的研究表明，即使在产前 1h 给予一次 GC 也是有益的。因此，最新的指南建议，除非在 1h 内分娩，否则对于存在早产风险的孕妇均应该给予 GC，哪怕仅 1 剂。

（二）产房内呼吸管理措施

1. 正确复苏

及时正确的复苏措施。

2. 注意复苏过程中体温管理

特别是极低出生体重儿，低体温将导致寒冷损伤，使复苏效果差，有可能导致其他器官损伤，如肺出血、酸中毒、循环功能障碍等，对以后的呼吸管理产生严重影响。

3. 监测吸入氧浓度

无论是低氧还是高氧，都可能造成肺损伤及其他脏器损伤，因此，在产房复苏时，最好有空氧混合仪监测吸入氧浓度。最新的复苏指南建议，早产儿复苏的吸入氧浓度为 30%~90%，可以从低浓度开始，根据氧饱和度监测目标值逐渐调节吸入氧浓度。

4. 氧饱和度监测

最新的复苏指南建议，任何需要正压通气的患儿都应监测氧饱和度，并根据氧饱和度的目标值给氧。早产儿氧饱和度维持在88%~95%比较合适。生后时间目标氧饱和度见表6-7。

表6-7　生后导管前的氧饱和度目标值

生后时间（min）	目标氧饱和度值
1	60%~65%
2	65%~70%
3	70%~75%
4	75%~80%
5	80%~85%
6	85%~95%

5. 正压通气时进行压力监测，保留合适的呼气末正压通气（PEEP）

正压通气压力过大时易导致气压伤和容量伤；压力不够可导致肺萎陷、缺氧和肺动脉高压等。合适的PEEP可以维持肺泡膨胀状态。因此，在产房复苏时就要注意这些，可以通过监测氧饱和度和胸廓运动间接评估压力。T组合复苏器可以提供更好的产房内呼吸支持，即可以设定PIP、PEEP。

6. 吸入气湿化和加热

加湿可以避免干燥的气体对呼吸道损伤，特别是纤毛的损伤；加热可以避免冷空气导致的体温下降。

7. 尽早给予肺泡表面活性物质

对极早早产儿如胎龄 < 28 周或出生体重 < 1000g 的早产儿可以预防性地给予肺泡表面活性物质。早期应用肺泡表面活性物质联合持续气道正压通气（CPAP），可降低早产儿有创通气支持的使用率和缩短有创通气支持的时间。

（三）无创呼吸支持模式

（1）加温湿化的高流量吸氧（HHHFNC）。

（2）经鼻持续气道正压呼吸（n-CPAP）。

（3）双水平经鼻持续气道正压通气（双水平 CPAP、BiPAP/ 双相 CPAP、Biphagic CPAP/SiPAP）

（4）经鼻间歇正压通气（NIPPV、NSiPPV）。

（5）经鼻高频通气（NHFV）。

（四）无创呼吸支持应用指征

（1）有自主呼吸的极早早产儿（出生胎龄 25~28 周），产房早期预防性应用。

（2）可能发生呼吸窘迫综合征（RDS）的高危早产儿（如胎龄 < 30 周不需气管机械通气者）。

（3）当鼻导管、面罩或头罩吸氧，$FiO_2 > 30\%$、$PaO_2 < 50mHg$ 或 $SaO_2 < 90\%$ 时。

（4）早产儿呼吸暂停。

（5）RDS 早产儿使用 PS 后病情稳定，拔出气管导管后；常频或高频机械通气撤机后，出现明显的三凹征和（或）呼吸窘迫。

（五）无创呼吸相对禁忌证

（1）呼吸窘迫进行性加重，不能维持氧合，$PaCO_2 > 60mmHg$，$pH < 7.25$。

（2）先天畸形，包括先天性膈疝、气管 – 食管瘘、后鼻道闭锁、腭裂等。

（3）心血管系统不稳定，如低血压、心功能不全等。

（4）无自主呼吸者。

（5）此外，肺气肿、气胸、严重腹胀、局部损伤（包括鼻黏膜、口腔、面部）也不主张使用。

（六）无创呼吸支持失败

需具备下列 5 项中至少 2 项：

（1）呼吸窘迫加重。

（2）每小时呼吸暂停发作（需面罩正压通气处理）≥ 2 次。

（3）$FiO_2 > 40\%$ 才能维持 $SaO_2 \geqslant 88\%$，且持续 30min 以上。

（4）间隔 30min 以上的两次动脉血气 $pH < 7.2$。

（5）间隔 30min 以上的两次动脉血气 $PaCO_2 > 9kPa$（68mmHg）。

此时，需改用气管插管机械通气。

（七）经鼻加温湿化的高流量吸氧

1. 定义

经鼻加温湿化的高流量吸氧（HHHFNC）通过鼻导管（细小的锥形导管，常常短于 1cm）将加热至接近人体温度、100% 湿化的医用高流量混合气体输送给早产儿，从而达到改善通气的作用。这是近年来国外广泛应用的无创呼吸支持模式。鼻导管流量在 2~8L/min 之间，可产生呼气末的压力。

2. 设备

整套 HHHFNC 设备：①对吸入气体进行的有效的加温加湿仪；②有效维持温度和湿度的呼吸回路；③对气体流量产生的压力可以进行有效控制的装置；④一个连接气体回路的带转接器的鼻导管。目前国内有专门的设备。也可以通过呼吸机的湿化装置和管道连接一般的鼻导管进行HHHFNC。

由于 HHHFNC 采用单管路通气，没有呼吸回路，因此，鼻塞完全堵塞鼻孔，鼻塞直径一般为鼻孔的 2/3 较好，太小不能产生足够新的压力，太大可能导致 CO_2 潴留。

3. 作用机制

①提供氧气，产生气道正压；②冲洗鼻咽部解剖无效腔；③降低上呼吸道阻力；④改善肺顺应性和气传导性；⑤降低代谢消耗。

4. 参数调节

（1）氧流量：2~8L/min，根据胎龄、体重和鼻塞大小调节。

（2）FiO_2：21%~60%。

（3）湿化温度：与呼吸机类似，34~36℃。

5. 撤离

由于临床应用简单，不良反应少，可应用时间较长，但应避免较长时间给予较高氧流量（4L/min 以上），特别是体重 < 1500g 的早产儿。

氧流量在 2~3L/min，且 $FiO_2 < 30\%$，可撤离改低流量鼻导管吸氧。

6. 优点和缺点

优点：连接简单、方便、不干扰护理；可以经口喂养；鼻损伤发生率减少。缺点：压力不恒定，与体重、胎龄、氧流量、口闭合程度等有关；气漏的发生率风险可能较高；感染的风险可能增加。

7. 目前观点

与 CPAP 相比，对治疗和预防 RDS 无显著性差异；与 CPAP 相比，拔管后 HFNC 再上机概率明显增高。目前的临床试验结果不足以证明 HFNC 的完全安全有效。尚需要进一步研究哪些早产儿及如何使用 HFNC 可得到更大的益处（如鼻导管大小、流量、温度和湿化等）。

（八）持续气道正压通气（CPAP）

在自主呼吸的整个周期给予气道持续的扩张压，目的是保持气道开放防止呼气时塌陷，早产儿和足月儿均可应用，可以减少有创通气带来的肺损伤。

1. CPAP 通气的生理作用

（1）产生更多规则的呼吸模式。

（2）建立和保证功能残气量。

（3）降低上气道阻力。

（4）逐渐使塌陷的肺泡膨胀，并减少肺内分流。

（5）减少上气道塌陷。

（6）减少梗阻性呼吸暂停。

（7）促进肺泡表面活性物质的释放和保存。

（8）促进肺生长发育。

2. 设置

仍没有简单可靠的方法来确定最适的压力。压力设置需要个体化。要求压力应该保持肺泡开放而不过度膨胀的最低压力。传统上采用的压力为 $4~6cmH_2O$，也有医生主张应用高压力，一般在 $8cmH_2O$ 以上。可以根据下列指标进行评估，使压力个体化：氧气需求；呼吸暂停频率；呼吸运动；X 线肺容积；血气监测。

起始压力设置为 5~6cmH$_2$O，应用以上原则，以 1cmH$_2$O 增加量审慎增加膨胀压至最高 10cmH$_2$O。警惕气体潴留，氧气需要量随压力增加而增加。

3. CPAP 通气方式

可以有 4 种通气方式：鼻面罩、鼻塞、鼻咽和气管插管 CPAP。早产儿常用鼻面罩 CPAP 和鼻塞 CPAP 通气方式。

（1）鼻面罩 CPAP：全面罩目前很少用，对于小的早产儿，为减少鼻塞 CPAP 对鼻孔的损伤，可以采用鼻面罩 CPAP。对于较大早产儿，目前已经有各种型号的鼻罩。

（2）鼻塞 CPAP：仍是目前最常用的 CPAP 通气方式。

（3）鼻咽 CPAP：是鼻塞 CPAP 的一种替代方法，气管插管插到鼻咽部。对于活动度较大的早产儿，鼻咽部 CPAP 可以减少鼻中隔的损伤。早产儿较少用。

（4）气管插管 CPAP：早产儿少用，因为气管插管可以增加呼吸道阻力，增加呼吸功，导致呼吸暂停。足月儿可以作为撤机后的过渡手段，特别是每分通气量足够、气管内分泌物较多时，有利于分泌物吸引。

4. 停止 CPAP

没有对照研究评价 CPAP 的停止指征。由于 CPAP 应用相对简单，不良作用少，可以先试停，如果仍需要 CPAP，可以再次应用。但应遵循以下原则，试停三步骤如下：

（1）SaO$_2$ 维持在 90% 以上时 FiO$_2$ 可降至 30%。

（2）随后以 1cmH$_2$O 为单位降低压力至 4~5cmH$_2$O。

（3）随后下调 FiO$_2$ 至 21%~25%，停用，或逐渐增加 CPAP 停用时间（以 2h 间隔增加最好）。

5. 应用 CPAP 实际考虑

（1）开展 CPAP 治疗的单位最好能进行有创机械通气，以便 CPAP 治疗失败或出现并发症可以及时进行有创机械通气治疗。

（2）最佳湿化，否则分泌物可能堵塞鼻腔或咽喉部。如果 CPAP 治疗过程中，出现严重的吸气性凹陷，要注意咽喉部分泌物堵塞。

（3）严密观察早产儿气道。

（4）应用合适的鼻塞或鼻罩。

（5）及时发现错位或移位的鼻塞，并进行复位。

（6）仔细观察和监控鼻孔，避免损伤，可以应用人工皮剪成"工"字形贴于鼻孔周围皮肤。

（7）避免颈部过度弯曲和伸展。

（8）按需吸净气道分泌物。

（9）应用胃管减少腹部气体潴留。

6. 应用的危险性和并发症

（1）黏液栓堵塞鼻塞，气体不能进入鼻腔内。

（2）鼻塞滑脱到外面压在上唇皮肤上。

（3）肺过度膨胀的后果。①气漏综合征。②通气血流比例失调。③PCO_2增加，呼吸功增加。④肺血管阻力增加，导致心输出量降低。

（5）腹胀，可导致吸入。

（6）鼻黏膜损伤。

（7）肺栓塞（气体栓塞），少见。

（九）经鼻双水平 CPAP

双水平 n-CPAP，例如 SiPAP、BiPAP 或双相 CPAP，是指可以产生两个水平压力的另一种形式的 CPAP，而且在两个压力水平之间可以进行自主呼吸。SiPAP 中流量装置用来产生两个水平的压力（PIP 和 PEEP）。

BiPAP 的高压和低压一致，即为 CPAP；高压和低压均为零，则为自主呼吸。与 NIPPV 相比，PIP 限制在 $10cmH_2O$ 以内，更低的压差（$3\sim4cmH_2O$），使用更长的吸气时间（$0.5\sim1.0s$），并且需要使用高流速来产生 PIP。

1. 参数设置

（1）高压 IPAP：$6cmH_2O$；一般不超过 $10cmH_2O$。

（2）低压 EPAP：$4cmH_2O$。

（3）呼吸频率（BPM）：较自主呼吸慢 2~4 次/分（20~30 次/分）。

（4）吸气时间（IPAP%）：33%（0.5~1s）。

（5）压力报警限的设定：IPAP ± 2~3cmH$_2$O。

（6）吸入氧浓度：根据临床需要。

治疗过程中，各种参数应随病情变化及时调整。稳定期治疗压力相对恒定。

2. 参数调节

由于目前撤机的参数可以较高，以便减少有创呼吸支持的时间，或开始就用无创呼吸支持。所以，双水平的 CPAP 开始设置的参数一般较高。根据患儿的情况应逐渐下调参数。如果高压超过 8cmH$_2$O，应先下调该参数 1~2cmH$_2$O；在氧饱和度稳定且在 90%~95% 时，应逐渐下调 FiO$_2$ 至 30%；随后再次降低高压至 5~6cmH$_2$O，类似于一般 CPAP，再次下调 FiO$_2$。

3. 撤机

同一般 CPAP。

4. 注意事项及不良反应

同一般 CPAP。

5. 目前观点

双水平 n-CPAP 与 n-CPAP 相比，能更快改善氧合，减少 CO$_2$ 潴留，减少有创机械通气比例。且 BPD 的发生率上无统计学差异。

（十）经鼻间歇正压通气（NIPPV）

NIPPV 模仿有创呼吸支持模式，PIP 可以高达 30cmH$_2$O 或者更高，压差通常 > 5cmH$_2$O，使用更短的吸气时间（0.3~0.5s），可提供后备通气。

NIPPV 通过鼻塞进行机械通气，可以为同步和非同步，理论上任何有创的呼吸机均可以经鼻进行无创正压通气。但由于各种呼吸机工作原理的差异，经鼻漏气等原因，多需要安装特别的应用程序才能进行有效的通气。目前无创呼吸触发模式多为监测腹壁运动，相对滞后，因此同步效果较差。即使如此，多数研究仍表明，同步的经鼻间歇正压通气效果更好，不良反应更少。

成人应用经验较多，可以减少有创通气的需要。新生儿应用经验较少，特别是早产儿。目前可以用于拔管后的短期呼吸支持，也可用于早产儿呼吸窘迫征和呼吸暂停的初始治疗。

由于与气管插管的有创呼吸支持比较，只是人机交换界面的改变（由气管插管变为经鼻），因此，参数的设置、调节、撤机等与有创呼吸支持一致。与 CPAP 一样，经鼻的无创支持通气的不良反应参见 CPAP。

目前观点：可以显著减少插管及重复插管的需要；可以缩短有创通气的时间，并且显示可以减少 BPD 的发生。

一般通过面罩及鼻导管进行 NIV 干预，在进行 NIPPV 时双鼻孔导管要优于单鼻孔导管。

（十一）经鼻高频通气

高频通气也可以经鼻导管实施，称为经鼻高频通气。目前的研究仅见于短期结果，试验证实与经气管插管的高频通气比较，在 PCO_2 的排出方面具有相同的效果。新生儿经鼻高频应用经验较少。

（十二）神经调节辅助通气（NAVA）

NAVA 是一种新的通气模式，使用横膈的电活动，通过一种特制的鼻胃导管，导管中装有电极，可以提供同步呼吸的电冲动。这种技术克服了一些压力或流量同步通气模式中的问题。

NAVA 也可以用于 NIV 模式。成人的 NIV-NAVA 应用临床试验比较了 4 种通气模式，侵入性 PSV、非侵入性 PSV 与侵入性 NAVA、非侵入性 NAVA（NIV-NAVA），一般认为，NIV-NAVA 使得人机同步和低气漏水平之间达到最佳平衡。

目前的研究主要针对成年人，还没有 NIV-NAVA 模式在早产儿应用的研究。

四 高频机械通气

机械通气是支持呼吸的一种手段，能缓解严重的低氧血症与高碳酸血症，为抢救呼吸衰竭的基础疾病及诱发因素争取时间及条件，最终目的是要使患儿恢复有效的自主呼吸。决定应用机械通气的原因是复杂的。呼吸窘迫的严重度、血气的异常程度、特异性肺疾病的自然病史、心血管及其他生理状态的不稳定性都必须加以考虑。

（一）机械通气指征

1. 严重通气不足

由肺内、肺外原因引起的严重通气不足而产生中枢性呼吸衰竭或周围性呼吸衰竭，均可应用机械通气治疗。肺内常见的原因有肺部感染、气道梗阻等；肺外原因包括中枢神经系统感染、严重脑水肿或颅内出血等，以及呼吸肌麻痹引起的通气不足。

2. 严重换气障碍

单纯换气功能障碍可通过提高吸入氧浓度来解决，若效果不佳或合并通气功能障碍，需用机械通气治疗，如呼吸窘迫综合征、肺出血、肺水肿等引起的严重换气功能障碍。

3. 神经肌肉麻痹

各种原因引起的神经肌肉麻痹，如重症肌无力、感染性多发性神经根炎、膈神经麻痹、麻醉剂或镇静剂过量抑制呼吸等，可使呼吸运动明显减弱，肺活量减少，导致明显缺氧，需要机械通气支持呼吸。

4. 心肺复苏

各种原因导致心跳呼吸骤停，如窒息、心室颤动或扑动等，经心肺复苏处理后，应尽早给予机械通气。

5. 反复呼吸暂停

反复呼吸暂停经药物治疗无效，应给予机械通气治疗。

6. 外科手术后

为预防呼吸衰竭的发生和加重，保护心脏功能，减轻呼吸和循环负担，可应用机械通气支持呼吸。

中华医学会儿科学分会新生儿学组制定的"新生儿常频机械通气常规"中，将适应证定为：①在 FiO_2 为 60% 的情况下，$PaO_2 < 50mmHg$ 或经皮血氧饱和度（$TcSO_2$）< 85%（发绀型先天性心脏病除外）；② $PaCO_2 > 60\sim70mmHg$ 伴 pH < 7.25；③严重或常规治疗无效的呼吸暂停；④已确诊为 RDS 者可适当放宽指征。

（二）禁忌证

（1）无绝对禁忌证。

（2）但应用机械通气后可使病情加重的疾病，如肺大泡、皮下气肿等为机械通气相对禁忌证。

（3）大量胸腔积液在穿刺引流前也不宜应用机械通气。

（4）对于已存在或预测易发生气压伤者，可选用高频通气。

（三）呼吸机初始参数设定

初始参数设定应因人、因病而异。新生儿常见疾病初调参数见表6-8。

表6-8　新生儿常见疾病机械通气初调参数

项目	Flow（L/min）	PIP（cmH$_2$O）	PEEP（cmH$_2$O）	RR（次/分）	IT（s）
呼吸暂停	8~12	10~12	2~4	15~20	0.5~0.75
RDS	8~12	20~30	4~6	20~60	0.4~0.6
MAS	8~12	20~25	2~4	20~40	0.5~0.75
肺炎	8~12	20~25	2~4	20~40	< 0.5
PPHN	15~20	20~30	2~4	50~60	< 0.5
肺出血	8~12	25~30	6~8	35~45	0.5~0.75

（四）适宜呼吸机参数的判断

临床上以早产儿口唇、皮肤无发绀，双侧胸廓适度起伏，双肺呼吸音清晰为宜。

动脉血气（表6-9）结果是判断适宜参数的金标准，初调参数或参数变化后15~30min，应检测动脉血气，若结果偏于表6-9中的范围，应立即调整参数，若病情稳定可每4~6h监测血气。

临床上常用动脉化毛细血管监测PCO$_2$，TcSO$_2$代表动脉血氧饱和度。末梢循环不良者应进行动脉血气检测，每天至少做一次动脉血气。

有条件的单位应根据呼吸力学（如肺顺应性、时间常数、气道阻力及呼吸波形等）监测参数调整。

表 6-9　新生儿适宜动脉血气及 $TcSO_2$ 值

项目	PaO_2（mmHg）	$TcSO_2$（%）	$PaCO_2$（mmHg）	pH
一般疾病				
早产儿	50~70	90~95	30~50	7.30~7.45
足月儿	60~80	90~95	30~50	7.30~7.45
PPHN				
早产儿	60~80	90~95	25~30	7.45~7.55
足月儿	80~100	95~98	25~30	7.45~7.55

（五）参数调节幅度

一般情况下每次调节 1 或 2 个参数。每次参数变化的幅度见表 6-10。

表 6-10　呼吸机参数调节幅度值

呼吸机参数	调节幅度
PIP	1~2cmH$_2$O
PEEP	1~2cmH$_2$O
IT	0.05~0.1s
RR	5 次 / 分
FiO$_2$	0.05

（六）机械通气方式

1. 面罩 - 气囊或气囊 - 气管插管手控装置

（1）可用于紧急情况下通气支持。

（2）手控气囊通气时需便携式压力计监测呼吸道峰压。

（3）气囊可以是自动膨胀的，或者是流量依赖性的麻醉型气囊。

（4）所有用手控装置必须装有可自动弹开的减压阀，以避免呼吸道内压力过高。

2. 压力控制婴儿呼吸机

压力控制婴儿呼吸机是新生儿监护中最常用的呼吸机，是以时间循环来启动和限制吸气周期，以压力限制来控制每次通气的流量和 $\overline{Paw}$。送入的呼吸容量和 $\overline{Paw}$ 由呼吸机设定。空氧混合气体加温湿化后随持续气流回路进入呼吸道。设定有效的通气参数是机械通气支持成功的关键。基本的呼吸机参数变化和期望的血气改变见表 6-11。

表 6-11　呼吸机参数改变对血气变化的影响

变量	频率	PIP	PEEP	IT	FiO$_2$
增加 PCO$_2$	降低	降低	不适用	不适用	不适用
降低 PCO$_2$	增加	增加	不适用	不适用	不适用
增加 PaO$_2$	不适用	增加	增加	增加	增加
降低 PaO$_2$	不适用	降低	降低	不适用	降低

3. 通气参数值

（1）频率：变化范围 1~150 次 / 分，但大多数为 20~60 次 / 分。频率的调整应与潮气量结合，以提供足够的每分通气量。

（2）I∶E 比：最好应用生理比例的 I∶E 比（即呼气时间相对吸气时间较长），频率与自主呼吸频率相同。1∶1 的吸呼比对出生 1 周以后的早产儿，能有最好的气体交换。

（3）IT：范围 0.2~1s，大多数为 0.25~0.5s。IT 必须保证足够的呼气时间（ET）。如 RR 60 次 / 分，IT 0.35s，ET 0.65s。

（4）PIP：V$_T$ 取决于 PIP。手动气囊通气时，通过观察胸廓运动、压力机读数及听诊呼吸音决定初始的 PIP 值。随后根据满意的血气分析结果来调整 PIP，以获得适宜的 V$_T$（5~7ml/kg）、每分通气量及有效的气体交换。适宜的 V$_T$ 因疾病不同而不同。与 CPAP 相同，PEEP 是一扩张压，可稳定呼吸道，防止肺泡萎缩。PEEP 设定范围为 2~6cmH$_2$O，大多数为 2~4cmH$_2$O。对于经过表面活性物质治疗后的严重 RDS 早产儿，增高 PEEP 至 5cmH$_2$O 能够有效增加肺的容量。

（5）$\overline{\text{Paw}}$：上述呼吸机参数决定 $\overline{\text{Paw}}$。压力控制通气时 $\overline{\text{Paw}}$ 通常为 4~20cmH$_2$O。如果参数设定后使 $\overline{\text{Paw}}$ 大于 15cmH$_2$O 仍不能改善通气，应考虑应用高频通气。

4. 容量控制通气

以往由于无法测定和监测适宜的 V$_T$，故在早产儿不考虑采取此种通气方式。随着热线持续流量感受器的发展，容量监测及此种容量控制通气方式在新生儿监护中心已能够使用。

（1）RR：其变化同压力控制通气，因为容量预先设定，所以对于机械通气和自主呼吸的 V_T 监测，要考虑到分别测定容量控制呼吸机提供的每分通气量和早产儿自己的每分通气量。

（2）IT：其设定必须考虑到应能提供足够容量。过短 IT（<0.32s）会降低传送容量。

（3）PIP：随预先设定的与肺顺应性变化相一致的 V_T 而变化，在压力控制通气时，当肺顺应性提高时，尤其表面活性物质治疗后，可致容量过量而导致肺损伤。然而，容量控制通气则将肺过度膨胀的风险降低至最小。

（4）PEEP：其使用在容量控制通气与压力控制通气相同时。

（5）$\overline{Paw}$：同压力控制通气，应监测 $\overline{Paw}$，两者的上限相同，均为（10~15cmH$_2$O）。如果 $\overline{Paw}$ > 15cmH$_2$O，亦应考虑应用高频通气。

5. 同步间歇指令通气（SIMV）

（1）适用于躁动、激惹、非安静状态下早产儿的机械通气，考虑早产儿是在自主呼吸周期的前提下提供 SIMV，可减少人机对抗，形成同步通气。

（2）在辅助控制通气模式时，预先设置呼吸频率，在通气间歇，患儿出现呼吸暂停，此时 SIMV 同样适用。

（3）SIMV 优点包括以较低 PIP 即可获得适宜的 V_T，以及以较低 $\overline{Paw}$ 维持足够的每分通气量。

SIMV 使早产儿感到更舒服，对抗少，很少需要镇静。

6. 容量保证通气（VGV）

（1）推荐 VGV 与支持所有送气的触发模式（AC 或 PSV 模式）联合使用。

（2）VGV 模式下，呼吸机测定每次通气的呼气潮气量（V_T），自动调整下次通气的吸气峰压（PIP）以达到临床医生设定的 V_T。

（3）控制呼气 V_T 的优点在于与控制吸气 V_T 相比，较少受气管内插管漏气的影响。

（4）对呼吸窘迫综合征的早产儿采用 VGV，V_T 起始设定为 4~5ml/kg。设定的 V_T 参数需不断调整以维持正常的 CO$_2$ 水平。重要的是把 PIP 报警上限设置在有效工作压之上，这样才能使呼吸机达到设定的 V_T，并避免频繁的报警。

（5）VGV 较 PLV 可减少实际输送的 V_T 的变化，避免高 V_T 造成容量伤。还可以减少 V_T 波动，降低每分通气量的变化，达到一个较稳定的 $PaCO_2$ 水平，降低低碳酸血症的发生率，从而减少脑血流量的波动，降低脑损伤风险。而避免过低的 V_T 则可以减少肺不张及高碳酸血症发生的概率。

（七）监护与管理

1. 临床表现和生命体征监护

在机械通气过程中应严密注意早产儿的面色、皮肤颜色、自主呼吸、胸廓运动、呼吸音、肺部啰音、心脏杂音及节律、肝脾大小、有无腹胀及水肿等情况。进行心电、呼吸、血压及经皮血氧饱和度（$TcSO_2$）监护，每 2h 记录 1 次心率、呼吸、血压（收缩压、舒张压、平均动脉压）及 $TcSO_2$ 值。应注意维持心率、血压在正常范围，必要时做 EKG 监护。将早产儿置于远红外线辐射式抢救台上或暖箱内保暖，同时监测体温，维持腋温在 36.5~37.0℃或肛温维持在 37.0℃，尽量减少氧耗和二氧化碳的产生。

2. 记录 24h 出入液体量

每日精确计算 24h 液体出入量，并测体重（对心力衰竭、水肿者尤为重要），以确定前一天入液量是否合适，有助于决定当日液体量，并据此做适当的调整。

3. 血气监测

呼吸机初调参数或参数变化后 0.5~1h 应常规检测血气，作为是否需要继续调节呼吸机参数的依据。使血气维持在适当水平：pH7.35~7.45；PaO_2 足月儿为 60~80mmHg，早产儿为 50~70 mmHg；$PaCO_2$ 40~50mmHg。若患儿病情稳定，血气维持良好，可每隔 4~6h 监测血气 1 次或根据病情变化随时测定。

为减少抽动脉血查血气的次数，可用经皮氧分压 / 二氧化碳分压监测仪或经皮脉搏 / 血氧饱和度监测仪进行监测，但动脉血的血气分析每日至少检查 1 次。

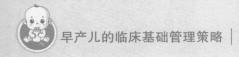

4. 床边 X 线胸片

呼吸机应用前后各摄 X 线胸片 1 张，可确定气管内导管的位置是否正常，了解肺部病变及肺部通气状况，以判断机械通气效果。有条件者应每日或隔日摄胸片 1 次，如有病情变化，随时摄片。

5. 通气功能和呼吸力学的监测

包括呼吸频率、潮气量、每分通气量及无效腔与潮气量之比以及吸气峰压、吸气末压力、平均气道压、气道阻力、内源性呼气末正压（PEEPi，也称为自动 PEEP 或 Auto-PEEP）等。

早产儿一般应尽量把气道峰压控制在 30cmH$_2$O 以下，否则容易引起气压伤。

6. 压力和流速曲线及压力 – 容积曲线监测

压力和流速曲线监测有助于直接观察早产儿气道压力、气体流速的形式及压力与容积变化的动态关系，亦可评价通气参数设置对波形的影响，最终为判断呼吸力学状况、用力呼吸及人 – 机协调性提供线索。以不同的潮气量为纵坐标，顺应性（压力）为横坐标，就可以得到压力 – 容积曲线。

机械通气时，压力容积曲线可以出现以下两种改变：

（1）静态曲线形态正常，仅动态曲线左移或平坦，说明呼吸道阻力增加。两条曲线同时左移，变平坦，说明胸肺顺应性下降。

（2）潮气量增大后或使用 PEEP 时，如果胸肺顺应性下降，静态曲线趋向平坦，说明肺泡已过度膨胀，此时易发生气压伤。

7. 呼吸机参数的调节和记录

医护人员应熟悉呼吸机参数的调节，并做好记录。日常需要记录的参数：①吸气峰压；②呼气末正压；③气道平均压；④呼吸频率；⑤吸入氧浓度；⑥吸气 / 呼气时间比值及每分通气量等。每次调节呼吸机参数后，均应及时记录。

（八）气管内吸引

根据早产儿的临床情况进行气管内吸引：

（1）早产儿鼻孔或气管插管内可看到分泌物。

（2）呼吸功增加或对氧的需求增加。

（3）呼吸音粗糙。

（4）每班至少进行一次气管内吸引，在流程图上记录分泌物的特征。

（5）气管内吸引应在喂哺前进行。

（九）保持呼吸机回路管道通畅

1. 呼吸机回路管道堵塞常见原因

（1）呼吸机回路管道接口处使用较细的管道引起局部狭窄。

（2）呼吸机回路管道扭曲、折叠、受压、堵塞等。

（3）若呼吸机回路管道，尤其是接口处漏气，可出现低压报警，同样影响通气。

2. 早产儿临床表现

（1）呼吸困难加重。

（2）呼吸频率加快。

（3）人机对抗，经皮血氧饱和度降低。

此时，应及时查找原因，尽快更换管道。有时呼吸机回路管道积水或回路上储水瓶冷凝水过多，也是影响气道通畅的常见原因，可表现为机械通气时管道抖动，假触发或自动切换，人机对抗。故应经常清理呼吸机回路管道及储水瓶中的积水，使其保持清洁。

（十）正确设定报警限并及时处理报警信号

医护人员应掌握呼吸机各种报警信号的意义，以及正确设定各种参数的报警限，并及时处理报警信号。

1. 气道压力报警

气道压力报警限一般调在较峰压高 $5cmH_2O$ 的水平，气道压力过高或过低，均可出现报警。若出现高压报警，主要见于肺顺应性降低（如阻塞性肺部疾病、体位不当、肺受压等）、呼吸道不通畅（如导管扭曲折叠或过深、黏稠分泌物多、支气管痉挛、气管异物堵塞等），或早产儿烦躁，与呼吸机不合拍；出现低压报警，可能为回路管道系统漏气或接口脱落、管道内积水或气泵故障等。

2. 电源断电报警

机器出现尖鸣的报警，提示断电。应迅速给早产儿换上复苏囊加压通气，专人守护。尽快连接备用电源，同时查找原因，恢复供电。

（十一）撤机和撤机后的护理

1. 撤机和拔管

（1）撤离呼吸机指征：当疾病处于恢复期，感染基本控制，一般情况良好，动脉血气结果正常时应逐渐降低呼吸机参数，锻炼和增强自主呼吸。

当 PIP ≤ 18~20cmH$_2$O，PEEP=2cmH$_2$O，频率 ≤ 10次/分，FiO$_2$ ≤ 40% 时，动脉血气结果正常，可转为 CPAP，维持原 PEEP 值，治疗 1~4h，血气结果正常即可撤离呼吸机。

低出生体重儿自主呼吸弱，气管导管细，阻力较大，故也可不经过 CPAP 而直接撤离呼吸机。

（2）撤机步骤：通常首先下调 PIP，因肺过度膨胀引起的肺损伤比呼吸频率过快所致的损伤更严重。下调 PIP 以维持正常 V$_T$（或胸廓运动）。

根据脉搏血氧饱和度或血气值尽可能随时降低 FiO$_2$。在撤机过程中 PIP 的降低使 P$\overline{aw}$ 下降，可能暂时性使需氧量增加。

撤机到拔管，可应用如下 3 种方法：

①逐渐降低呼吸频率。当呼吸机频率 < 10~15次/分，予以拔管。②CPAP 撤机。呼吸频率应降至 5~10次/分，如果这种情况能耐受 1h，使用气管内 CPAP 时压力应设定为 3~4cmH$_2$O，持续 2~4h。如果早产儿耐受佳，血气结果满意，无呼吸窘迫，先给予 5min CPAP 后，进行 55min 的完全机械通气。以后每小时增加 5min 通气时间。一旦达到 CPAP 可耐受 60min 时，应继续 CPAP 通气，如果耐受良好，2~4h 内可撤机。但这种撤机方式有争议。由于气管内 CPAP 呼吸可增加呼吸功，因而一些临床医生认为早产儿不必要的呼吸疲劳反而抵消了 CPAP 的潜在优势。③辅控通气时的撤机。在这一通气模式下，自主呼吸均由机械支持，故呼吸频率下调低于早产儿自主呼吸频率时，此种通气支持失去意义。通过不断下调 PIP 达到撤机。当以最小压力（4~12cmH$_2$O）仍能维持适宜的通气时，可拔管。

2. 撤机后的护理

需持续监测血气、呼吸运动、生命体征。在拔管后常常需要立即供氧。

（1）供氧：可由头罩或鼻导管供给。氧浓度要比早产儿撤机时呼吸机给定的氧浓度高 5%。

（2）经鼻 CPAP：在预防拔管后的肺不张而需重新气管插管方面尤为有用。

（3）胸部物理治疗：撤机后胸部物理治疗（每 3~4h 1 次）有助于维持呼吸道通畅。叩背吸痰、体位引流应常规进行。支气管扩张剂雾化吸入治疗有助于保持呼吸道开放。

（4）胸部 X 线：如果早产儿对氧需要量增加或临床上病情恶化，在撤机后 6h 内应拍正侧位胸片，以检查有无肺不张。

五　高频振荡通气

高频振荡通气（HFOV）是在一密闭系统中，用小于解剖无效腔的潮气量，以超生理通气频率的振荡产生双相压力变化，继而实现有效气体交换的一种肺泡通气方式。HFOV 作为一种肺保护通气策略，能够在不增加气压伤的前提下有效提高氧合，近年来得到了重症医学界的广泛关注，已越来越多地应用于临床。

（一）适应证

①气漏综合征；②呼吸窘迫综合征；③胎粪吸入综合征；④新生儿持续肺动脉高压；⑤先天性膈疝合并肺发育不良；⑥肺出血；⑦各种原因导致的重症呼吸衰竭，经常频机械通气效果不好者。

目前多主张需要机械辅助通气时，首先仍使用常频机械通气（气漏首选高频振荡通气）；无效或效果不显著者，可改用高频振荡通气或高频与常频叠加使用；如仍无效，有条件者可使用 ECMO。

（二）通气策略

应用 HFOV 常根据临床需要采取两种不同的通气策略，即高肺容量策略和低肺容量策略。

（1）高肺容量策略即使 MAP 比 CMV 时略高，在肺泡关闭压之上，高肺容量策略适合于呼吸窘迫综合征（RDS）或其他一些以弥漫性肺不张为主要矛盾的疾病。

（2）低肺容量策略即最小压力策略，根据 PCO_2 值选定 rP，调节 MAP 使其低于 CMV 时的 10%~20%，低肺容量策略主要用于限制性肺部疾患，尤其是气漏综合征和肺发育不良等。

两种策略均提倡用于阻塞性肺疾病如胎粪吸入综合征、混合型疾病如生后感染性肺炎以及新生儿的持续性肺动脉高压。

（三）氧合通气效果判断

HFOV 氧合和通气的控制是彼此独立的。氧合取决于 MAP 和 FiO_2；通气取决于振幅、呼吸机频率和吸气时间。

（1）氧合指数（OI）< 42（OI=100 × FiO_2 × MAP/PaO_2），表明氧合良好。

（2）HFOV 后 48h OI > 42 提示氧合失败。

（3）$PaCO_2$ 维持在 100cmH_2O（约 74mmHg）以下，同时 pH > 7.25，表明通气良好。

（四）高频振荡通气参数的设定

1. 平均气道压（MAP）

MAP 是影响 HFOV 氧合功能的主要参数。

首先根据疾病性质、严重程度和早产儿胎龄选择合理的吸入氧浓度（FiO_2），根据监测的氧饱和度（SaO_2）从 5cmH_2O（0.490kPa）逐步上调 MAP，直至氧饱和度满意为止（95%~96%）；再根据胸片肺膨胀情况和动脉氧分压（PaO_2，60~90mmHg 即 8.0~ 12.0kPa）确定 MAP 值。或者将 MAP 的初始设置较常规机械通气（CMV）时高 2~3cmH_2O 或与 CMV 时相等，以后每次增加 1~2cmH_2O，直至 FiO_2 < 60%，SaO_2 > 90%。一般 MAP 最大值 30cmH_2O。

2. 振荡频率（F）

（1）一般用 10~15Hz，体重越低选用频率越高。

（2）在 HFOV 治疗过程中，一般不需改变频率。若需调整，1~2Hz 幅度进行增减。

（3）HFOV 与 CMV 不同，降低频率，可使潮气量（V_T）增加，从而降低 $PaCO_2$。但通常情况下 HFOV 不根据 $PaCO_2$ 调整频率。

3. 吸气时间百分比

不同品牌的呼吸机吸气时间百分比不同。SLE5000 型固定为 0.5；Sensor Medics 3100A 提供的吸气时间百分比为 30%~50%，在 33% 效果最好；Drager Baby Log 8000 的吸气时间百分比由仪器根据频率的大小控制。合理增加吸气时间可增加每次振荡所提供的气体量，进而增加 CO_2 的排出。

4. 振荡压力幅度（振幅 $\triangle P$）

振幅是决定潮气量大小的主要因素，也是影响 CO_2 排出的重要因素之一，为吸气峰压与呼气末峰压之差值。临床上最初调节时以看到和触到患儿胸廓振动为度，或 X 线胸片示膈面位于第 8~9 后肋为宜。以后根据 $PaCO_2$ 监测调节，$PaCO_2$ 的目标值为 35~45mmHg，并达到理想的气道压和潮气量。

振幅的选择不宜过高，一般小于 40%（或 10~80cmH$_2$O，平均 45cmH$_2$O）。选择振幅还要考虑不同品牌机器的特点。

5. 偏置气流

偏置气流又称持续气流，是呼吸机的辅助送气功能。早产儿一般设置 10~15L/min，体重越大，所需偏置气流也越大。有 CO_2 潴留时可每隔 15min 增加流量 5L/min。当偏置气流达到一定流量后，再进一步增加流量并不增加 CO_2 的排出。

6. 吸入氧浓度（FiO$_2$）

初始设置为 100%，之后应快速下调，维持 $SaO_2 \geq 90\%$ 即可。也可维持 CMV 时的 FiO$_2$ 不变，根据氧合情况再进行增减。当 FiO$_2 > 60\%$ 仍氧合不佳，则可每 30~60min 增加 MAP3~5cmH$_2$O。

（五）高频振荡通气参数调节及撤机

1. 参数设置

HFOV 开始 15~20min 后检查血气，并根据 PaO_2、$PaCO_2$ 和 pH 对振幅及频率等进行调节。

（1）若需提高 PaO_2，可上调 FiO$_2$ 10%~20%；增加振幅 5~10cmH$_2$O

（0.49~0.98kPa）；增加吸气时间百分比5%~10%；或者增加偏置气流1~2L/min（按先后顺序，每次调整1~2个参数）。

（2）若需降低$PaCO_2$，可增加振幅5~10cmH_2O；增加偏置气流1~2L/min；降低MAP 2~3cmH_2O（0.20~0.29kPa）；降低吸气时间百分比5%~10%。

治疗持续性高碳酸血症时，可将振幅调至最高，将频率调至最低。

2. 参数调节

早产儿生命体征稳定，面色红润；经皮血氧饱和度 > 0.90；血气分析示pH7.35~7.45，PaO_2 > 60mmHg（8.0kPa）；X线胸片示肺通气状况明显改善。此条件下可逐渐下调呼吸机参数。

当FiO_2 < 60%~70%时，方可调低MAP；偶尔为了避免高度充气和（或）气压伤，在FiO_2 > 70%时也得调低MAP。

当MAP ≤ 15cmH_2O时，先降FiO_2至60%，再降MAP；当MAP > 15cmH_2O时先降MAP再调FiO_2。

3. 撤机

参数下调至FiO_2 ≤ 40%，MAP ≤ 8~10cmH_2O，rP ≤ 30cmH_2O，pH 7.35~7.45，$PaCO_2$ 35~50mmHg，PaO_2 50~80mmHg时，可切换到CM或考虑撤机。

（六）高频振荡通气时的临床评估及监护

（1）至少每隔4 h测量一次体温（腋下）。

（2）至少每小时测量HR和RR。全程有呼吸循环监护。

（3）通过动脉置管进行血压监测。如果没有动脉置管，在进行高频振荡通气的最初48h内每小时进行血压监测，然后减少为每隔4h测一次。如果在高频振荡通气提高$\overline{Paw}$，则需要频繁监测血压。

（4）持续监测SaO_2：每小时评估其趋势。观察与血氧饱和度上升或下降有关的情况。

（5）严格控制氧合指数。

（6）根据每个早产儿的耐受性进行称重，最好能在病床上进行测量。

（7）每小时评估和记录呼吸机的参数设置（FiO_2，流速，$\overline{Paw}$，Hz，

rP，IT 等）。按照医嘱维持参数的设定。

（8）至少每小时观察胸廓起伏及肤色，记录胸廓起伏的增强、减弱或缺失。

（9）至少每小时检查呼吸模式，有无经常在安静睡眠时出现呼吸暂停。记录自主呼吸频率的增强，这可能提示早产儿出现兴奋、高碳酸血症、气胸或疼痛。

（10）在断开早产儿与振荡呼吸机的连接或把振荡呼吸机设置在根据患儿 stand-by 模式后，听诊呼吸音、心音和肠鸣音。根据早产儿的监护需要，听诊的频率因人而异。在振荡通气期间，早产儿胸部的听诊可能会有帮助，因为音调和节律的改变可能与气管导管位置的改变或气道吸引的需要有关。

（11）记录提示气胸的体征。记录提示需要镇静或镇痛的体征/症状。

（12）对分泌物性状和量、气道吸引的需要、气道吸引的耐受性及效果进行评估，根据临床评估确定是否需要气道吸引。如果需要，就进行气道吸痰，这可以提高氧合，使肺泡可以重新打开。记录过多的分泌物或气管导管堵塞情况。

（13）至少每隔 4h 评估皮肤黏膜的完整性。至少每隔 4h 进行口腔护理。

（14）在最初的 24h 内防止气管导管从呼吸机脱落，维持气管导管与呼吸机的连接有助于重新张开肺泡。每小时评估口周气管导管的水平及胶布的固定，每隔 8~12h 记录 1 次。

（15）至少每隔 12h 或只要能耐受就变换体位，确定该体位能使肺的功能达到最佳。

（16）在开放的辐射台上为胎龄 < 32 周的早产儿提供保暖的、湿化的环境。

（17）一旦下达医嘱，就可以进行血气和 X 线检查。

原则上，HFOV 治疗开始后 45~60min，8h 内每 2h 1 次，8~24h 内每 4h 1 次，24h 后的每 8~12h 1 次动脉血气分析。主要参数改变后，1h 内须进行监测或根据临床表现进行无创监测。HFOV 治疗开始后的 4h 内：第 1 天时每 12h 1 次，5d 内每 24h 1 次，以后隔天或酌情进行胸部 X 线摄片。

六 肺泡表面活性物质治疗

（一）肺泡表面活性物质的来源

肺表面活性物质（PS）由肺泡Ⅱ型细胞产生。肺泡Ⅱ型细胞为紧密的立方形细胞，多位于肺泡的成角处，覆盖肺泡表面约 2% 的面积，约占肺泡细胞数的 15%。在发育的成管期，从柱状上皮细胞分化而来，但直到妊娠 24 周左右，才逐渐明显。

FS 生物合成：卵磷脂发生于肺泡Ⅱ型细胞的内质网，磷脂经过细胞内途径分泌到细胞中，主要成分为二棕榈酰磷脂酰胆碱（DPPC），磷脂占90%，蛋白质占 5%~10%，其他有中性脂肪、糖。在磷脂中，磷脂酰胆碱（PC）占 60%~80%，磷脂酰甘油（PG）占 5%~10%，其他磷脂有磷脂酰肌醇（PI）、磷脂酰丝氨酸（PS）、磷脂酰乙醇胺（PE）等。蛋白质有 4 种，包括 SP-A、SP-B、SP-C 和 SP-D，SP-B 和 SP-C 是不可缺少的重要成分。妊娠后期，PS 逐渐增加。

（二）PS 主要生理功能

（1）降低肺泡表面张力，防止肺泡萎陷。

（2）稳定肺泡内压力，调节肺顺应性。

（3）维持肺泡毛细血管间液体平衡，防止肺水肿。

（4）促进气道纤毛运动，降低气道黏液黏滞度及黏附性。

（5）PS 的蛋白成分具有局部免疫防御效应，可增加肺免疫功能，减轻炎症反应。

（三）PS 相关病理生理

（1）PS 生成减少。

（2）PS 成分比例失调。

（3）PS 蛋白含量及活性异常。

（4）PS 代谢过程异常。

（5）PS 活性下降。

（四）影响 PS 成熟的因素

1. 糖皮质激素

内源性糖皮质激素对胎儿肺成熟有重要的生理刺激作用。胎羊血浆氢化可的松浓度在妊娠末期明显升高，且与肺组织、肺灌洗液内二棕榈酰卵磷脂（DPPC）增多明显相关。对妊娠兔用倍他米松治疗，导致磷脂总量增加，卵磷脂（PC）占总磷脂的百分比也增加。氢化可的松诱导胎儿肺成纤维细胞产生成纤维肺细胞因子，刺激胎儿 II 型肺泡细胞产生 PS。动物实验中，糖皮质激素增加肺的换气，减少肺提出物中的表面张力，增加表面活性磷脂和蛋白的合成。在早产儿中，产前用地塞米松治疗加强了气道标本中 PS 的表面活性，增加了表面活性蛋白 A 对卵磷脂的比值，但不能用于有严重肺动脉高血压母亲的后代。地塞米松通过加强 β_2 肾上腺素受体基因表达，增加肺 PS 的分泌。鼠肺泡细胞原代培养中，地塞米松对卵磷脂的基础分泌没有效果，通过应用特布他林，增加了卵磷脂分泌，提高 cAMP 的合成，提高肺泡 II 型细胞 β_2 受体的 mRNA 表达。

2. β 肾上腺素能药物

β 肾上腺素能药物刺激腺苷酸环化酶，抑制磷酸二酯酶，因此增加了细胞内环腺苷酸（cAMP）的总量，依次增加了 PS 的产生和分泌。cAMP 刺激不饱和磷脂和活性蛋白 A 的合成，而且介导了许多糖皮质激素的作用。特布他林是一种 β 肾上腺素激动剂，能刺激未分化 II 型细胞分泌卵磷脂。但在分化的细胞中反映的模式则有不同，提示 PS 的发育分泌是复杂的，可能涉及不同发育时期中的兴奋和抑制机制。然而，相比单剂倍他米松治疗，刺激 β_2 受体激动系统不会显著增强出生后 PS 的功能。

3. 甲状腺激素

甲状腺素（T4）增加 PS 的产生和肺的成熟。有 RDS 的早产儿，脐血 T4 水平比没有 RDS 的早产儿要低。T4 不容易穿透胎盘，但对妊娠鼠给予三碘甲状腺原氨酸（T3）后，胎儿血清中的 T3 也增高。T3 增加了 II 型细胞受体对肺成纤维细胞因子的反应，对 PS 的产生是必需的。与 T4 和 T3

不同的是，促甲状腺激素释放激素（TRH）容易通过胎盘增加表面活性磷脂的数量，其作用不完全由甲状腺激素介导。TRH 刺激催乳素产生，在中枢神经系统起神经递质的功能。

4. 催乳素

催乳素水平在 RDS 早产儿中，比没有 RDS 的早产儿低，同样在未成熟儿和成熟儿比较，男性和女性比较，前者都分别比后者低。无论是体内还是肺系统内培养，催乳素的效果都是变化的，催乳素在调节 PS 产生过程中所起的作用仍不明确。

5. 表皮生长因子

表皮生长因子（EGF）在肺上皮组织的发育中起重要作用。向羊体内输入这种物质，能防止透明膜疾病的发生，增加肺的张力。有 EGF 自身抗体的老鼠，其后代表面活性蛋白 A 总量减少。在非人类的灵长类胎儿中，宫内应用 EGF 治疗，生产时有 78% 的足月儿比起未治疗者，具有较高的 PSA 水平和高 L∶S 比值。

6. 成纤维肺细胞因子

肺泡细胞需要成纤维细胞和肺细胞因子存在而产生 PS。糖皮质激素诱导成纤维肺细胞的产生，然后通过肺泡Ⅱ型细胞刺激 PS 的快速合成。

7. 胰岛素

胰岛素推迟了肺泡Ⅱ型细胞的成熟，减少饱和性卵磷脂的比例。而且糖尿病母亲的早产儿有磷脂酰甘油延迟的表现。对于这些早产儿，高血糖一定程度造成了肺成熟的延迟。胰岛素抑制了 PSA 基因的表达。

8. 睾酮

同等条件下，未成熟男胎比女胎更易患 RDS。男性肺成熟大约晚 1 周，这是由不饱和卵磷脂含量决定。这种差异可能由于男性体内雄激素抑制了 PS 的产生导致。肺中脂质百分比至少一部分直接或间接接受雄激素的调节。而且，雄激素通过对肺成纤维细胞的作用推迟肺的成熟。

（五）天然 PS 制剂

1. 目前国内有两种天然的 PS 制剂

（1）注射用牛肺表面活性剂：由牛肺提取，辅以磷脂和扩张剂。

（2）猪肺磷脂注射液：由猪肺提取。

2. PS 适应证

早产儿呼吸窘迫综合征；重症肺炎；胎粪吸入综合征；持续肺动脉高压；急性呼吸窘迫综合征；先天性膈疝；支气管肺发育不良；先天性肺泡性蛋白沉积症；遗传性肺 PS 缺陷症。

（六）PS 用法用量

1. 预防性用药

胎龄 ≤ 26 周或 26~30 周者若在产房需要插管或母亲产前未使用糖皮质激素，也可考虑预防性使用 PS。猪肺磷脂注射液 100mg/kg；注射用牛肺表面活性剂 35~70mg/kg。

2. 治疗性用药

对已发生 RDS 的早产儿，应立即给予 PS 治疗，早期给药是治疗成败的关键，一旦出现呼吸困难、呻吟，立即给药。猪肺磷脂注射液首剂 200mg/kg；注射用牛肺表面活性剂 70~100mg/kg。根据病情需要，每 12h 重复次，剂量为 100mg/kg。其他适应证亦可参照此用量。

所有制剂均可直接气管内滴注。PS 可经由气管内导管接合器的侧孔持续输注，或经由放置于气管插管内的一小导管注入。

PS 有两种剂型，干粉剂用前加生理盐水摇匀溶解，混悬剂用前解冻摇匀，在 37℃水温中预热，易使 PS 颗粒分散。用 PS 前先给患儿充分吸痰，清理呼吸道，然后将 PS 经气管插管注入肺内，保持正压通气至少 15min，后禁气道内吸痰 6h。

（七）PS 用药注意事项

用 PS 后 1h 复查胸片和血气，据此下调呼吸机参数，避免发生呼吸机相关性肺损伤，反而使病情恶化。如果有证据提示 RDS 在进展，需使用第 2 剂甚至第 3 剂 PS。注入 PS 后如果病情尚稳定应尽早拔管，并进行无创通气如 CPAP 或 NIPPV。

七 血气分析解读

（一）早产儿血气正常参考值（表6-12）

表6-12　正常早产儿动脉血气分析值

		3~5h	6~12h	13~24h	25~48h	3~4d	5~10d	11~40d
pH	均值	7.329	7.425	7.464	7.434	7.425	7.378	7.425
	标准差	0.038	0.072	0.064	0.054	0.044	0.043	0.033
二氧化碳分压 （mmHg）	均值	47.3	28.2	27.2	31.3	31.7	36.4	32.9
	标准差	8.5	6.9	8.4	6.7	6.7	4.2	4.0
氧分压 （mmHg）	均值	59.5	69.7	67.0	72.5	77.8	80.3	77.8
	标准差	7.7	11.8	15.2	20.9	16.4	12.0	9.6
标准碳酸氢 （mEq/L）	均值	-3.7	-4.7	-3.0	-2.3	-2.9	-3.5	-2.1
	标准差	1.5	3.1	3.3	3.0	2.2	2.3	2.3

（二）如何分析血气分析报告单

1. 血气标本采集方法

可以通过动脉血、毛细血管化血和静脉血测定血气，其中动脉血测定的 pH、PCO_2 和 PO_2 最可靠。静脉血测定的 pH 较动脉血低、PCO_2 值偏高。毛细血管血样本可大致评估 pH 和 $PaCO_2$，其值介于动脉血和静脉血标本的测定值之间。循环灌注不良的早产儿不能应用毛细血管血。

2. 主要关注的指标

血气分析仪中仅 pH、$PaCO_2$、PO_2 的数值是直接测定的，其他血气成分都是根据这三项计算的。如果测定值中的某项降低（如 $PaCO_2$ 误差），将会错误地导致 BE 相应变化。但由于反映代谢性酸碱紊乱的只有 BE，因此拿到血气报告单后，重点关注这四项指标即 pH、$PaCO_2$、PO_2、BE。如果 BE 显著异常，就根据代谢性酸碱失衡的其他指标确定原发性还是继发性，主要关注 SB（标准碳酸氢盐）、AB（实际碳酸氢盐）和 AG（阴离子间隙），详细鉴别见表6-13。

表 6-13　AB、SB 与酸碱紊乱

AB 与 SB 比较	临床意义及酸碱紊乱类型
AB = SB	两者皆正常，为酸碱内环境稳定正常
AB = SB	两者皆低于正常，为代谢性酸中毒未代偿期
AB = SB	两者皆高于正常，为代谢性碱中毒未代偿期
AB > SB	表示呼吸性酸中毒或代谢性碱中毒
AB < SB	表示呼吸性碱中毒或代谢性酸中毒

3. 血气中异常指标类型

pH 是首先要看的。可通过 pH 确定是否存在酸碱失衡。公认的动脉血气的 pH 正常为 7.35~7.45，但 pH 随胎龄和出生后日龄而变化，不同疾病及同一疾病的不同时期目标 pH 也有不同。因此，很难给出一个固定值明确是否异常。一般认为 pH 应维持在 7.25 以上，出生后 1 周的早产儿应维持在 7.30 以上。如果 pH 低于上述标准，提示存在酸中毒；高于 7.45 提示存在碱中毒。其次看 PCO_2，公认的 $PaCO_2$ 为 35~45mmHg（如果 pH 仍然正常，此范围上限允许轻度增高，下限不能再低）。PaO_2 在吸入空气时应为 55~65mmHg。

4. 正确区分是原发性、继发性

尽管目前没有一个固定的模式可以套用，但根据临床线索和血气分析测定值可以进行初步分析。原发病很重要，如果原发病是呼吸系统疾病，则 PCO_2 的变化是原发的，PCO_2 高提示原发性呼吸性酸中毒，PCO_2 低提示原发性呼吸性碱中毒，特别是对于机械通气的早产儿。否则就要考虑代谢性酸碱失衡导致的 PCO_2 继发性变化。也可以根据 AB 和 SB 的关系来判断。

另外一个原则：酸中毒的代偿不可能变为碱中毒，同样，碱中毒的代偿不可能变为酸中毒。例如：呼吸性酸中毒代偿，BE 增加，但 pH 可能正常（完全代偿）或低于正常（不完全代偿），但如果 pH > 7.45，定是存在碱中毒，不能用呼吸性酸中毒代偿解释。因此，在混合型酸碱失衡的分析中，pH 相当重要（表 6-14）。

表 6-14　酸碱失衡分类与代偿情况

	血 pH	血 $PaCO_2$	血 HCO_3^-
代谢性酸中毒			
代偿期	最低	正常	低
部分代偿	低	低	低
完全代偿	正常	最低	低
代谢性碱中毒			
代偿期	最高	正常	高
部分代偿	高	高	高
完全代偿	正常	最高	高
呼吸性酸中毒			
代偿期	最低	高	正常
部分代偿	低	高	高
完全代偿	正常	高	最高
呼吸性碱中毒			
代偿期	最高	低	正常
部分代偿	高	低	低
完全代偿	正常	低	最低

5. 代谢性酸中毒中正确区分是 AG 增高型和 AG 正常型

两者病因不同，处理也不完全一致。因此，一旦确定为代谢性酸中毒，就要分析 AG。计算公式：$AG=(Na+K)-(Cl+HCO_3^-)$，正常值小于 12±4mmol/L，一般新生儿超过 14mmol/L 即考虑 AG 增高。

6. 血气分析监测的其他指标类型

很多血气分析仪可以测定以下项目：Hb、Hct、总胆红素、电解质、血游离钙、血糖、渗透压、肺泡－动脉氧分压差（$AaDO_2$），肺泡－动脉氧分压比（A/a）等，对于特殊情况下的这些指标也应该关注，如机械通气早产儿要关注 $AaDO_2$ 和 A/a。

（三）常见血气分析异常的可能原因

1. PO_2 低伴 PCO_2 高

PO_2 低伴 PCO_2 高多提示呼吸系统疾病，可能存在通气/换气障碍，原发性呼吸性酸中毒常见，由于存在低氧血症，也可合并代谢性酸中毒。常见原因如下：①肺部疾病，如 NRDS、湿肺、肺炎、肺发育畸形等；②各种原因导致的呼吸衰竭；③气胸、肺不张；④气管插管位置不对；⑤辅助通气支持不够，参数偏低；⑥ PDA。

2. PO_2 低，PCO_2 正常

PO_2 低，PCO_2 正常多提示呼吸系统疾病，通气障碍不明显，换气障碍或通气/血流比例失调。多见：①肺不张；②肺动脉高压；③气胸；④肺水肿；⑤烦躁不安。

3. PO_2 高，PCO_2 低

PO_2 高，PCO_2 低多发生于机械通气早产儿，辅助通气参数设置过高，导致过度通气，采血时注射器内有气泡。

4. PO_2 正常或高，PCO_2 高

PO_2 正常或高，PCO_2 高，于肺部疾病常见，多见于阻塞，体别是活瓣式阻塞，气体可进入呼吸道，但排出困难。①气管堵塞，特别是黏液栓；②气管插管插至右主支气管或气管隆嵴处；③气胸；④ PDA，如果早产儿出现收缩期杂音，心前区搏动明显，脉压增大应怀疑是否存在 PDA；⑤呼吸机故障。

5. 允许性高碳酸血症

低 PCO_2 与慢性肺疾病的发生发展、脑室周围白质软化有关。维持 PCO_2 在 52mmHg 以上允许性高碳酸血症能降低慢性肺疾病的风险。因此，早产儿后期可以给予允许性高碳酸血症。

（1）pH < 7.35，PCO_2 正常，BE < −5mmol/L：多见于代谢性酸中毒。常见原因如下：各种感染包括败血症、脑膜炎；各种因素导致的休克；

NEC；窒息；脑室周围 – 脑室内出血；PDA；寒冷损伤；遗传代谢性疾病；特别是有机酸血症；胃肠道丢失过多；肾小管酸中毒；注射器中肝素过多，血气标本内存在气泡导致 PCO_2 过低，BE 出现相应变化。

（2）pH > 7.45，BE > 5mmol/L：提示可能存在代谢性碱中毒，多为医源性的。碱性液体输入过多（如碳酸氢钠、枸橼酸盐）；利尿剂治疗；长期胃管引流；钾丢失过多；幽门狭窄；Bartter 综合征；原发性醛固酮增多症等。

（王晓燕　安春燕）

第七章

早产儿营养的

管理策略

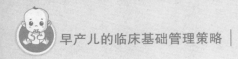

第一节　早产儿营养评估与需求

营养管理是早产儿管理的重要内容之一，对提高早产儿存活率及生存质量至关重要，合理营养的前提是准确评估营养需求，动态的掌握营养状态，从而优化营养治疗方案，满足早产儿的特殊营养需求。

一　营养评估

（一）生长评估

1. 生长测量指标

生长是营养充足的最佳指标，生长状态的评估是早产儿营养评估的关键部分。标准的生长测量指标包括：①体重，反映身体各组成部分的重量总和。新生儿出生后第 1 周有生理性体重下降，足月儿一般不超过出生体重的 10%，早产儿可达 15%，超低出生体重儿可达 20%，高峰一般在生后 4~6d，2 周左右可恢复至出生体重。住院早产儿应每日常规监测体重，固定测量时间及测量工具。测量体重最好采用婴儿磅秤，读数准确至 5~10g。测量时早产儿应裸体，并扣除身上所附着的胃管、气管插管等设施的重量。②头围，头围测量间接反映了早产儿脑的生长情况。胎儿在宫内的最后 3 个月及出生后最初 2 年是脑的快速发育期。早产儿在宫内最后 3 个月头围每周增加 0.75cm。因此，头围的连续测量是早产儿营养监测的重要指标。③身长，身长测量由于不受补充液体量的影响，是估计早产儿营养状况的重要指标。胎儿在宫内最后 3 个月身长的生长速度为每周 0.75cm。

早产儿生后至足月以前的理想生长应达到宫内生长速率，一般平均体重增长 10~20g/（kg·d），身长每周增长 0.8~1.1cm，头围每周增长 0.5~1cm。建议早产儿住院期间每日常规测量体重，每周测量身长和头围，出院后 6 月龄以内每月 1 次，6~12 月龄每 2 个月 1 次，1~2 岁每 3 个月 1 次。

2. 生长曲线

生长曲线可用于观察和比较生长情况，主要包括胎儿宫内生长曲线图及早产儿出生后生长曲线图。胎儿宫内生长曲线源自对不同出生胎龄新生儿出生体重、身长及头围的横断面测量，反映胎儿宫内生长情况，仅代表理想的生长目标。出生后生长曲线代表不同病情及接受不同营养支持的早产儿出生后的纵向生长情况，主要反映参考值而非理想的生长曲线。国外常用于早产儿营养评估的生长曲线图包括：① Basom 生长曲线图，可用于早产儿生长监测。② Fenton 生长曲线图，主要监测早产儿在 NICU 住院期间至纠正胎龄 40 周的生长情况。③ 婴儿健康发育项目生长曲线图，适用于患有慢性疾病的低出生体重儿及极低出生体重儿。④ WHO 儿童生长标准，当早产儿达到纠正胎龄 40 周时，可采用 WHO 颁布的生长曲线进行监测。早产儿住院期间的生长监测可参照我国不同胎龄新生儿的生长参照值（表 7-1）。

表 7-1　中国 15 城市不同胎龄新生儿出生体重（g）及百分位数

胎龄	平均值	标准差	百分位数						
			第 3	第 5	第 10	第 50	第 90	第 95	第 97
28	1389	302	923	931	972	1325	1799	1957	2071
29	1475	331	963	989	1057	1453	2034	2198	2329
30	1715	400	1044	1086	1175	1605	2255	2423	2563
31	1943	512	1158	1215	1321	1775	2464	2632	2775
32	1970	438	1299	1369	1488	1957	2660	2825	2968
33	2133	434	1461	1541	1670	2147	2843	3004	3142
34	2363	449	1635	1724	1860	2340	3013	3168	3299
35	2560	414	1815	1911	2051	2530	3169	3319	3442
36	2708	401	1995	2095	2238	2712	3312	3458	3572
37	2922	368	2166	2269	2413	2882	3442	3584	3690
38	3086	376	2322	2427	2569	3034	3558	3699	3798
39	3197	371	2457	2560	2701	3162	3660	3803	3899
40	3277	392	2562	2663	2802	3263	3749	3897	3993
41	3347	396	2632	2728	2865	3359	3824	3981	4083
42	3382	413	2659	2748	2884	3345	3885	4057	4170
43	3359	448	2636	2717	2852	3282	3932	4124	4256
44	3303	418	2557	2627	2762	3282	3965	4184	4342

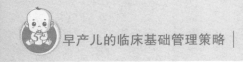

（二）实验室评估

实验室评估是营养评估的重要组成部分，可为判断营养状态提供有价值的信息，但由于一些技术因素和患儿因素可能会影响生化指标结果，因此，应结合临床情况分析结果。

对于长期接受静脉营养的早产儿，应定期评估酸碱状况、电解质、钙、镁、磷、血糖、肝酶、三酰甘油及动脉血气分析，以便早期发现静脉营养相关并发症，并评估患儿对治疗的反应。在开始静脉营养或调整营养支持之后，应每日监测酸碱状况、电解质、钙、镁、磷、血糖及三酰甘油，情况稳定后则每 7~14d 监测 1 次。

对于接受肠内营养且达到理想生长状况的病情稳定的早产儿，可以适当减少实验室评估次数，主要检测蛋白质、血常规、微量元素、电解质及酸碱状态等。

（三）摄入评估

每日进行早产儿营养摄入评估，包括营养类型、热量摄入、热氮比、脂肪摄入量、主要营养素的量和液体出入量等，结果通常以"kg/d"为单位，与推荐量进行比较，以调整营养治疗方案。

（四）临床评估

1. 喂养耐受性

喂养耐受性主要通过评估奶量完成情况、胃潴留、呕吐、腹胀、腹围、大便次数及性状等。小胎龄、小于胎龄儿、低出生体重儿、机械通气、脐插管、开奶延迟和胎粪黏稠等均可能引起喂养不耐受。

2. 吸吮－吞咽功能

评估经口喂养功能，根据经口喂养功能选择合适的喂养方式和喂养制剂。

3. 影响营养治疗的主要疾病

某些疾病对于临床营养治疗有着特殊要求或限制，如先天性心脏病、慢性肺疾病、胃食管反流等，应熟悉此类疾病与营养之间的相互影响，制订个性化营养方案，促进早产儿的疾病恢复和生长发育。

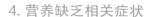

4.营养缺乏相关症状

摄入营养素不足或不合理可引起各种疾病症状，如水肿、皮肤弹性降低、贫血、生长发育迟缓及代谢性骨病等，应注意观察早产儿营养缺乏相关的临床症状及体征。

二 营养需要量

（一）早产儿的营养需求

能量平衡可以用以下公式来表示：能量摄入＝能量丢失＋能量储备＋能量消耗。能量消耗包括静息能量消耗、体温调节、活动、组织合成所需的能量和食物特殊动力作用。能量储备指所储存的能量。能量丢失是由于营养素的不完全吸收所致。能量的需求量取决于日龄、体重、环境温度、喂养状态、生长速率、活动量和器官成熟等。研究表明，早产儿出生后第 1 周能量消耗较低，为 40~50kcal/（kg·d），第 2 周增至 55~65kcal/（kg·d）。故胎龄 30~34 周、无机械通气的早产儿出生后第 1 周达到能量平衡的能量摄入为 60~70kcal/（kg·d），第 2 周增至 70~80kcal/（kg·d），以后能量摄入进一步增加，以满足体重稳定增长的需求。除由于疾病所致的氧耗增加或吸收不良而需要能量增加外，早产儿摄入能量 120kcal/（kg·d）时可有适当体重增加 10~15g/（kg·d）。需要指出的是，肠外营养和肠内营养的能量需求存在差异，肠内营养时，有 10%~16% 的能量经粪便丢失，因此，肠外营养时总能量供给可减少 10%~15%。对于某些特殊疾病，如先天性心脏病、支气管肺发育不良、先天性膈疝和败血症患儿，应适当增加能量需求。积极的营养支持可以减少能量和蛋白质的累积缺失，促进生长发育，优化人体成分，改善神经发育预后。一项对出生体重小于 1250g 的早产儿的研究表明，生后第 1 天开始给予热量 50kcal/（kg·d）、蛋白质 2.5g/（kg·d），至生后第 6 天热量 120kcal/（kg·d）、蛋白质 4g/（kg·d），稳定期给予热量 120kcal/（kg·d）、蛋白质 4g/（kg·d），实施积极的营养支持显著减少了出院时的生长受限。

（二）早产儿营养治疗的目标

早期合理的营养对早产儿生长、疾病转归和远期预后有着非常重要的影响。2009年，美国儿科学会提出，应给予充足和均衡的营养素，使早产儿的生长速率和体重增长接近相同胎龄的正常胎儿。2010年，欧洲儿科胃肠、肝病与营养学会建议，早产儿营养支持的目标不仅要达到相似胎龄的正常胎儿在宫内的生长速率，而且要达到与正常胎儿相似的体成分和功能状态。中华医学会儿科分会新生儿学组、儿童保健学组及《中华儿科杂志》编辑委员会共同制订了早产/低出生体重儿喂养建议，早产/低出生体重儿营养管理的目标应：①满足生长发育的需求；②促进各组织器官的成熟；③保证神经系统的发育；④预防营养缺乏和过剩；⑤有利于远期健康。制订早产儿营养支持目标时要基于"两个体重标准"和"三个年龄阶段"。"两个体重"是指出生体重 < 1000g 和 > 1000g；"三个年龄阶段"是指转变期、稳定生长期和出院后时期。不同体重标准反映了出生前宫内营养储备差异，而不同年龄阶段则反映了随着出生后成熟，其生长和代谢的变化（表7-2，表7-3）。

表7-2　早产儿达到宫内生长速率所需的营养需求

	体重（g）					
	500~700	~900	~1200	~1500	~1800	~2200
胎儿体重增长（g/d）	13	16	20	24	26	29
胎儿体重增长[g/（kg·d）]	21	20	19	18	16	14
蛋白质[g/（kg·d）]						
丢失	1.0	1.0	1.0	1.0	1.0	1.0
生长（累积）	2.5	2.5	2.5	2.4	2.2	2.0
所需摄入						
肠内	3.5	3.5	3.5	3.4	3.2	3.0
肠外	4.0	4.0	4.0	3.9	3.6	3.4

	\multicolumn{6}{c}{体重（g）}					
	500~700	~900	~1200	~1500	~1800	~2200
能量 [kcal/（kg·d）]						
丢失	60	60	65	70	70	70
静息消耗	45	45	50	50	50	50
其他消耗	15	15	15	20	20	20
生长（累积）	29	32	36	38	39	41
所需摄入						
肠内	89	92	101	108	109	111
肠外	105	118	119	127	128	131
蛋白质（g/100kcal）						
肠外	3.9	3.8	3.5	3.1	2.9	2.7
肠内	3.8	3.7	3.4	3.1	2.8	2.6

表 7-3　早产儿营养治疗三个年龄阶段

分期	年龄阶段	目标
转变期	生后 7d 以内	维持营养和代谢平衡
稳定 - 生长期	临床平稳至出院	达到正常胎儿在宫内的生长速率，平均15g/（kg·d），极低出生体重儿的理想速率应达到 18~20g/（kg·d）
出院后时期	出院至 1 岁	完成追赶生长

第二节　肠外营养

　　肠外营养（PN）指当人体不能耐受肠道喂养，肠内营养不能满足机体需要时通过静脉输入的方式供给热量、液体、碳水化合物、蛋白质、脂肪、维生素和矿物质等来满足机体代谢以及生长发育所需要能量的营养方式，是宫内营养方式的延续，成为早产儿有效营养支持的重要手段。肠外营养分为全肠外营养（TPN）和部分肠外营养（PPN）。

一 肠外营养适应证和禁忌证

1. 适应证

各种原因所致的无法肠道喂养 3d 以上；经肠道内摄入热量不能达到所需总热量的 70%。

2. 禁忌证

休克患儿，严重水电解质紊乱、酸碱平衡失调时，禁用以营养支持为目的的补液。肝肾功能不全，脂肪、氨基酸代谢相对不足，氨基酸过量均可加重肾脏负担，应慎用肠外营养支持。

二 肠外营养支持方式

1. 脐静脉置管（UVS）

于 20 世纪 80 年代后期开始应用于临床，为早产儿生后早期静脉营养提供了重要保障。由于存在发生静脉血栓及感染风险，通常在生后 1 周左右拔管。

2. 外周短导管和中长导管

套管针留置时间为 72~96h，中长导管可保留 2~4 周，中长导管静脉炎发生率低于短导管，感染率及价格低于中心静脉导管。短导管和中长导管适用于短期或开始应用 PN 者。外周静脉营养支持的碳水化合物浓度不可过高（葡萄糖浓度 < 12.5%），液体渗透压不应高于 900mOsm/L。有文献建议，外周静脉营养液体渗透压应低于 500mOsm/L。

3. 经外周静脉植入的中心静脉导管（PICC）

利用导管从外周手臂静脉穿刺插入上腔静脉近右心房处，其留置时间大于 3 个月，成为中心静脉导管的一种安全、方便的替代品。1973 年，Show 率先描述了 PICC 作为新的方法，为新生儿全静脉营养提供可靠静脉途径。近年来 PICC 作为中长期静脉通道广泛用于早产儿的肠外营养支持。

4. 中心静脉导管

中心静脉管腔粗、管壁厚，能耐受较高葡萄糖浓度和高渗透压液体，导管留置时间为 48h 至 4 周。缺点是操作复杂，感染率较高，并发症较多。

三 肠外营养监测

1. 生长监测

每日监测体重，每周监测头围及身长。

2. 生化监测

定期监测钙、磷、碱性磷酸酶，有利于发现与骨量减少相关的代谢紊乱。蛋白质营养不良监测包括血清总蛋白质、清蛋白、转铁蛋白、转甲状腺蛋白、视黄醇结合蛋白。生化监测对于避免 TPN 相关并发症十分重要。

3. 水电解质平衡

监测体重、出入量、皮肤弹性、前囟、电解质等。液体平衡的最佳指标：生理性体重每日下降 1%~2%，早产儿最大可达 20%；尿量 2~3ml/（kg·h），尿比重 1.008~1.012。

四 肠外营养液的组成

肠外营养液的基本成分主要包括葡萄糖、氨基酸、脂肪乳、电解质、维生素和微量元素。

1. 葡萄糖

葡萄糖是提供非蛋白质能量的主要来源，经外周静脉输注葡萄糖时，浓度应低于 12.5%，中心静脉输注葡萄糖浓度可至 25%。葡萄糖输注速率（GIR）计算公式如下：

CIR[mg/（kg·min）]= 葡萄糖（g/d）× 1000/[1440（min/d）× 体重（kg）]

静脉输注葡萄糖初始剂量为 6g/kg[4~6mg/（kg·min）]，每日增加 1~2g/kg，直至 12~18g/（kg·d），保证血糖维持在 3~7mol/L。最初开始输注葡萄糖或改变输注时，每隔 4~6h 监测 1 次血糖变化。

2. 脂肪乳

生后 24h 开始输注脂肪乳，常用 20% 的脂肪乳剂，但由脂肪提供的能量不应超过摄入总热量的 50%。起始剂量为 1.0~1.5g/（kg·d），按 0.5~1.0g/（kg·d）增加。超低出生体重儿起始剂量 0.5~1.0g/（kg·d），按 0.5g/（kg·d）增加，总量 2.5~3.0g/（kg·d）。体重 < 1250g 和胎龄 < 30 周的早产儿存在高胆红素血症的风险，可能需要维持脂肪乳输注剂量 1g/（kg·d），直至高胆红素血症开始消退。超低出生体重儿和小于胎龄儿的脂肪组织较少，输注脂肪乳剂时脂肪廓清延迟，容易发生相关并发症。因此，脂肪乳剂应 24h 匀速输注，以达到最低时速。使用肝素可以促进脂蛋白酶的释放，从而增强血浆脂肪廓清。输注脂肪乳剂时应同时使用碳水化合物，以促进脂肪酸的氧化及清除。加入少量肝素钠可以增强脂蛋白酶活性，促进脂肪代谢。严重缺氧、血胆红素 > 171~205μmol/L、血小板低者不用中性脂肪，循环衰竭、肝肾功能不全、尿素氮 > 35mg/dl 者禁用脂肪乳剂。

3. 氨基酸

推荐使用小儿专用氨基酸，经外周静脉输注氨基酸的浓度不应超过 2%，经中心静脉输注氨基酸浓度应低于 3%。目前主张生后尽早（第 1 个 24h）开始补充氨基酸，起始剂量 1.5~2.0g/（kg·d），每日递增 1.0g/（kg·d），最终目标量 3.0~4.0g/（kg·d），热氮比（热量：氮）= 100kcal：（2.5~3.6g），以减少分解代谢，促进线性生长。

4. 电解质

钠的正常需求量为 2~3mmol/（kg·d）。胎龄 < 28 周者生后 1 周除通过静脉营养外，还可以从其他途径获取钠（如输血、药物），为了预防高钠血症，建议在生后 1 周内密切监测钠的摄入。生长中早产儿的钾需求为 1~2mmol/（kg·d），但是，极低出生体重儿出生后 3d 内不宜补钾，因为极低出生体重儿远端肾小管功能不成熟，易发生非少尿性高钾血症。氯的推荐需求量为 2~3mmol/（kg·d），维持摄入量不低于 1mmol/（kg·d）。血清电解质是调整电解质输注量的重要依据。早产儿不同日龄的体液需要量见表 7-4。

表7-4　早产儿不同日龄的液体需要量 [ml/（kg·d）]

日龄	出生体重（g）			
	< 1000	~1500	~2500	> 2500
1	70~100	70~100	60~80	60~80
2	100~120	100~120	80~100	80~100
3~7	120~180	120~180	110~140	100~140
8~28	140~180	140~180	120~160	120~160

5. 矿物质、维生素及微量元素

钙、磷、铁的需求量分别为 0.6~0.8mmol/（kg·d）、1.0~1.2mmol/（kg·d）及 0.3~0.4mmol/（kg·d）。静脉营养时需补充 13 种维生素，包括 9 水溶性维生素（维生素 B_1、维生素 B_2、维生素 B_6、维生素 B_{12}、维生素 C、烟酸、叶酸、泛酸、生物素）和 4 种脂溶性维生素（维生素 A、维生素 D、维生素 E、维生素 K）。铁、铜、铬、碘、锰、钼、硒、锌为必需微量元素，参与许多代谢过程。如果 TPN 超过 2 周，需在营养液中加入微量元素并定期监测。临床一般应用维生素混和制剂及微量元素混合制剂。目前使用的脂溶性维生素、水溶性维生素与微量元素制剂的推荐使用量为 0.5~1.0ml/（kg·d）。

五　肠外营养常见并发症

1. 机械性并发症

主要发生在静脉导管放置过程中，如气胸、血胸、血管损伤、导管移位和断裂等。PICC 并发症主要包括静脉炎、导管堵塞、导管脱落、导管断裂、导管相关感染等，应由经过培训的人员进行插管。PICC 置管必须采用胸部 X 线片定位以确保位置正确，每天观察并记录导管位置及穿刺部位情况。

2. 感染性并发症

主要发生在应用中心静脉输注肠外营养液的过程中。在众多与静脉导管相关感染的危险因素中，医源性因素占主要部分，如置管操作人员的经验、操作时是否采取保护措施、导管材料和置管部位、留置时间长短及肠外营养液是否受污染等均可直接或间接导致导管相关感染的发生和发展。肠外营养过程中，凡早产儿不明原因的奶量突然降低、发热、白细胞数增高，均应考虑导管相关性感染。若血培养与导管培养有相同微生物生长，导管感染的诊断即成立。拔管后症状会减轻或消失，通常不需使用抗生素。定期更换导管处敷料，当高度怀疑导管感染时可拔出导管，同时做血培养和导管头培养，改用外周静脉途径进行营养支持数天。

3. 代谢性并发症

肠外营养出现代谢性并发症的原因是底物过量或缺乏。通过常规监测可以避免代谢性并发症的发生和恶化。

（1）糖代谢紊乱：高血糖主要发生在应用葡萄糖浓度过高（> 20%）或短期内输注葡萄糖过快的时候。临床表现开始时有多尿，继而脱水，严重时出现抽搐、昏迷等。发生高血糖时一般不需立即使用胰岛素，最简单有效的方法是降低葡萄糖输注的量和速度，同时加用适量脂肪乳剂以保证热量摄入。葡萄糖输注应从小剂量开始，以后逐渐增加，采用循环输注的方式能避免血糖波动。低血糖一般发生在静脉营养结束时，营养液输注突然中断。由于经过一段时间的肠外营养，体内胰岛素分泌增加以适应外源性高浓度葡萄糖诱发的血糖变化，此时若突然停止营养液输入，体内胰岛素仍处于较高水平，极易发生低血糖。可通过停用 PN 前应有 1~2d 逐渐降低输注速度和浓度的过程，或者用 5%~10% 葡萄糖补充来进行预防。输注营养液时应密切监测血糖和尿糖的变化。

（2）脂肪代谢紊乱：在应用脂肪乳剂时，剂量偏大或输注速度过快可引起高脂血症，特别当早产儿有严重感染、肝肾功能不全及脂代谢失调时更易发生。高脂血症时，血三酰甘油 > 2.3mmol/L，严重者出现脂肪超载综合征，主要特征有发热、呕吐、贫血、血小板下降、黄疸、出血倾向及肝功能损害等。为防止高脂血症的发生，主张脂肪乳剂量应维持在 1~3g/（kg·d），采用 16~24h 均匀输注，严密监测血清三酰甘油。如果血三酰甘油 > 6.5mmol/L，应减少或停用脂肪乳剂。高脂血症可用肝素 10~25U/kg 治疗。

（3）氨基酸代谢紊乱：高氨基酸血症和高氨血症均为与蛋白质代

谢有关的并发症，其发生主要与使用氨基酸剂量偏大、氨基酸溶液配方不合理、提供非蛋白热卡不足等有关。如果输注过多氨基酸且非蛋白热量不足时，可导致肾前性氮质血症，此时氨基酸被用于供能而非蛋白质合成，而氨基酸分解易导致血尿素氮增加。由于尿素需经肾脏排出并需要大量水，因此氮质血症可造成脱水，甚至进行性昏睡和昏迷。应给予充足水分，选择新生儿专用氨基酸，提供合适比例的热量和氮。监测体重、液体平衡、血氨及血尿素氮，有助于预防肾前性氮质血症。

（4）电解质紊乱：由于在肠外营养过程中，电解质的补充未做到个体化治疗、疾病本身影响、早产儿电解质平衡调节功能差导致电解质紊乱。常见电解质紊乱包括血钠、钾、氯的异常，应密切监测电解质以满足个体化需求。对于长期使用全肠外营养的早产儿，还应注意血钙、磷、铁的变化。

（5）肝功能损害及胆汁淤积：肠外营养相关性肝胆并发症是最为严重的代谢并发症，临床停用指征是应用 PN 期间出现不能解释的黄疸或肝功能损害，其确切病因目前尚未阐明，多数学者认为由多种因素引起，如某些营养素缺乏、静脉营养过量、营养成分失衡、肠道细菌过度生长及移位等。肠外营养相关性胆汁淤积的发生率随禁食时间的延长而升高，多数病例在肠外营养进行 2~10 周后发生。为预防胆汁淤积的发生，应使用多种能源供能，采用低热量肠外营养支持，积极预防和控制肠道感染，尽早进行肠内营养可有效避免许多肠外营养相关并发症。

六 全合－肠外营养液

全合－营养液是将早产儿所需的碳水化合物、蛋白质、脂肪、维生素、微量元素、电解质及水分经过规范的配制后注入静脉营养袋内，通过周围静脉或中心静脉输入人体内，以达到营养治疗的目的。早产儿推荐选用全合－输注方式，维持全合－营养液的稳定性尤为重要，主要是脂肪乳剂的稳定，影响脂肪乳剂稳定性的因素包括营养液的温度、pH、渗透压、电解质浓度及放置时间等。

全合－营养液的配制流程如下：

（1）设置营养液配制室或超净工作台，严格按照无菌技术进行配制。

（2）将电解质溶液、微量元素、水溶性维生素制剂先后加入葡萄糖溶液或（和）氨基酸溶液。电解质不宜直接加入脂肪乳剂中，注意一价阳离子电解质浓度＜150mmol/L，二价阳离子电解质浓度＜5mmol/L。

（3）将脂溶性维生素加入脂肪乳剂中。脂肪乳剂只允许加入脂溶性维生素，不宜加入其他药物，以免影响脂肪乳剂的稳定性。

（4）充分混合葡萄糖溶液于氨基酸溶液后，再与步骤（3）配制的脂肪乳剂混合。

（5）轻轻摇动混合物，排气后封闭备用。配制好的混合液最好现配现用，不宜长时间放置。注意避光4℃保存。

（6）输注时建议24h内输完。全合－营养液配制完毕后应常规留样，保存至输注完毕后24h。

（7）严格控制输液速度，保持24h内均匀输入。注意监测血糖，观察呼吸，防止外渗。

第三节　肠内营养

肠内营养（EN）是经胃肠道提供代谢需要的营养物质及其他各种营养素的营养支持方式。合理的营养支持策略是影响早产儿存活和生存质量的关键环节。尽管肠外营养在早产儿早期营养支持方面起着举足轻重的作用，但在应用过程中存在诸多并发症，而肠内营养更有利于保护早产儿的内脏功能。

一　喂养指征

无先天性消化道畸形及严重疾患、能耐受胃肠道喂养者尽早开始喂养。出生体重＞1000g、病情相对稳定者可于出生后12h内开始喂养。超低出生体重儿（出生体重＜1000g）、有严重围生期窒息或脐动脉插

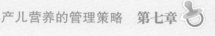

管可适当延迟开始喂养时间至 24~48h。早产儿坏死性小肠结肠炎（NEC）及其他原因所致肠梗阻须禁食。

二 乳品选择

1. 早产儿母乳

早产儿母乳中的成分与足月儿母乳不同，其营养价值和生物学功能更适合早产儿的需求。早产母乳中脂肪和乳糖量较低，易于吸收；蛋白质含量高，利于早产儿的快速生长；乳清蛋白比例高，利于消化和加速胃排空；钠盐较高，利于补充早产儿钠盐的丢失；钙磷易于吸收，利于骨骼发育。早产母乳中富含长链多不饱和脂肪酸（如 DHA）和牛磺酸，是成熟母乳的 1.5~2 倍，有利于早产儿视网膜和中枢神经系统的发育。

2. 母乳强化剂（HMF）

对于胎龄小、出生体重低的早产儿而言，纯母乳喂养摄入包括蛋白质、矿物质等在内的营养成分不能满足其生长所需，生长速度较慢，有造成骨发育不良和代谢性骨病的风险。因此，在国外常使用 HMF 以满足其快速生长的营养需求。添加时间是当早产儿耐受 100ml/（kg·d）的母乳喂养之后，将 HMF 加入母乳中进行喂哺。一般按标准配制的强化母乳可使其热量密度至 80~85kcal/100ml，如果需要限制喂养的液体量[不超过 130ml/（kg·d）]，如患慢性肺部疾病时可增加奶的热量密度至 90~100kcal/100ml，HMF 则应在达到 10ml/（kg·d）前开始使用，以提供足够的蛋白质和能量。

3. 早产儿配方乳

早产儿配方乳适用于胎龄 < 34 周或体重 < 2000g 的早产儿。早产儿配方奶保留了母乳的优点，补充母乳对早产儿营养需求的不足。各种早产儿配方奶的共同特点：①碳水化合物中 60% 为右旋糖酐 –70 多聚葡萄糖，供给所需要热量，不增加血渗透压。②蛋白质含量高，乳清蛋白与酪蛋白比例为 60：40 或 70：30，供应足量的胱氨酸。③脂肪中中链脂肪酸占 40%，易于消化吸收；亚油酸含量高，利于促进早产儿脑细胞的生长发育。④钠含量增加，补充早产儿肾排钠量增加的需要。

⑤钙含量为正常母乳含量的3倍，使钙磷比例接近2:1。⑥维生素和微量元素的强化。一般来说，适合体重<2000g早产儿的乳类是强化母乳或早产配方奶，而前者无论从营养价值还是生物学功能都应作为首选。

4. 早产儿出院后配方奶

为早产儿设计的专用出院后配方奶是目前推荐使用的出院后喂养的营养源。此种配方奶的蛋白质含量为2.6g/100kcal，较足月儿配方奶高，同时还强化了维生素A、维生素D、铁、钙、磷、铜及多不饱和脂肪酸等比较全面的营养素，对今后的器官发育和智力发育均属必需。研究表明，早产儿出院后配方奶增加体重和身长的效果优于足月儿配方奶。

配方乳的配制与保存：①所有容器须经高温消毒；②设置专用配奶间；③病房内配制应即配即用；④中心配制应在配制完毕后置4℃冰箱储存，喂养前再次加温；⑤常温下放置时间不应超过4h；⑥若为持续输液泵肠道喂养或间歇输液泵输注，应每8h更换注射器，每24h更换输注管道系统。

三 肠内营养需求

欧洲儿科胃肠病学、肝病学和营养协会（ESPGHAN）是制定婴儿食品国际标准的权威机构。1987年，ESPGHAN发布了早产儿营养–喂养建议；2002年，美国营养科学会生命科学研究机构（LSRO）发布了早产儿营养需求；2005年，由Tsand等人出版《早产儿营养手册——科学基础和实践指南》。这些是当今早产儿营养喂养的权威著作。ESPGHAN自2007年起，召集有关专家对近年来该领域的进展进行了系统回顾和综述，制定了2010年版早产儿肠内营养需求建议。合理的营养需求以每天每千克体重需多少单位营养素和每100kcal热量含多少单位营养素来表达。以最低能量消耗110kcal/（kg·d）为基础，可推算每100kcal热量含多少单位营养素。对于摄入高热量的个体而言，应避免摄入的营养素超过可接受的最高值。

早产儿出生后控制液体摄入量在下限范围可以降低支气管肺发育不

良及动脉导管未闭的发生率。肠内能吸收的液体量为96~200ml/（kg·d），这是可耐受的上下限。但在制定液体量标准时，需考虑渗透压和肾脏溶质负荷，适宜的渗透压为150~380mOsm/（kg·d）。因此，ESPCHAN建议早产儿摄入液体为135~200ml/（kg·d）。通常情况下，以强化母乳或标准配方奶喂养的早产儿摄入150~180ml/（kg·d）可以满足其各种营养素的需求。早产儿的能量供应要考虑胎龄、基础能量代谢水平、累计营养损失量及机体成分改变。当蛋白：能量比值（P：E）适宜（＞3.0~3.6g/100kcal），摄入能量大于10kcal/（k·d）时可使体质成分接近宫内参照值。如果P：E比例恰当，早产儿合理的能量摄入为110~135kcal/（kg·d）。

四 喂养方式

1. 经口喂养

早产儿营养以经口喂养为最佳喂养途径，尽早经口喂养不但可以减少管饲和肠外营养的相关并发症，促进胃肠功能启动、激素形成及消化酶分泌，还能增强亲子互动，缩短住院天数，降低医疗费用。《中国新生儿营养支持临床应用指南》建议，经口喂养适用于胎龄＞34周、吸吮和吞咽功能较好、呼吸＜60次/分、病情稳定的早产儿和低出生体重儿。然而，近年的研究证实了更早开始经口喂养的可行性，有文献报道，31周胎龄早产儿可实现安全经口喂养。临床常用经口喂养方式：①按需定量，根据早产儿的饥饿征兆进行喂养，完成规定奶量即结束喂养。②按需喂养，不限制喂养时间或奶量，根据早产儿的饥饿征兆及饱足表现予以喂养。③定时喂养，根据规定时间而非早产儿状况进行喂养，唤醒早产儿进行喂养。④改良按需喂养，由照护者而非早产儿决定喂养时机，定时评估饥饿情况。如果早产儿入睡，则于30min后再次评估。如果早产儿仍然入睡，则予以管饲。如果评估时早产儿有饥饿表现则予以喂养，完成规定奶量即结束喂养。研究表明，对于健康早产儿而言，按需定量喂养更有利于体重增长，改善其行为状态，缩短住院时间。

在经口喂养+管饲阶段，给予早产儿经口喂养每日7~8次，并通过管饲补充热量以满足早产儿的营养需求。在完全经口喂养阶段，则实行全部经口喂养。完全经口喂养指经口完成 24h 规定奶量，且连续 48h 无须管饲。实施半需求喂养的条件：房间空气能维持氧供；达到纠正胎龄 32 周；吸吮反射及呕吐反射存在；能耐受母乳或配方奶肠道推注喂养，提供体重增长所需热量 105~130kcal/（kg·d）。

2. 管饲喂养

胎龄 < 34 周、吸吮和吞咽功能不协调或由于疾病因素不能直接喂养的早产儿和低出生体重儿可采用管饲喂养。选择经口腔或鼻腔插入胃管，不推荐采用鼻空肠管或鼻十二指肠管喂养。胃管喂养方式：①推注法，用注射器连接胃管，依靠重力作用滴入或推入胃内，适用于胃肠道功能较成熟、耐受性好的早产儿，不适用于胃食管反流、胃排空延迟的早产儿。如果需要管饲喂养的早产儿耐受良好，应首选推注法。持续推注母乳时，应注意推注末注射器内母乳脂肪浓度升高的问题，以及母乳中的脂肪附着于注射器及胃管壁而造成能量丢失，采用带有离心喷嘴的注射器，并将注射器倾斜 25°~40° 使乳头高于活塞，可以减少此类现象的发生。②持续输注法，是指连续 20~24h 用注射泵输注喂养，每小时 2~3ml。仅用于上述两种方法不能耐受者。持续泵入母乳时，注射器的位置应低于早产儿，否则可能造成脂肪堆积于连接管内而使婴儿无法获得脂肪。③间歇喂养法，是指根据肠道耐受情况间隔 1~3h 进行管饲，此法可以监测胃残余，增强肠道激素周期性分泌，是较理想的营养输注方式。适用于胃食管反流、胃排空延迟和有肺吸入风险因素者。

管饲时通常选择 5F 胃管进行置管，置入长度是从鼻尖到耳垂，再从耳垂至剑突与脐部连线的中点的距离。有研究采用以身高为基础的图表法测量置管长度，置管长度（cm）=6.7+[0.26× 身高（cm）]。确定胃管插入位置的方法，包括抽取胃液法、听气过水声、将胃管末端置于盛水的治疗碗内看有无气体逸出、用试纸测量胃液 pH 等。研究表明，采用超声或 X 线等影像检查较为可靠，上述临床评估方法的一致性较差。有研究提出，管饲时采用 TAP 程序进行胃管位置再评估，即评估胃管长度、早产儿喂养耐受情况，以及胃内容物的量、性状和 pH。

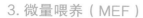

3. 微量喂养（MEF）

微量喂养是指出生后早期以小于 10~20ml/（kg·d）的奶量进行喂养，每天奶量均匀分成 6~8 次，通常维持 5~10d 不变，母乳或早产配方奶喂养，奶液不必稀释。如能耐受则逐渐加量，在 5~7d 内增加至 20ml/（kg·d）以上。微量喂养旨在促进胃肠道功能成熟，帮助早产儿尽早从肠外营养过渡到经口喂养，适用于无肠道喂养禁忌证但存在肠道功能不良的早产儿和低出生体重儿。

4. 增加奶量

在稳定 - 生长期增加奶量应遵循循序渐进的原则，以不超过 20ml/（kg·d）为宜，否则容易发生喂养不耐受或坏死性小肠结肠炎。每天增加的奶量均匀分成 6~8 次，视耐受情况每 1~2d 增加 1 次，大多早产儿至出院时喂养量可达 160~180ml/（kg·d），能量摄入为 128~144kcal/（kg·d）（按热量密度 80kcal/100ml 的强化母乳或早产配方奶计算）。一旦肠道喂养建立，一般以 10~20ml/（kg·d）的速度增加。

五　肠内营养的监测

（1）机械性体位、胃管位置及口鼻腔护理。

（2）胃残余量，有无呕吐、腹胀，腹围，大便（次数、性状、潜血等）。

（3）代谢：热量摄入量（kcal/kg）、蛋白质摄入量（g/kg）、血糖、液体入量（ml/kg）、尿量 [ml/（kg·h）]、尿比重、血常规、电解质、血气、肝肾功能。

（4）生长参数：体重、头围、身长。

六　肠内喂养常见并发症

1. 喂养不耐受

喂养不耐受指进行母乳或配方奶喂养时发生消化和吸收不良，胃残余量（GRV）> 50%、腹胀和（或）呕吐等情况导致喂养计划中断。

（1）喂养不耐受的诊断：若出现下列情况之一者可考虑喂养不耐受。①呕吐；②腹胀，24h腹围增加 > 1.5cm，伴有肠型；③胃残余量超过上次喂养量的 1/3 或持续喂养时超过 1h 的量；④胃残余物被胆汁污染；⑤大便潜血阳性；⑥大便稀薄，还原性物质超过 2%（乳糖吸收不良）；⑦呼吸暂停和心动过缓的发生明显增加。

（2）胃内残余的评估：在喂养初期，每次喂养量较小，此时胃内残余相当于前次喂养总量（2~3ml）是正常的。重点是评估胃内残余的性状、早产儿的整体临床表现及残余量是否逐渐增加。若残余量 < 喂养量的 50%（无黏液或血液），临床症状好转，注回残余量，可继续喂养。如果临床症状无好转或再次出现 > 50% 胃内残余，应做更全面的评估。

（3）喂养不耐受的处理：积极进行母乳喂养，早产儿母亲的早期乳为首选乳类，其次为早产儿配方奶。在生命体征平稳的情况下，尽可能早期微量喂养 [微量 0.1~4ml/（kg·d）、低热能、低容积]，缓慢增加奶量，奶量从 0.1~4ml/（kg·d）、浓度由 1/3 稀释开始，根据耐受情况逐渐增加至全奶浓度。每次管饲前回抽胃内残余量，若残余量 < 喂养量的 50% 或 2~3ml/kg，可将残余奶重新注入胃内，连同母乳或配方奶达到预期喂养量。若残余量 > 喂养量的 50%，则减量或停喂 1 次。如果出现胃残余奶为胆汁样或有进行性腹胀，则需禁食并摄腹部平片排除 NEC。监测呕吐、腹围、腹胀、大便性状等情况，若腹围较前增加 1.5cm，应查找病因并停喂 1~3h，予以非营养性吸吮（NNS）训练，每次 10 min，直至早产儿有吸吮和吞咽能力，建立起有规律的吸吮模式。喂养时早产儿头部抬高 > 30°，右侧卧位以促进胃排空。行 CPAP 的早产儿可在喂养前 1h 开放胃管将气体放出。胃肠动力不足是造成早产儿喂养不耐受的主要原因，胃肠肽和促胃动素可促进胃排空和近端小肠的收缩活动，必要时给予多潘立酮，每次 0.3mg/kg，每 8h 服用 1 次。

2. 胃食管反流（GER）

在早产儿较常见，尤其是支气管肺发育不良早产儿。改变体位、喂养增稠、使用抑酸剂和胆碱能药物可减少和避免胃食管反流的发生。

3. 误吸

早产儿胃食管反流发生率高，易引起误吸，应做好预防措施，一旦发生及时处理。预防措施：①常规取头高足低位，头偏向一侧；②及时消除口腔及呼吸道分泌物；③尽量在空腹安静时置胃管；④每次喂奶前监测胃内残余情况，胃管回抽奶量残余超过喂养量 1/3 应报告医生，遵医嘱减量或停喂 1 次。

4. 坏死性小肠结肠炎（NEC）

缺氧缺血损伤、胃肠功能和宿主防御能力不成熟、肠内喂养和细菌增殖是 NEC 主要的病理生理因素。早期微量母乳喂养、内环境稳定（尤其是血气与血压的稳定）与防治感染是预防 NEC 最关键的因素。

5. 其他

虽然管饲喂养解决了进食困难与早期肠道营养需求之间的矛盾，但这种方法毕竟是一种非生理的喂养方式，它剥夺了早产儿吸吮和吞咽的机会，可引起通气障碍、口腔厌恶、口腔感觉运动功能障碍、口腔刺激超敏反应及喂养延迟等不良影响。

七 经口喂养支持技术

（一）经口喂养相关理论

1. 统合发展理论

Als 于 1982 年提出统合发展理论，认为新生儿神经行为组织能力的统合会影响其与人互动及适应宫外环境的能力，进而影响生理稳定。新生儿体内存在以下 5 个子系统。①自主系统：指心率、呼吸、体温控制及消化排泄等方面的生理功能。②运动系统：可调节运动、肌肉张力与姿势。③行为状态系统：指调节意识清醒程度及状态转换能力。④注意互动系统：指新生儿与环境互动的能力和对刺激的反应。⑤自我调节系统：指维持内在平衡与各子系统之间调节的能力。自主系统最早成熟，是其他系统成熟的基础，运动系统、行为状态系统、注意互动系统、自我调节系统依次相继成熟。该理论为深入了解早产儿从管饲到经口喂养的转换机制提供了概念框架。根据统合发展理论，早产儿受到外界刺激后，会启动体内各子系统以维持平衡，其神经行为的组织状况可以反映发育成熟度，故而可以通过早产儿的意识状态、动作、自主系统等方面的反应来判断喂养的安全性和有效性，并依据早产儿的表现及需求来提供支持性护理和个体化喂养。

2. 早产儿奶瓶喂养效能模式

Hill 对早产儿奶瓶喂养的相关文献进行整合分析，提出早产儿奶瓶喂养效能模式，该模式将经口喂养准备的相关因素分为 3 类。①喂养活动：包括喂养表现和口腔运动功能。②干预因素：包括发育性干预、环境应激及其他外部因素。③个体因素：包括生理特征、健康状况及结局。其中，健康状况被认为是确定开始经口喂养的一个主要指标，健康状况对早产儿的口腔运动功能有着重要影响；其次，口腔运动功能与生理特征密切相关，随着出生胎龄、成熟度、相应胎龄及日龄的增长，口腔运动功能日趋完善；除健康状况和生理特征以外，乳液流速、奶嘴型号、奶孔大小等外部因素也会影响口腔运动功能，改变吸吮型态及吸吮 – 吞咽 – 呼吸协调性。喂养表现指摄入奶量、胃食管反流、呕吐、喂养效率及喂养频次等，反映了经口喂养准备是否良好。当口腔运动功能和健康状况得到改善时，喂养表现随之增强。不良的健康状况、生理特征、环境应激及外部因素不仅损害口腔运动功能，降低喂养表现，还会导致生长发育延迟、住院天数延长等不良结局，而实施发育性干预可以提高口腔运动功能、改善喂养表现。早产儿奶瓶喂养效能模式中，各要素之间错综交叠的关系充分说明了经口喂养的复杂性，为建立经口喂养评估方法和干预措施提供了理论框架。

3. 早产儿喂养准备模式

Pickler 于 2005 年在统合发展理论的基础上创建了早产儿喂养准备模式，系统阐述了喂养准备、喂养经验与喂养结局之间的关系。其核心观点是奶瓶喂养准备可以预测喂养结局，喂养准备对喂养结局的影响受到喂养经验的调节作用。早产儿的神经成熟度、疾病严重程度、喂养前的自主神经功能、运动功能及行为组织状态决定是否可以实施某次奶瓶喂养，这 5 个因素对喂养表现、吸吮 – 吞咽 – 呼吸协调性、喂养中和喂养后的自主神经功能、运动功能及行为组织状态等结局具有重要影响。在经口喂养过程中，喂养经验与喂养准备、喂养结局密切相关，即奶瓶喂养次数及成功喂养次数越多，则喂养准备和喂养结局越好。

（二）经口喂养的评估

1. 经口喂养准备的评估

经口喂养准备可分为两类：①开始经口喂养准备，即是否可以从管饲转换到经口喂养；②单次经口准备喂养，指建立经口喂养以后，评估是否可以进行某次经口喂养，前者的评估指标主要与成熟度相关，而后者的评估指标多与行为和生理因素相关。对经口喂养准备的评估是实施经口喂养的关键环节，临床常用呼吸状况、胃肠道成熟度、耐受性、非营养性吸吮、喂养准备行为及病情等指标进行评估，这些指标大多基于临床试验，缺乏实证研究。经口喂养不当常引发呼吸暂停、误吸、心动过缓、低氧血症和激惹等不良后果。电子吸吮测定仪是最常用的吸吮吞咽功能测量工具，该仪器为带有压力传感器的奶瓶，可将吸吮吞咽压力波传送到电脑，通过特定软件分析波形，从而了解吸吮吞咽型态。对吞咽功能的测评主要包括 X 线透视吞咽功能检查、纤维鼻咽喉镜吞咽功能检查和超声影像检查，这些技术使吞咽过程可视化，进而使吞咽功能测评更为客观。此外，也有一些研究探讨行为状态疾病的严重程度、口腔运动功能、喂养准备行为等对经口喂养准备的影响。

2. 经口喂养能力及喂养表现的评估

喂养表现指奶瓶喂养的有效性，包括以下 5 个指标。①喂养速率：指一定时间内所摄入的奶量，即平均每分钟摄入的奶量，反映了口腔运动功能和疲乏情况。②熟练度：指进食初 5min 摄入奶量占医嘱奶量的比例，是衡量早产儿口腔运动功能的一项重要指标，反映了疲乏出现以前的进食表现。③摄入奶量比：指经口摄入奶量占医嘱奶量的比例，反映了口腔运动功能和耐力状况。有研究表明，开始经口喂养时大多数早产儿能够耐受 5min 的进食活动，对于不同出生胎龄的早产儿应实施个体化喂养速率评估。虽然喂养速率 ≥ 3ml/min 被视为经口喂养的标准，但开始经口喂养时喂养速率 1.5ml/min 可能更适合 26~29 周胎龄早产儿。Lau 等人根据熟练度（ > 30% 或 < 30%）和喂养速率（ ≥ 1.5ml/min 或 < 1.5ml/min）将经口喂养能力从最成熟到最不成熟划分为 4 种水平。①经口喂养能力 level 1（低实际喂养能力、高疲乏 / 低耐力）：指喂养速率 < 1.5ml/min、熟

练度 < 30%。②经口喂养能力 level 2（低实际喂养能力、低疲乏 / 高耐力）：指喂养速率 > 1.5ml/min、熟练度 < 30%。③经口喂养能力 level 3（高实际喂养能力、高疲乏 / 低耐力）：指喂养速率 < 1.5ml/min、熟练度 > 30%。④经口喂养能力 level 4（高实际喂养能力、低疲乏 / 高耐力）：指喂养速率 > 1.5ml/min、熟练度 > 30%。

（三）经口喂养的干预方法

1. 非营养性吸吮（NNS）

NNS 指对无法经口喂养的早产儿，在胃管喂养的同时给予吸吮无孔橡皮奶嘴。NNS 有助于促进胃肠动力和胃肠功能的成熟，缩短管饲喂养到经口喂养的时间；促进新生儿胃肠激素和胃酸的分泌，帮助消化；改善早产儿的生理行为，增加安静睡眠时间，从而减少激惹和能量消耗。对于尚未开始经口喂养的早产儿，多在间歇鼻饲喂养的基础上进行 NNS 训练。处于喂养过渡期的早产儿，每次喂养前实施 NNS 不应超过 2min，否则会导致觉醒程度降低。近来新开发了一种 NNS 训练技术，采用带有气动装置的硅胶奶嘴（NTrainer），通过充气让奶嘴尖端产生脉冲来模仿 NNS 活动，帮助早产儿学习吸吮、吞咽及呼吸等一系列进食动作。

2. 口腔刺激 / 口腔按摩

口腔刺激 / 口腔按摩指对口周及口腔内结构进行叩击或按摩，有利于增强口腔感知觉及反馈，提高口咽部肌力和肌张力，促进原始反射建立，加快进食能力的发育。口腔刺激可提高早产儿的进食能力，使经口喂养时间提前。口腔刺激的方法较多，但大多数研究缺少干预方式类型及刺激强度的理论依据，其效应机制尚未阐明。口腔刺激方法见表 7–5。

表 7–5　口腔刺激方法

部位	操作步骤	频率	时间
脸颊	将食指放在早产儿鼻翼根部；边轻压边将手指向耳朵方向移动，并弧形向下向嘴角形成 C 字形按压	每侧脸颊 4 次	2min

续表

部位	操作步骤	频率	时间
口唇	将食指放在唇角；用轻柔的力量轻压唇角；将食指从一侧唇角移向上唇中央，再移动至对侧唇角；从对侧上唇角同样方式移动至该侧唇角	上下口唇各 4 次	2min
上下唇	将食指放于唇中央；用持续轻柔的力量将上唇缓慢向下唇方向按压，或将下唇缓慢向上唇方向按压	上下口唇各 2 次	1min
牙龈	将食指放在牙龈外侧中央；用恒定持续的力量缓慢轻柔地移向牙龈后方；再从牙龈后方缓慢轻柔地移回到牙龈中央	上下牙龈各 2 次	2min
口腔内侧脸颊	将食指放在唇角内侧；在脸颊内部以轻柔的压力向磨牙牙龈水平位置形成 C 字形按压，再移回唇内侧	每侧内颊 2 次	2min
舌头边缘	将食指放在磨牙牙龈水平处的舌边缘和下牙龈之间；用轻柔力量缓慢地将舌头推向对侧；立即移回手指并将手指轻轻压向婴儿的脸颊部	每侧脸颊 2 次	1min
舌尖	将食指放在口腔中央；用持续轻柔的力量按压硬腭 3s；手指向下至舌中央；用持续轻柔的力量缓慢地向下按压舌部，然后立即将手指移回口腔硬腭处	4 次	1min
引发吸吮动作	把食指放在硬腭的中心，轻轻刺激上腭，引出吸吮动作		1min
非营养性吸吮	将无孔橡皮奶嘴放进早产儿嘴里进行非营养性吸吮		3min

3. 感知觉刺激

White-Traut 等提倡对早产儿进行更广泛的感觉输入，如触觉、视听觉、嗅觉、本体觉和前庭觉等，以促进神经系统发育，通过调整喂养时良好的觉醒状态来提高经口喂养功能。BuLock 等通过早产儿腹部按摩以刺激膈肌发育，提高呼吸效率，加快吸吮－吞咽－呼吸动作之间的交替

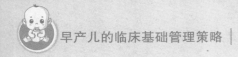

和精密协作的发育。

4. 体位支持

Wolf 和 Glass 认为早产儿的最佳体位是身体屈曲，双肩对称并前伸，手臂屈曲靠近身体中线，头颈与躯干呈直线是喂养体位的关键。头颈与躯干体位不当可导致进食失调。也有研究建议喂养时将早产儿身体屈曲，放低下颌，手臂和肩部前伸。Aredon 和 Brodsky 提出奶瓶喂养的恰当体位为半坐卧位，头颈与躯干呈直线，髋部和膝盖屈曲。良好的体位支持有利于避免颈部和肩部受限，维持身体稳定和生理稳定，增加喂养的持久性。

5. 间歇喂养

间歇喂养指喂养者通过中断奶液而帮助早产儿调整呼吸的喂养方法。通常根据早产儿的行为暗示，每隔 3~5 次吸吮即拔出奶嘴暂停喂养，待早产儿休息数秒再继续进食。间歇喂养可以减少连续吞咽所致的呼吸节律改变，有助于减少喂养期间心动过缓及血氧饱和度下降的发生率。但是，间歇喂养不适用于已建立规则吸吮的早产儿，因其可扰乱进食节律。

6. 口腔支持

有研究表明，口腔支持是喂养时通过拇指、食指和中指对早产儿颌部和面颊的支持，可以增加奶瓶喂养摄入奶量。肌肉张力低下的早产儿进食时容易出现下颌移位（左右移动或前移），喂养时将中指放在颌部，食指放于下颌与下唇之间以稳定其下颌位置。口腔支持主要用于口腔闭合不良的早产儿。

7. 选择合适的喂养工具

在早产儿学会自己哺乳的过程中，吸吮 – 吞咽 – 呼吸三者之间的协调是实现安全经口喂养的前提条件，使用特定的装置对于促进安全的经口喂养具有重要意义。使用特定的装置可以使早产儿奶瓶喂养和母乳喂养达到吸吮 – 吞咽 – 呼吸协调，如早产儿专用奶嘴、低流速奶嘴、压力可控型奶瓶等。乳头保护器可以让早产儿的口唇在吸吮间歇期不会滑落，增加乳汁流速并且延长喂养的持续时间。当早产儿具有足够的吸吮能力时，即可逐渐停止使用乳头保护器。吸吮 – 吞咽 – 呼吸协调于纠正胎龄 34 周左右形成，直至足月才发育成熟。

8. 经口喂养的转换策略

由于经口喂养机制的复杂性及早产儿的生长发育存在较大个体差异，使得早产儿从管饲转换到经口喂养较为困难，应采取个体化的综合评估方法及喂养策略（表 7-6）。

表 7-6　早产儿经口喂养转换策略

经口喂养困难	干预策略
喂养时病情不稳定	根据早产儿自身情况喂养；选择低流速奶嘴；减慢喂养速率
衔乳困难	使用乳头保护器；合适的头部支撑和合适的体位
吸吮 - 吞咽 - 呼吸不协调	包裹早产儿并调至合适体位；根据早产儿情况喂养；减慢喂养速度
不会含住奶嘴，不会吸吮或吸吮较弱等发育不良	下颌支持；颊部支持；腭裂喂养模式
持久性较差	限制喂养时间；限制非喂养时间的刺激、护理；按需喂养；包裹早产儿并置于合适体位；帮助调整早产儿状态；减慢喂养速率

八　其他食物的引入

因早产儿胎龄存在个体差异，故食物的引入时间不同。胎龄小的早产儿引入时间相对较晚，不早于校正月龄 4 个月，不能迟于 6 个月。引入的第一种食物应是强化铁的谷物，即易消化又不易过敏；其他食物如水果泥、菜泥等，可补充少量维生素及矿物质营养。7~8 个月龄后逐渐添加肉类食物直至过渡到成人食物。6 月龄以内乳量维持在 500ml/d，7~12 个月龄婴儿应维持乳量在 800ml/d 左右，摄入其他食物以不影响乳量为限。新食物应由少到多，一种到多种，使早产儿逐渐适应。食物的转换应逐渐增加密度，以达到协调口腔运动，练习吞咽及咀嚼能力，为转换至成人食物奠定基础。添加辅食会降低奶量摄入，如果辅食质量不佳，将导致整体营养物质水平的下降，从而影响生长发育。

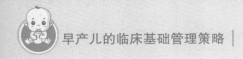

第四节　哺乳法

一　目　的

为人工喂养的早产儿提供适宜能量摄入，促进其生长发育。

二　评　估

（1）评估早产儿的喂养能力、胎龄、病情、喂养途径等。
（2）评估乳品。
（3）检查奶具。

三　计　划

1. 用物准备

（1）配乳用物：配乳卡、量杯、奶瓶、汤匙、搅拌棒、配方奶或母乳、镊子、温开水、治疗盘。

（2）喂乳用物：①奶瓶或滴管喂乳，已装乳液的奶瓶、治疗盘、滴管、小毛巾、记录单。②鼻饲，早产儿胃管、已装乳液的小杯、弯盘、注射器、治疗巾、手套、敷贴、听诊器、镊子、小方纱、温开水，必要时备注射泵。

2. 早产儿准备

舒适体位，更换尿布。

3. 环境准备

保持室内适宜的温度、湿度，有防蝇防尘设施。

4. 操作人员准备

着装整洁，洗手，戴口罩。

四 实 施

1. 操作步骤（表 7-7）

表 7-7　哺乳法的操作步骤及要点说明

操作步骤	要点说明
配乳法	
（1）配方奶配制法 A. 核对配乳卡，计算早产儿牛乳需要量 B. 用小勺去除适量奶粉，用量杯量出所需水量，根据配方奶配置要求将奶粉与温开水混合均匀 C. 将乳液注入奶瓶中，盖好奶嘴，注明床号、姓名、日期和每次乳量	确认合适的乳品及奶量
（2）母乳配置法 A. 用注射器抽取适量的母乳于奶瓶中，盖好奶嘴。若为冷冻母乳，需先用冷水冲洗存奶容器，逐渐加入热水，直至母乳完全解冻并升至喂哺的温度 B. 适当摇晃奶瓶，让分离的乳脂和奶水混合	加热温度：37~38℃，不宜微波炉加热
喂乳法	
（1）奶瓶喂养法 A. 携物至床旁，核对早产儿身份，乳品种类和奶量 B. 置早产儿于适宜的喂养体位，头偏于一侧，颌下垫小毛巾 C. 喂哺者一手倒转奶瓶，滴 1~2 滴于手背或前臂内侧测试乳液温度，并检查奶孔大小	根据病情选择合适的喂养体位，温度以不烫手为宜（40℃为宜）奶孔不宜过大或过小 使早产儿觉醒，张口，做好喂养准备 喂食中可轻轻移动奶瓶——刺激吸吮
D. 轻触早产儿一侧面颊诱发觅食反射和吸吮反射，使其包含奶嘴。倾斜奶瓶使乳汁充满整个奶嘴，将奶嘴放入早产儿口中开始喂哺	哺乳过程中注意观察面色、呼吸、氧饱和度、吸吮 – 吞咽 – 呼吸协调、呛咳误吸等
E. 喂哺结束，将早产儿竖抱，轻拍背部排除咽下空气，将早产儿置于右侧卧位，头部抬高 20°~30°	

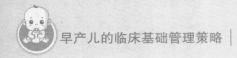

操作步骤	要点说明
F.擦净早产儿面颊及嘴唇，整理用物，洗手，记录喂哺情况	
（2）经口鼻饲法	
A.携物至床旁，核对早产儿身份，乳品种类和奶量	
B.置早产儿于适宜的喂养体位，头偏于一侧，抬高床头	
C.用注射器检查胃管是否通畅 D.测量插入胃管长度，并做好标记	测量胃管插入长度：从鼻尖至耳垂再至剑突；两眉连线中点至脐
E.用温开水浸润胃管末端。以一手持镊子夹住胃管前端，另一手用小方纱布持胃管末端，将胃管自口腔插入至预期深度	忌用油类润滑胃管 至少采用两种方法确认胃管位置
F.确认胃管位置无误后，用敷贴固定于一侧面颊	测量腹围并每班记录，如胃残余量过多或胃液异常应停喂或减量
G.评价腹部张力和肠型，用注射器抽取胃残余量，进行测量和观察	乳液或水的温度为38~40℃，鼻饲过程中注意呼吸、面色、呕吐等情况
H.注入少量温开水，然后依靠重力或注射泵将乳液缓慢注入胃内，最后注入少许温开水冲净胃管	
I.置早产儿于仰卧位 J.整理用物，洗手，记录	注意记录管端至口唇的厘米数，每班护理人员检查胃管位置有无移位

2.健康教育

早产儿家属认识喂养的重要性，学会正确的喂养评估及喂养技术。了解早产儿合理喂养的相关知识，学会自我护理。

五 评 价

（1）物品准备齐全，环境准备符合要求。

（2）操作者了解早产儿病情，准确估计和处理常见喂养问题。

（3）操作规范、熟练。

（4）早产儿体位舒适，喂养安全、有效。

（李胜玲　崔慧敏）

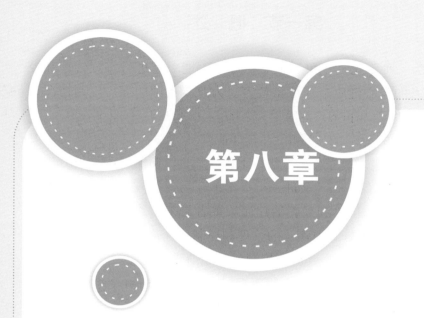

第八章

早产儿疼痛的管理策略

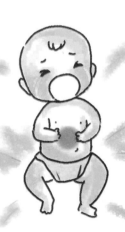

第一节 概 述

疼痛作为一种常见的不舒适症状，如果不能对其进行充分管理和控制，将会对人的身心健康造成严重危害。为改善各国的疼痛控制情况，1999年，维也纳第九届世界疼痛医学大会将"疼痛"确认为继"脉搏""呼吸""体温""血压"后的"第五大生命体征"，2007年，我国卫生部下发了第227号文件，要求有条件的二级以上医院开设疼痛治疗科。2010年，国际疼痛研究学会（LASP）又进一步提出关注易忽视人群或易忽视类型的疼痛。这些疼痛因得不到妥善治疗而给患者带来了终生影响，因此，LASP呼吁世界各国做好此类疼痛的管理和控制。在这种形势下，早产儿作为一个易被忽略的群体，其疼痛控制状况逐渐受到关注。

近年来的研究发现，新生儿期疼痛神经元通路在解剖上已研究成熟，且不同来源和类型的疼痛可以有不同程度的表现，早产儿对疼痛的感知比婴儿和成人更弥漫、强烈和持久。疼痛对于早产儿，尤其是接受大量有痛性操作的早产儿和危重儿可造成一系列近期和远期的不良影响，如急性应激、对中枢神经系统的永久性损伤及情感紊乱等。然而，在临床实践中，由于医务人员对早产儿疼痛的认识不足甚至错误的观念，以及缺乏恰当的评估方法，早产儿的疼痛常常得不到很好的控制。

一　早产儿疼痛的定义

WHO（1979年）和IASP（1986年）定义疼痛为"不适感觉和情绪伴以实际/潜在性组织损伤或相关损伤"。美国儿科学会及疼痛协会提出："疼痛是一种不舒适的主观感受，它不仅是一种简单的感觉，更是一种感受、情感、认知和行为的综合反映过程。"而新生儿是指人类生命的早期阶段，即刚刚出生，个体完全依赖于母亲的照顾得以生存和促进身心健康的发展。新生儿没有语言表达能力，因此，2001年国际疼痛研究学会又增加了一项解释，即"无交流能力却不能否定个体有疼痛体验和需要适当控制疼痛的可能性"。

二　对早产儿疼痛的认识

　　直到 20 世纪 90 年代末，人们还普遍认为，新生儿尤其是早产儿通常感受不到疼痛。但随着对疼痛研究的不断深入，逐渐对早产儿疼痛有了初步的认识。研究发现，虽然小儿是随年龄增长而不断发育的个体，各器官的功能尚在完善、成熟过程中，但他们对疼痛的反应与情绪一直在变化。对疼痛神经生理学的研究表明，儿童的神经系统（即负责疼痛感觉和疼痛刺激传导的神经解剖和神经内分泌物质）早在出生前就已经发育完全。孕 7 周到孕 20 周，胎儿的皮肤中出现感受器，孕 6 周到孕 26 周丘脑的神经传导通路也逐渐形成，这意味着早产儿完全有能力感觉和记忆发生在他们周围的一切。进一步的研究发现，在早产儿或新生儿阶段就已经能够感知疼痛，而且当早产儿频繁接受疼痛刺激，即使下次医务人员是在做操作前的准备（如足跟采血消毒皮肤），早产儿就已经开始针对预计痛进行了反应，这说明早产儿能够记忆疼痛，这些记忆被同时储存在短期记忆和长期记忆中。还有研究发现，早产儿的疼痛是可以评估的。Anand 和 McGrath 等人通过研究疼痛的表现指出，早产儿虽然不能说话，但已经有能力通过肢体动作、睡眠状态、呼吸情况、血流速度等方面的改变来反应疼痛。Jay 等人发现早产儿的疼痛也是可以控制的，虽然小儿疼痛与成人相比，个体差异性很大，受年龄、性别、病史、情绪、智能等易变因素的影响更多，但是如果依据年龄、体重等方面的不同对早产儿止痛药物的剂量及给药方法等适当调整，早产儿是可以接受安全的镇痛治疗的。

三　早产儿疼痛的来源及现状

　　一些研究者发现，早产儿从一出生开始接受的诊疗及治疗和检查，都会给早产儿带来身体上的疼痛，之后频繁地足跟采血、静脉采血、动脉血气分析、气管插管、引流管及手术等让早产儿屡次暴露于疼痛当中。Peter 认为，早产儿疼痛的来源主要是各种致痛性操作，如足跟采血、动静脉穿刺、各种注射、气管插管及吸引、腰穿、手术等。对于较小的早产儿，即使是更换尿布、体温测量等日常护理操作也是疼痛刺激。国外有些研究资料显示，早产儿所处病房的声音强度（50~90dB）远远超过了美国儿科学院环境健康委员会推荐的安全声音水平（45dB以下），这也会给早产儿带来疼痛的不适感。

在NICU接受治疗、护理的早产儿及患病足月儿的住院时间较长，有时可持续数周至数月。医护人员必须实施的许多治疗操作均可引起患儿的疼痛。Porter报道，平均每例早产儿在住院期间经历约766次疼痛性操作。Barker与Rutter报道，54例新生儿在住院期间经历3000余次疼痛性操作，其中胎龄<31周的早产儿经历的疼痛性操作占74%。Stevens对124例早产儿调查后报道，胎龄为27~31周的早产儿，在出生后2周内平均每人约经历134次疼痛性操作。在我国还没有相关方面的统计数据及报道。有研究者对早产儿的各种疼痛进行总结如表8-1所示。

表8-1　住院早产儿常用有痛操作及疼痛分度

疼痛程度	侵入性操作
轻微疼痛	足跟采血，鼻咽插管，脐动脉置管，下胃管
中等疼痛	气管插管，气管内吸引，经外周动静脉穿刺，肌内注射
剧烈疼痛	胸腔导管穿刺，外周动静脉切开，腰椎穿刺，眼底检查
尚不清楚	胸腔导管留置，鼻咽吸引，胸腔导管移除，取出静脉套管

四　疼痛机制及影响因素

（一）疼痛机制

神经心理学研究已经证实早产儿在解剖功能上完全具备感知、传递和分析疼痛刺激的能力。孕20周时胎儿出现疼痛感受器，第30周时大脑皮质细胞分化完成，同时向脊髓束传递疼痛刺激的神经纤维和脊髓–丘脑束也初步形成，到38周时形成丘脑皮质纤维。孕20周时脑皮质就已经可以产生脑电图，最初是间断的，到27周时逐渐变得连续、对称和整齐，到30周时脑皮质就有可能引起电位变化了。

进一步研究表明，孕15周时胎儿垂体中的内啡肽细胞就已发育成熟，

20周时，一旦受到刺激即可产生内啡肽。分娩时胎儿因呼吸暂停、缺氧、感染和疼痛反应导致体内内啡肽的流速加快。有研究显示，因出生时的压迫，胎儿体内内啡肽的含量可达到成人的3~5倍。

近10年来，学术界又对新生儿的疼痛机制做了进一步完善。研究发现，胎儿的疼痛传导机制在成熟的神经系统中并不活跃，30周后，随着兴奋抑制系统的逐渐完善，过度兴奋状态就会受到抑制，呈下降趋势，这对今后刺激不完整胞突进一步连接具有重要意义。同时，早产儿的受损组织在创伤和炎症阶段会分泌大量神经生长因子，帮助神经末梢生长并促进痛敏反应保持到成人阶段，因此，早产儿有记忆疼痛经历的能力。

（二）影响因素

国内外研究者对影响早产儿疼痛程度的因素做了大量研究，研究因素涉及家庭背景、疾病发展程度、术前宣教、止痛剂使用、父母态度、护理人员的态度、性别、年龄、患儿自身因素等方面，目前还没有统一定论。Arts等人发现，在相同情况下，年龄较小的孩子要比年长的孩子对疼痛更敏感。Peretz和Gluck等人的研究表明，当受到创伤后，女孩比男孩对疼痛更加敏感。但Kubsch等人的研究却显示，患儿所感受到的疼痛强度跟以上因素均没有太大关系。Kolk等人的研究结果显示，在静脉穿刺前或穿刺中做好充分准备的儿童，不论其性别、种族、年龄、注射史及家庭稳定性，所承受的痛苦均要比未准备的儿童少。

五　疼痛对早产儿的影响

疼痛给早产儿的生理和心理都带来了不利影响，尤其是接受了大量有创操作的早产儿和危重儿，可造成一系列的近期和远期危害，如应激损害、情感紊乱及对中枢神经系统的永久损害等。

（一）疼痛对早产儿的短期影响

短期来看，Holsti等人认为，疼痛刺激可导致早产儿心率增加、血压升高、恐惧、焦虑等。也有报道指出，心率的增加和氧饱和度的下降与脑室出血及颅脑损伤有直接关系，即早产儿哭闹时，血液易来自未闭合的卵圆孔分流。一旦发生血液分流，脑血流量及氧含量发生改变，进而导致心室内出血的发生，从而引起神经系统发育不良，影响脑的发育，尤其对早产儿影响严重。

急性手术引起的疼痛，会引起血液中儿茶酚胺和胰高血糖素的分泌增加，胰岛素分泌减少。儿茶酚胺增加会引起心率加快、心肌耗氧量增加、肾素–血管紧张素–醛固酮系统激活，从而引起全身血管收缩，水、钠潴留，增加心血管系统的负担。胰高血糖素的分泌增加和胰岛素的分泌减少还会引起代谢紊乱，如高血糖、乳酸中毒等，从而增加术后的复发率和死亡率。同时，Walke认为，多次疼痛刺激也会促进早产儿神经系统结构和功能的重组，例如，研究发现新生儿在多次静脉穿刺后会出现痛觉过敏，即外周感受器更加敏感，即使无痛的体格检查，都会成为其疼痛刺激。

由此看来，早产儿疼痛的近期不良影响主要有6种：①明显的生理反应，表现为心率加快、血压升高、血氧饱和度下降及颅内压升高等。②脑血流的明显变化，引起周期性低氧血症和血压波动，可造成再灌注损伤和静脉淤血。对于需要稳定生理状态的极低出生体重儿和危重儿，操作性疼痛所致的生理行为变化可加重其病情。侵入性操作可使颅内压显著波动，进而诱发早产儿脑室内出血和脑室周围白质发育不良。③激素和代谢水平变化，表现为血浆肾素、糖皮质激素、儿茶酚胺、生长激素、醛固酮等水平升高，这些血浆物质水平的变化导致糖类水解、蛋白质和脂肪分解，引起血糖、乳酸、丙酮酸盐代谢物和酮体等升高，造成高代谢状态，使血糖过高或过低、免疫力下降、代谢性酸中毒、电解质失衡，进一步增加术后并发症和病死率。④新生儿期持续疼痛刺激可引起血压变化和脑室血流的再分布，直接导致低氧血症、脑缺血和缺氧，结果对神经–免疫–内分泌系统正常发育造成影响，成年后神经心理指数下降，痛觉和行为表现异常，病死率增高。⑤影响睡眠（觉醒）状态、食欲、母婴交流等。⑥引起烦躁不安、反应低下等精神性格的改变，同时还包括食欲减退及睡眠觉醒生物钟的改变，改变日常活动。

（二）疼痛对早产儿的长期影响

长期来看，疼痛刺激可引起痛觉改变，并可能导致其成长后注意力不集中，学习困难等行为功能障碍。有研究报道，NICU 的经历也会影响早产儿对疼痛的反应。与 32 周出生的早产儿相比，28 周出生的早产儿（在NICU 度过 4 周）满 32 周时表现出对疼痛的强烈反应，且强烈的程度与有创操作频率相关。与足月出生同年龄的儿童相比，长期住院和反复医疗干预的极低出生体重儿，在其 4~5 岁时容易出现躯体症状，并有可能存在儿童注意力不集中、学习困难、认知行为障碍和适应能力差等问题。对足月儿疼痛刺激的长期随访研究显示，痛觉过敏可以持续数月乃至数年，从而导致患儿日后出现慢性疼痛综合征、躯体不适、发育迟缓，儿童期注意力不集中、社交困难、自我调节能力差、学习困难等功能障碍。Ruth 等人针对新生儿远期疼痛敏感性问题建立了动物模型，其结果显示，疼痛刺激的远期影响比较复杂，疼痛敏感性因疼痛类型、疼痛程度及持续时间的不同而存在差异。但总的来说，早产儿如果多次接受各种疼痛刺激，将来其疼痛敏感性会增强。因此，无论从临床角度还是从伦理角度分析，疼痛对早产儿造成的影响是医护人员乃至家属不容忽视的问题，应给予充分的重视。

第二节　疼痛评估

早产儿感知疼痛比成年人更弥漫、强烈和持久，但临床症状不典型，没有明显的行为表现，再加上疼痛持续时间较短，常表现为阵发性疼痛。因此，疼痛发生后常常不易被发现。另外，早产儿没有语言表达能力，不能采用自我汇报的金标准进行评估，只能通过观察生理生化指标及行为变化来实现。这些都使得医务人员对早产儿的疼痛评估变得比较困难。

一　疼痛的表现

理论上来说，伤害性刺激可通过兴奋交感神经系统、副交感神经系统使早产儿产生一系列疼痛反应：生理反应和行为反应。其中，生理反应包括：①心率和呼吸增快、血压升高、颅内压波动。②迷走神经张力降低，氧饱和度、氧分压及二氧化碳分压降低，外周血流减少，掌心出汗。③自主神经系统改变，肤色苍白、恶心、呕吐、张口、呃逆、出汗、瞳孔扩大。④激素水平的变化，内啡肽、血清皮质醇、唾液皮质醇水平升高等。行为反应包括面部表情、啼哭、粗大运动及行为状态的改变（如睡眠和食欲）。在上述生理与行为反应中，最常采用的评估早产儿疼痛的生理指标是心率、血氧饱和度。目前得到广泛认同的疼痛行为指标是啼哭和面部表情的改变。因此，总结早产儿疼痛后的主要表现在以下3个方面。

（1）在听觉上表现为间歇性的轻声呻吟或持续大声尖叫、啼哭。

（2）在视觉上以面部表情的变化和肢体动作改变为主，还有呼吸加快，甚至屏气等。最明显的面部表情变化：首先是皱眉，这个是最常见的。有研究观察30例早产儿中均出现这个表情，占100%；其次是张口，也较常见，占93.3%；最后是挤眼、鼻唇沟加深、下颌颤动等。在肢体动作上表现为手或腿伸直或快速的屈伸。

（3）在触觉上表现为肌肉的收缩，肢体的僵硬、摆动或扭动身体。由此可以看出，早产儿的确可感受到疼痛，并且对疼痛刺激反应强烈，在疼痛后1min最为明显。

6个月内和6个月后的表现不尽相同。< 6个月的早产儿对于疼痛还没有痛苦的记忆，所以对于疼痛还未表现出恐惧感。6个月后的早产儿，受以往疼痛经历及父母情感影响，形成记忆，产生恐惧感，表现为身体的反抗，如拒绝躺下、手足挥舞、不让医护人员靠近，此时如果采取分散注意力或说服的方式，只能增加恐惧感。所以，最好是在约束的情况下进行操作。

二　评估内容

（一）生理生化指标

早产儿受到疼痛刺激时，疼痛刺激会引起机体发生一系列应激反应，包括心率、呼吸增快，血压升高，颅内压增高，血氧饱和度降低及肾上腺皮质激素的释放等，进而引起一些生化指标的改变。Lorenzo等人的研究表明，早产儿疼痛刺激会引起血液中的自由基、高级氧化蛋白产物以及氢离子的增加。通过检测这些值，均可以反映疼痛变化。但因为这些生理指标个体差异性较大，也没有特异性（如心率、呼吸等会因病情不同而反应不同等），可能导致测量结果不准确。生化指标可能是最敏感的疼痛评价参数，但由于大多需要有创操作，所以不能常规检测。临床发现，近远红外光谱法检测大脑皮质血红蛋白浓度变化，可以评估早产儿疼痛。此方法具有无创性及检测结果客观等优点，但目前相关资料较少，尚待进一步研究。总之，生理生化指标的测量标准及方式都不是很具体，在日常检测中很难应用，因此，不能仅仅用生理生化指标来评估早产儿的疼痛，还要联合行为评估方法。

（二）行为变化

疼痛刺激时，早产儿会产生相应的行为变化，最常观察的是面部表情的变化，如皱眉、挤眼、缩鼻、努嘴、下颌颤动、舌肌紧张等，并辅助观察不规律的尖声啼哭及躯体四肢的舞动等。但是由于不同时期早产儿的认知、语言表达和发育水平不同，疼痛时早产儿的表现也不尽相同。由于患儿的认知、语言表达和发育水平的不同，各个年龄阶段的患儿疼痛时的表现也不尽相同。足月新生儿哭声较高且频繁，而早产儿较少哭，即使哭闹时间也较短。还有研究发现，有些早产儿对疼痛刺激没有反应，但并不代表不痛。因此，在评估早产儿疼痛方面，行为变化和生理生化指标都有其局限性，这提示对于早产儿疼痛的评估应该选择综合测评方法。

三 评估工具

有效的评估是做好疼痛管理的前提，早产儿因为没有语言表达能力，对其进行疼痛的评估有很大困难，因此，医务人员在选择疼痛的评估方法上也有很多限制。美国弗吉尼亚大学的Marcia buck博士在2005年美国临床药学会年会上指出，对于早产儿疼痛的评价需要有高度判断信度和易于在床边使用的工具。目前尚无一种评估方法能够适用于各种情况下的疼痛评估，需要结合详细的体格检查、实验室检查（如血气分析）、胎龄评估等对早产儿疼痛进行评价。国外非常重视早产儿疼痛的评估，评估工具的研究也较多，有 10 余种。国际上要求对 NICU 的每位早产儿，在监护其生命体征时对其进行疼痛评估。

目前早产儿疼痛的评估方法主要有一维性和多维性两类。前者仅以行为指标为基础进行测评，后者则采用生理生化和行为等多个指标进行主观客观两方面的综合评估。

（一）一维性评估方法

一维性评估主要是观察患儿哭闹、面部表情等情况，主要有新生儿面部编码系统（NFCS）、CHIPPS 量表、婴儿躯体编码系统（IBCS）等。

1. 新生儿面部编码系统（NFCS）

NFCS 由加拿大 British Columbia 儿童医院和 British Columbia 大学制订，现已广泛应用于急性疼痛的评估，主要用于评估早产儿、新生儿和 18 个月龄以下的婴幼儿的疼痛。NFCS 有 10 项指标：皱眉、挤眼、鼻唇沟加深、张口、口水平伸展、口垂直伸展、舌呈杯状、下颌颤动、口呈"O"形、伸舌（只用于评估胎龄 ≤ 32 周的早产儿）。每项 1 分，总分为 10 分（足月儿为 9 分），分值越高表明疼痛越严重。NFCS 对急性疼痛的评估敏感性较高，能区分出有害刺激（如足跟穿刺）和无害刺激（如足跟擦拭）之间的不同，也能辨别出控制侵入性操作引起的疼痛时使用蔗糖疗法和使用吗啡镇痛的不同。

2. CHIPPS 量表

CHIPPS 量表由哭声、面部表情、躯干姿势、下肢姿势、躁动不安 5 个行为指标构成，适用于术后疼痛评估。每个指标从 0 到 10 分计分，0 分表示没有痛苦，10 分表示非常痛苦。Buttner 认为，只通过 CHIPPS 量表评估新生儿的镇痛需求是可能的，与其他量表相比，其内部一致性、敏感性和特异性是令人高度满意的。另外，该量表使用起来简单方便，但值得注意的是，对于一些特定情况如急性疼痛，与该量表总分的相关性就没有那么明显了。

3. 婴儿躯体编码系统（IBCS）

通过手、足、上臂、腿、头和躯干的运动评分来评估婴儿粗大运动的活跃性，与 NFCS 联合应用。

（二）多维性评估方法

多维性评估主要是综合早产儿生理和行为等多方面的因素进行评估。早产儿生理指标监控法常与行为评估法一起应用，如疼痛引起的心率加快，血压升高，呼吸频率加快，体温升高，表情痛苦，肌肉紧张，掌心出汗，肤色改变，脉搏氧饱和度下降等。多维性评估已成为目前临床上较流行的评估方法。国外常用的有早产儿疼痛评分简表（PIPP）、新生儿疼痛评估量表（NIPS）、新生儿疼痛与不适量表、CRIES 量表等。

1. 早产儿疼痛评分简表（PIPP）

PIPP 由加拿大 Toronto 和 McGill 大学制订，用于早产儿和足月儿的急性疼痛评估。此量表由 3 个行为指标（皱眉动作、挤眼动作、鼻唇沟加深）、2 个生理指标（心率最大值、血氧饱和度最低值）及 2 个相关指标（行为状态、胎龄）共 7 个指标组成。评分值为 0~3 分，早产儿总分为 21 分，足月儿总分 18 分，大于 6 分则应镇痛治疗，7~12 分为中度疼痛，大于 12 分为重度疼痛（表 8-2）。国外临床发现，PIPP 有效、可靠，且实用。

2. 新生儿疼痛评估量表（NIPS）

NIPS 由加拿大安大略儿童医院制订，用于评估早产儿和足月儿操作性疼痛，如静脉穿刺等。它包括面部表情、哭闹、呼吸形式、上肢动作、下肢动作和觉醒状态 6 项（表 8-3）。NIPS 总分为 6 项之和，最低分 0 分，最高分 7 分，分值愈高表示疼痛愈重。此评估工具的局限性是使用肌肉松弛剂、接受麻醉（镇静）治疗的新生儿和病情严重以致反应太弱者可能获得假象的低评分。

3. 新生儿疼痛与不适量表

该量表由法国 Antoine Beclere 大学妇儿医院制订，用于评估早产儿持续性疼痛。它包括面部表情、肢体活动、睡眠状态、与护士接触的质量和可安慰性（表 8-4）。

表 8-2　早产儿疼痛评分简表

项目	0 分	1 分	2 分	3 分
皱眉动作	无（＜观察时间的 9%）	最小值（观察时间的 10%~39%）	中值（观察时间的 40%~69%）	最大值（＞观察时间的 70%）
挤眼动作	无（＜观察时间的 9%）	最小值（观察时间的 10%~39%）	中值（观察时间的 40%~69%）	最大值（＞观察时间的 70%）
鼻唇沟加深	无（＜观察时间的 9%）	最小值（观察时间的 10%~39%）	中值（观察时间的 40%~69%）	最大值（＞观察时间的 70%）
心率最大值	增加 0~4 次 / 分	增加 5~14 次 / 分	增加 15~24 次 / 分	增加 ＞ 25 次 / 分
血氧饱和度最低值	下降 0%~2.4%	下降 2.5%~4%	下降 5.0%~7.4%	下降 7.5%
胎龄	＞ 36 周	32~35 周	28~31 周	＜ 28 周
行为状态	活动 / 觉醒，双眼睁开，有面部活动	安静 / 觉醒，双眼睁开，有无活动	活动 / 睡眠，双眼闭合，有面部活动	安静 / 睡眠，双眼闭合，无面部活动

表 8-3　新生儿疼痛评估量表

项目	0 分	1 分	2 分
面部表情	安静面容，表情自然	面肌收紧（包括鼻、眉和鼻唇沟），表情痛苦	
哭闹	不哭	间歇性轻声呻吟	持续性大声尖叫
呼吸形式	自如	呼吸不规则、加快、屏气	
上肢动作	自然 / 放松	肌紧张，腿伸直，僵硬和（或）快速屈伸	
下肢动作	自然 / 放松	肌紧张，腿伸直，僵硬和（或）快速伸屈	
觉醒状态	睡眠 / 觉醒	警觉，烦躁，摆动身体	

表 8-4　新生儿疼痛与不适量表

项目	0 分	1 分	2 分	3 分
面部表情	放松	一过性做怪相、皱眉、努嘴、下颌颤动或脸绷紧	经常愁眉苦脸，持续做怪相	持续性愁眉苦脸伴随哭闹或面无表情
肢体活动	放松	一过性颤抖	一过性颤抖，能够安静	持续性颤抖伴有肌张力增高

续表

项目	0分	1分	2分	3分
睡眠状态	易入睡	不易入睡	经常自发觉醒伴有躁动	不能入睡
与护士接触的质量	微笑，对声音敏感	在护理过程中有一过性不安、恐惧表现	与护士交流困难，轻微刺激即哭闹	拒绝与护士交流，无任何刺激也呻吟不停
可安慰性	安静，完全放松	接受针刺、声音、吸引等刺激后能很快安静下来	不易安静	不可安慰，拼命吸吮

4. CRIES 量表

CRIES 量表由美国 Missouri 大学制订，用于评估孕 32 周以上新生儿的术后疼痛。量表以 5 个指标首字母命名，即哭闹、$SaO_2$95% 所需的氧浓度（%）、生命体征（心率和血压）、面部表情、睡眠障碍（表 8-5）。各项的分值为 0~2 分，总分为 10 分，大于 3 分则应镇痛治疗，4~6 分为中度疼痛，7~10 分为重度疼痛。需要注意的是，生命体征最后测量，以免惊醒患儿，失眠是基于记录 1h 前的观察结果。McNair 等人分别应用 PIPP 和 CRIES 量表对术后新生儿疼痛进行为时 72h 的评估，发现评估结果相关性较高，从而为医务人员提供了较好的客观依据。

表 8-5　CRIES 量表

项目	0分	1分	2分
哭闹	无（非高调哭）	高调哭但可安抚 < 30%	高调哭且不可安抚 > 30%
$SaO_2$95% 所需的氧浓度（%）	无	间歇性轻声呻吟	持续性大声尖叫
生命体征	心率和平均血压 ≤术前值	心率或平均血压增高但幅度 < 术前值的 20%	心率或平均血压增高幅度 >术前值的 20%
面部表情	无痛苦表情	痛苦表情	痛苦表情伴有呻吟
睡眠障碍	无	频繁觉醒	不能入睡

第三节　疼痛的非药物管理

非药物止痛的手段主要包括有痛性操作前给予安慰如口服蔗糖水、母乳喂养、非营养性吮吸等，襁褓包裹，使用保温箱增加其安全感，通过暗化早产儿保育箱及加盖被单降低早产儿的视觉刺激和听觉刺激，选择舒适的听觉刺激如妈妈的声音、低柔的音乐等，袋鼠式护理，新生儿按摩等。与药物治疗相比，非药物治疗具有简单、易行等特点，非药物治疗在控制早产儿疼痛方面发挥着重要作用。

一　口服蔗糖水

有研究指出，早产儿口服蔗糖水可产生良好的镇痛效果，如单一致痛性操作前口服 12%~24% 的蔗糖水 2ml 或反复致痛性操作时给予小剂量 24% 的蔗糖水 0.5~1.0ml 持续口服，均可产生良好的镇痛效果（口服蔗糖水每天不宜超过 8 次）。Gradin 做了一项随机双盲对照试验，比较 30% 葡萄糖水与局部涂擦 ELMA 膏剂（2.5% 利多卡因和 2.5% 丙胺卡油剂以 1∶1 的混合剂）的止痛效果，结果静脉注射前口服 30% 葡萄糖水 1ml 可明显降低新生儿的疼痛评分（PIPP 评分），啼哭时间也较对照组缩短，且起效较快。Bauer 采用随机对照试验比较不同剂量的 30% 葡萄糖水（2ml、0.4ml）对静脉采血所致新生儿疼痛的干预效果，结果 30% 葡萄糖水 2ml 能够明显降低新生儿疼痛评分（PIPP 评分）、缩短啼哭时间、降低心率，而 0.4ml 无上述止痛效果。夏传雄等人的研究验证了 25% 葡萄糖水对新生儿疼痛干预的有效性。

但是也有研究表明，反复应用蔗糖液可带来一定副作用。Willis 针对 20% 蔗糖液在临床中反复应用的安全性做了一项长达 30 年的追踪研究，结果显示，多次、小剂量鼻饲 20% 蔗糖与乳酸钙溶液可提高极低出生体重儿坏死性小肠结肠炎（NEC）的发病率。而 Stevens 等研究报道，反复应用"蔗糖 + 安慰奶嘴（NNS）"干预模式对早产儿无不良影响，但研究的随访时间为 28d，按照新生儿的生长发育曲线，时间较短，不能充分证实其对新生儿生长发育是否有影响，应延长随访时间至半年或更长。

因此，Leef 综合 16 个研究共计 1077 个新生儿，对口服蔗糖水减轻新生儿疼痛反应的循证依据进行了系统回顾，研究表明：降低足月儿对单刺激产生的疼痛反应，口服蔗糖水是安全有效的，但是对于早产儿及多重刺激产生的疼痛，口服蔗糖水是否有效的证据尚不足，仍需要进一步研究及验证。

二　非营养性吸吮

非营养性吸吮（NNS）是指通过给婴儿口中放置无孔安抚奶嘴，以增加其吸吮动作，而无母乳和配方乳摄入的过程。NNS 可通过刺激口腔触觉感受器提高疼痛阈值，促进能直接或间接调节伤害性感觉传导的 5- 羟色胺释放，进而产生镇痛效果，同时，吸吮对早产儿是一种有效的感受信息方式，能分散注意力，因而可以减轻疼痛。国内外研究均显示，NNS 能够减轻早产儿疼痛，当早产儿的吸吮频率达 30 次 / 分时，NNS 即可发挥止痛作用。时亚平等人的研究发现，NNS 能减轻足跟采血所致的新生儿疼痛。李月彦等人的研究显示，在进行各种短小诊疗操作如输液、采血时，实验组在操作前给予 NNS，对照组不采取任何措施，通过对其疼痛进行评分，发现实验组疼痛评分为（1.56±1.43）分，对照组为（4.06±1.91）分，两组患儿疼痛评分差异有统计学意义（t=7.18，P<0.01），说明 NNS 起到了比较好的镇痛作用。最近国外研究又发现，NNS 可以减轻由操作引起的疼痛，缩短住院时间，且无任何不良反应。因此，NNS 简便易行，无副作用，减少了疼痛对早产儿生理、心理造成的不良影响。

三　体位改变

疼痛的体位治疗主要为保持屈曲体位和包裹襁褓。Ward 等人研究发现，在给早产儿实施致痛性操作时，护理人员将双手分别置于早产儿的头部和双腿使其成屈曲体位，可显著降低各种致痛性操作所产生的疼痛。"鸟巢式"体位是包裹襁褓方法之一，可以提高早产儿自我调节能力，减轻疼痛。

便利蜷曲是指当早产儿侧卧、仰卧或俯卧时，四肢中线屈曲位且呈放松状的一种舒适体位。研究证实，"便利蜷曲"是一种有效的疼痛干预方法。在早产儿接受足跟采血时，能够减少其脉搏的变化幅度，缩短啼哭时间，但是对血氧饱和度无影响。有研究表明，仰卧位早产儿表现的哭吵、行为变化比俯卧位更明显，心率、呼吸、血氧饱和度的变化也较俯卧位明显。

研究发现，用被单、毛毯包裹早产儿也可以降低早产儿的疼痛反应。Meta 分析证实，襁褓能够减轻所有胎龄早产儿及足月儿的疼痛反应，而且对足月儿的止痛效应维持时间（可达 4min）较早产儿长。

四　袋鼠式护理

袋鼠式护理由哥伦比亚的雷及马丁尼医生于 1983 年第一次提出，主要指早产儿的母（父）亲，以类似袋鼠等有袋动物照顾幼儿的方式，将早产儿直立式地贴在母（父）亲的胸口，提供他们所需的温暖及安全感。袋鼠式护理将早产儿置于母亲胸前进行皮肤接触，可减少早产儿的能量消耗，改善呼吸，促进生长和母婴感情的建立，从而提高早产儿应对疼痛的能力。

目前的研究表明，袋鼠式护理有利于早产儿神经系统的发育，有利于早产儿疾病恢复。有研究进一步证明，早产儿在受到疼痛刺激时，通过母子肌肤接触进行袋鼠式护理，可明显降低其疼痛程度。早产儿在受到疼痛刺激时，出现心率增加、血氧饱和度下降等自身调节参数的变化，袋鼠式护理可减轻早产儿的激惹状态，降低心率和血氧高饱和度的波动幅度，有利于维持早产儿生命体征的稳定。研究报道，袋鼠式护理可通过抑制下丘脑 – 垂体 – 肾上腺皮质轴（HPA 轴）的活动，降低足跟针刺后血清皮质醇、唾液皮质醇及 β – 内啡肽的水平，从而减轻足月儿、早产儿的急性操作性疼痛。另外，母亲通过抚触和声音等愉悦的刺激可间接促进早产儿自律系统的成熟。研究还证明，袋鼠式护理可缓解早产儿足跟采血导致的疼痛。其可能的机制为袋鼠式体位可增加早产儿深睡眠的频率、质量和持续时间，减少早产儿的活动，进而促进早产儿自身调节并减轻医疗操作所致的疼痛。同时，袋鼠式护理为母亲提供了照顾早产儿的机会，建立了母亲照顾早产儿的自信心，使母亲的自尊心得到了满足，促进了母婴间的感情交流。通过对母亲的健康教育及早产儿袋鼠式护理方法的指导，使其明确了护理的目的及重要性，掌握了正确、科学的护理方法和技巧，充分发挥了袋鼠式护理的作用，有利于提高后期母亲护理早产儿的质量。因此，使用袋鼠式护理的母亲对护理质量的满意度明显高于暖箱组，提高了护理服务的品质。

袋鼠式护理是一种科学、有效、人性化的早产儿护理模式，有效地缓解了早产儿的疼痛，又不会额外增加护理人员的工作负担，操作方便，能够得到母亲及护理人员的支持和配合，可以用低廉的费用得到高质量的护理，值得在临床实践中推广实施。

五 心理护理

护士必须细致关心和耐心地安慰早产儿，用适合孩子年龄和发育程度的语言解释处理过程，以消除早产儿的恐惧心理。可以采用松弛、意向干预、暗示、转移疗法等心理护理及治疗方法消除或缓解早产儿疼痛。松弛系指运用某种身体活动，如节律性呼吸活动或有规律地松弛紧张肌肉以达到缓解紧张，减轻疼痛的目的；意向干预指运用有目的的思想活动，设想能达到某种治疗效果，从而达到缓解疼痛的目的；通过暗示早产儿治疗能达到某种效果，或者淡化检查治疗措施的疼痛程度，以消除早产儿恐惧和焦虑，从而改变早产儿对疼痛的心理体验；转移疗法则是通过转移早产儿注意力的方式，减轻对治疗措施的恐惧和对疼痛的感受从而缓解疼痛。心理护理的实施需要护士充分了解早产儿特点，并征得家属的支持和配合，根据每一个早产儿的具体情况采用个性化的方式，才能取得良好的效果。

六 其 他

抚触或按摩带来的温和刺激可通过 β-内啡肽的释放、迷走神经张力的改变及 5-羟色胺的作用，满足早产儿情感上的需求，使其身心受到抚慰，消除孤独、焦虑、恐惧等不良情绪，减少应激行为，从而使疼痛缓解，并促进其生长发育，增强免疫力。

还有一些方法，如保温箱的使用、暗化早产儿保育箱以及选择舒适的听觉刺激（如妈妈的声音、低柔的音乐等），都会或多或少地减轻早产儿的疼痛反应。

第四节　疼痛的药物管理

一　药物止痛的安全性问题

早产儿由于器官发育尚未成熟，如肝、肾功能不完善，在药物吸收、分布、代谢等方面弱于成人，因此早产儿使用止痛药物的种类、剂量及方式与成人不同，长期或不当使用会产生一系列副作用，如恶心、呕吐、呼吸抑制及成瘾性等。另外，早产儿疼痛的病理生理及早产儿镇痛药的药代学、药动学，以及相关的药物拮抗资料比较缺乏，再加上许多制药公司出于经济和伦理方面的原因，不愿意投入精力去研究早产儿镇痛药的开发，因此早产儿镇痛药物的安全性问题一直没有统一定论。有人研究产妇全程自控镇痛（PCEA）对新生儿的影响发现，实验组和对照组在新生儿异常发生率方面没有显著差异，因此，可以认为镇痛药物对于新生儿乃至早产儿都是安全有效的。还有研究者以 6 日龄新生小鼠为实验对象做大量蛋白组学研究，分别用 NMDA 受体阻断剂——地佐环平或用 GABA 受体激动剂——苯巴比妥处理，分析大脑蛋白质表达的变化情况。实验发现，仅仅 24h 以后，大脑皮质（控制记忆、意识、思维和语言的区域）的蛋白质就持续出现强烈的变化，而且这些变化会持续 1 周甚至 1 个月。受影响的蛋白质与一些关键的生理过程如细胞生长、细胞死亡、神经通路的形成有关。在另一项研究中，研究人员已证实这些药物会影响学习和记忆，而同样剂量的药物对成年小鼠不会产生这些变化。这表明与成熟个体的大脑相比，婴幼儿的大脑更容易受影响。更重要的是，这项研究还表明，仅一次的用药过量（如分娩过程中）就会产生长期不良影响。

由此看来，早产儿药物止痛的安全性问题还有待做进一步探讨，并迫切需要临床试验的开发和验证。自2003年2月起，美国国立儿童健康与人类发育研究所（NICHD）和美国食品药品监督管理局（FDA）携手儿科专家开始倡议新生儿的药物开发（NDDI），探索早产儿用药的临床试验，从而确保早产儿药物使用的有效性和安全性，其中研究方向之一就是疼痛的控制，具体包括术前、术后疼痛及机械通气引起的疼痛控制等，工作小组制订了3种不同的临床试验框架来评估疼痛的治疗效果，分别是手术疼痛、术后镇痛、麻醉和早产儿机械通气的疼痛控制，他们还着手开展了新生儿临床试验伦理问题的背景框架，为新生儿用药的临床试验奠定了理论基础。到目前为止，国外新生儿用药临床试验及验证后安全有效的新生儿药物种类主要集中在抗炎、抗感染药物方面，镇痛药物的临床试验目前还没有报道，但NDDI的倡议及新生儿抗炎、抗感染药物的临床试验为以后镇痛药物的临床试验奠定了基础，使新生儿镇痛药物的临床试验成为可能，届时新生儿镇痛药物的安全性问题将会更加明朗。

二　常用止痛药物

早产儿生后处于急剧变化状态，危重儿更存在肝肾功能障碍，导致药物代谢异常，容易出现药物不良反应，因此个体间用药剂量和间隔时间应有不同。母亲分娩时使用镇痛剂和其他 α 或 β 效应的药物，能加重吗啡或芬太尼对早产儿所产生低血压等不良反应，镇痛剂引起低血压对危重婴儿有害。由于早产儿的生理特点及母体激素的撤退等原因，最初几周药动学与较大儿童有极大差异，早产儿更加明显。用药时可参考药动学参数调整镇痛药剂量。由于早产儿神经、脂肪和肌肉等组织存在诸多特殊性，药物剂量往往难于预测。

药物止痛应考虑镇痛药物的种类、剂量、给药时机及给药途径，主要分为阿片类药物和非阿片类药物。

（一）非阿片类药物

非阿片类药物又分为乙酰氨基酚类和苯二氮䓬类。乙酰氨基酚类，常用药物如对乙酰氨基酚、布洛芬等，是最常用的非阿片类镇痛药物，可口服或直肠给药，也可静脉给药，适用于中度疼痛治疗。以对乙酰氨基酚为例，它在肝脏与硫酸根或葡萄糖醛酸结合，代谢产物由尿排出，适用于中度疼痛治疗，如胸腔引流术、包皮环切术等，也可作为全身用药的辅助治疗。特别是长期应用止痛剂或对阿片类镇痛药物有依赖时，多采用口服或直肠给药。早产儿达到安全有效血药浓度的单次直肠给药剂量为 20mg/kg，足月新生儿及胎龄 32 周以上的早产儿口服或直肠给药日累积量不应超过 60mg/kg，胎龄 28~32 周的早产儿不应超过 40mg/kg。胎龄 30 周的早产儿直肠给药的适宜剂量为每 12h 20mg/kg。这类药物的不良反应较少，与阿片类药物合用可以使阿片类的用量减少，从而减少其副作用。因此，对于长期应用可能产生成瘾性阿片类药物，为减少阿片类药物的剂量，可用乙酰氨基酚类替代治疗。布洛芬由于有肝、肾损害及影响血小板功能等不良反应，目前很少用于早产儿。

苯二氮䓬类作为脑和脊髓特异性受体激动剂，是早产儿最常用的镇静剂，如地西泮、阿普唑仑、艾司唑仑等，这类药物虽无镇痛效果，但可联合阿片类药物用于创伤后的疼痛治疗。

但是，就目前研究而言，早产儿经常接受的诊疗性小操作，如输液、预防接种、足跟采血等，尚无合适的药物能够完全消除短暂的、急性的、反复的疼痛。

（二）阿片类药物

目前最常用的阿片类药物是吗啡和芬太尼，推荐用于早产儿中度到重度的疼痛控制。给药方式可以选择口服，如果口服给药不耐受，可以改用静脉、持续透皮给药（药物涂布或敷贴于皮肤表面）等。但是阿片类药物因其药物副作用较大，在治疗上不够理想。

大量分析表明，吗啡半衰期约 17min，15 周胎儿就有代谢吗啡的能力，6~12 个月的婴儿吗啡清除率达到成人水平。恒量输注吗啡的机体血药浓度有差异，表明个体药动学参数存在差异。吗啡蛋白结合率低，早产儿为 20%，成人为 35%。早产儿吗啡的消除周期平均为 9h，足月儿为 6.5h。吗啡的代谢产物经肾脏排出，而早产儿的肾脏功能尚未发育成熟，易引起蓄积，一旦蓄积，即可导致呼吸抑制，甚至引起早产儿惊厥。因此，早产儿阿片类药物的用量除按体重计算外，应低于婴儿和儿童的给药标准（6 个月以下婴儿吗啡输注初始剂量为每小时 0.01mg/kg，12 个月以后每小时 0.025~0.04mg/kg），而且给药次数也应减少。

吗啡在早产儿的应用仅限于静脉给药，不推荐肌内注射，硬膜外注射和鞘内注射会引起迟发性呼吸抑制。大型手术后，吗啡维持剂量 10~40 μg/kg 能够有效减轻 0~14 岁儿童的疼痛，持续和间歇给药效果无差异。10~30 μg/kg 持续静脉注射能减轻人工通气婴儿的疼痛。通常认为吗啡镇痛的有效血药浓度是 15~20ng/ml。吗啡可能引起低血压，大剂量使用吗啡（每小时速度 ≥ 25 μg/kg，持续 2h，总量 200 μg/kg）时，低血压效应是明显的。吗啡血浆浓度愈高，不良反应就愈大，因此，采用推荐剂量可能减少低血压等不良反应。低血压也可能是吗啡使心脏交感神经活动增强的直接后果。有报道称吗啡血浓度为 20ng/ml 时可发生呼吸抑制。

早产儿使用镇痛剂治疗时的个体差异限制了镇痛的效果。这些差异是由基因表达的差异所致。吗啡能减轻疼痛，也存在低血压的药物不良反应，因此 NICU 虽已广泛使用咖啡，但不赞同常规使用。相比之下，芬太尼副作用较小，常用于经外周或中心静脉置管给药，每 2~4h 缓慢静脉注射 1~4 μg/kg，持续给药剂量为 1~5 μg/（kg·h），之后改为 0.01~0.02mg/（kg·h），副作用包括呼吸抑制、尿潴留等。

（三）其 他

局部涂抹镇痛剂也是一种镇痛的有效方法，使用利多卡因和丙胺卡因油剂（EMLA），由局部麻醉药 2.5% 利多卡因和丙胺卡因以 1∶1 混合组成，主要用于 >36 周的新生儿，用于 <36 周的早产儿时必须在其出生 2 周以后。在操作前 1h 直接涂于健康完整的皮肤，60~90min 产生麻醉效果，能最大限度地降低包皮环切、经皮中心静脉置管等操作带来的疼痛。但 Jain 和 Rutter 报道用于足跟穿刺时无效。另 Gradin 等人报道，静脉穿刺时口服 30% 葡萄糖的止痛作用优于 EMLA。先天性正铁血红蛋白症、

葡萄糖 –6– 磷酸脱氢酶缺乏症患儿禁用；禁止用于眼睛和黏膜组织；使用时注意局部皮炎的发生，且不能重复使用。

三　早产儿药物止痛应注意的问题

早产儿药物止痛一般适用于长期的比较严重的疼痛，使用药物镇痛应注意以下事项：

（1）与成年人或 1 岁以上的婴幼儿相比，不满 1 个月的早产儿体内药物的半衰期和清除时间均会延长，因此使用镇痛药物时药物间隔需更长。

（2）在镇痛治疗期间对早产儿密切监测观察，使用阿片类药物镇痛后要中断几个小时，因为与年长的孩子相比，早产儿和足月儿的体内再循环可能使得体内较长时间保持较高的血药浓度。

（3）由于早产儿的止痛路径还不成熟，因此与成人相比需要更高的血药浓度才能达到相应的止痛效果。

（4）镇痛治疗的效果应该用信效度较好的疼痛评估工具进行评估，定期评估镇痛的程度，监测是否达到预期的镇痛效果。

（5）阿片类药物对早产儿心肺功能的副作用是不常见的。

随着疼痛研究的不断深入，对早产儿疼痛的认知和控制也在不断地发展和完善。研究表明，早产儿完全有能力感知和记忆疼痛，疼痛会对早产儿产生短期和长期影响。这些疼痛是可以评估的，如果采取适当的措施进行疼痛管理，早产儿的疼痛也是可以控制的。但在早产儿疼痛领域仍然有一些亟待解决的问题，如评估方法不够精确、评估内容不够全面等，尚需研究者进一步讨论和完善。在早产儿疼痛治疗方面，多数早产儿疼痛没有得到较好的治疗和控制。因人们固有的观念，顾虑药物积累、止痛药对早产儿的远期影响，以及临床试验伦理和操作上的困难等原因，药物治疗应用现状并不令人满意。非药物治疗方法虽然较多，但研究对象多半没有具体细化，对于不同胎龄、不同刺激的疼痛，效果尚不确定，所以，对于早产儿疼痛的治疗，还需要更深入的研究。

总之，未来早产儿疼痛的管理和控制将会走向个性化评估、综合性治疗和护理，从而真正提高早产儿的生活质量，为早产儿及家属带来福音。

（王　燕　穆国霞）

第九章

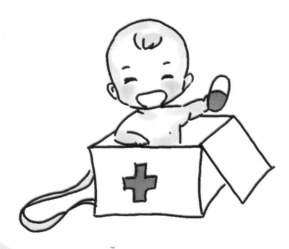

早产儿用药的管理策略

早产儿由于提前离开母体，机体发育不成熟，对宫外环境的适应面临更多的挑战，其生理功能需要进行利于生存的重大调整，如肺呼吸的建立、消化及排泄功能的启动、血液循环的改变等。这些改变决定了早产儿对药物的吸收、分布、排泄等过程不同于其他年龄段的儿童，更不同于成人。

第一节　早产儿的药代动力学特点

胎龄在 37 周以前出生的活产婴儿称为早产儿或未成熟儿。其出生体重大部分在 2500g 以下，头围在 33cm 以下。此期的早产儿正处于生理和代谢过程迅速变化的阶段，对药物具有特殊的反应，并随日龄的增长而不断变化。具体表现为：①随出生体重胎龄及生后日龄的改变，药物代谢及排泄速度变化很大；②脏器功能发育不全，酶系统发育尚未成熟，药物代谢及排泄速度慢；③早产儿之间个体差异很大。在病理状况下，各系统功能均减弱。因此，所用药物剂量及给药间隔、途径等，应随患儿成熟度和病情不同而变化。

一　药物的吸收

吸收是指药物经用药部位进入血液循环的转变过程，吸收的速度和程度决定于药物的理化特性、机体的状况和给药的途径。

（一）经胃肠道给药

口服药物主要通过胃及小肠吸收，药物吸收主要取决于胃液酸碱度、胃排空时间、小肠蠕动和病理状态。影响药物的吸收率的因素如下。

1. 胃液 pH

足月新生儿的胃液 pH 达 6~8，接近中性。但出生后 24~48h pH 下降至 1~3，然后又回升至 6~8，并持续 2 周左右。早产儿出生后 1 周内几乎没有胃酸分泌，胃液 pH 没有下降的过程，故胃内缺乏必要的酸度。一些在酸性环境下不稳定的药物如口服青霉素类（青霉素 G、氨苄西林、阿莫西林等），早产儿口服吸收完全，生物利用度高，受胃酸破坏少，血药浓度相对较成人高。而在酸性环境下易被吸收，或者本来具有活性的药物如胃蛋白酶、乳酶生、铁剂等，早产儿口服药物疗效会下降。因此，经口喂养的或经鼻饲给药能耐受的早产儿，经胃肠道给药较为安全。

2. 胃排空时间

胃排空时间延长可增加药物与胃黏膜接触时间使药物吸收增多。新生儿的胃排空时间为 6~8h，6~8 个月龄时才接近成人水平。早产儿则更慢，易发生胃潴留，因此主要在胃部吸收的药物吸收完全，如 β 内酰胺类抗生素、地高辛等。

3. 肠道功能

早产儿的肠管是身长的 8 倍（成人 4~5 倍），肠壁薄，黏膜血管丰富，通透性高，由于相对吸收面积大，对药物的吸收增加。因此，早产儿口服给药的吸收与成人不同，使一些药物的吸收量和吸收速率增加，如半合成青霉素类；但有些药物的吸收则减少，如苯巴比妥和苯妥英钠、对乙酰氨基酚等；有些药物与成人吸收相仿，如地西泮、地高辛、磺胺类药物等。早产儿肠蠕动不规则，表现为分节运动，使药物吸收不规律，难以预测吸收多少。主要在十二指肠部位吸收的药物表现为吸收缓慢、达峰值时间延长，如阿司匹林、红霉素等。

4. 病理状态

腹泻可使肠蠕动增强，减少药物在肠道的停留时间，进一步减少药物的吸收；胃食管反流新生儿或早产儿会将口服药随奶呕吐而排出体外，药物吸收很难准确计算，故对此类早产儿一般不主张经口服途径给药。

（二）经直肠给药

经直肠给药较为方便又不引起呕吐，也避免了肝脏的首过效应。如直肠灌注地西泮溶液，数分钟后即可达止惊的血药浓度，效果确切。止吐药、解热药（如非那西汀）、镇静药（如水合氯醛）、抗惊厥药（如地西泮）等可直肠给予。但由于早产儿和新生儿大便次数多，直肠黏膜受刺激易引起反射性的排便，或者因粪便阻塞药物使吸收不完全，若采用此法必须在排便后进行。使用栓剂应置于肛门括约肌以上，避免自行脱出。新生儿及早产儿便秘不宜使用开塞露和甘油栓，否则可致腹泻不止，宜用益生菌或液状石蜡。

（三）胃肠道外给药

1. 皮下注射或肌内注射

药物吸收的多少取决于局部血液灌注和药物沉积面积。早产儿和新生儿皮下注射或肌内注射有以下特点：

（1）新生儿和早产儿肌肉组织和皮下脂肪少、局部血流灌注不足、肌肉血流量变化大，药物多滞留于局部组织，有时形成硬肿或结节，影响药物吸收。

（2）当新生儿和早产儿出现低体温、缺氧或休克时，皮下或肌内注射药物的吸收量更少。

（3）早产儿和新生儿接受注射后，局部逐渐蓄积会产生"储库效应"，导致药物释放缓慢影响吸收。

2. 静脉给药

静脉给药可直接进入血液循环，量–效关系相对准确，可直接获得较高的血药浓度，是可靠的给药途径，尤其适用于急症危重早产儿和新生儿给药，多从外周静脉滴入或静脉注射。但输液瓶或输液管道中的残留会影响实际给药剂量。需要注意的事项：

（1）严格按医嘱规定速度给药，最好用微量泵。

（2）一般不通过脐血管给药，脐静脉、脐动脉给药有引起肝坏死或肾坏死的风险。

（3）反复应用同一血管可产生血栓性静脉炎，应经常变换注射部位。

（4）预防医源性高渗血症对新生儿及早产儿的损伤，在用药时应了解所用药物的渗透压，尽量避免在短期内重复、大剂量使用多种高渗药物，必要时监测新生儿及早产儿血渗量。

（5）有些药物渗出可引起组织坏死，如钙剂，使用时要严密观察输液部位。

3. 皮肤给药

早产儿皮下脂肪少，药物透皮吸收较快，早产儿和新生儿的体表面积相对较大，皮肤角质层薄，药物经皮肤吸收的速度和程度比成人高。当皮肤有炎症或破损时，吸收更多可导致中毒反应（如硼酸、类固醇激素等）。

4. 鞘内注射给药

一般取慎重态度，因为新生儿及早产儿的血脑屏障通透力强，鞘内给药可使一些药物在脑脊液内达到一定浓度起治疗作用。除非一些药物难以通过血脑屏障，可考虑鞘内注射给药，如在治疗脑膜白血病时鞘内注射氨甲蝶呤、阿糖胞苷等。

5. 经气管给药

已被列为复苏中的第二给药途径。动物实验和临床应用均已证明某些药物可经肺泡毛细血管迅速吸收回心。由于急救复苏过程中早期建立人工气道非常重要，气管插管措施应先于静脉通道的建立，对训练有素者来说，气管插管仅需数秒钟即可完成，比静脉穿刺或切开术一般可多争取数分钟，为新生儿及早产儿建立迅速地给药途径。经气管给药的另一优点是"供应站"作用，即部分药物暂留在细支气管内，可逐渐进入肺泡被吸收而发挥作用时间比静脉给药长。此外，经外周静脉注入的药物在到达心肌之前，部分已被降解而作用衰减，为维持血液中药物有效浓度，常需反复注射。但经气管给药后需重复给药的间隔时间较长，且可避免静脉大剂量给药所致的不良反应，因此需严格掌握气管内给药的种类和剂量。

二 药物分布

药物吸收后经血循环迅速分布到全身。药物的分布取决于早产儿和新生儿体液量的多少、细胞内液与细胞外液的比例、体液的 pH、药物的极性、脂肪含量、与蛋白结合的程度及生物屏障等因素。早产儿和新生儿的特点如下。

（一）体液及细胞外液容量高

新生儿体液占体重的比例高达 80%，早产儿更高。其中细胞内液占 35%，细胞外液占 45%，使水溶性药物的分布容积增大，水溶性药物在细胞外液中容易稀释，浓度较低。结果是降低血药峰浓度，减弱药物最大效应，又使药物代谢排泄减慢，延长药物作用的维持时间。

（二）脂肪含量低

新生儿脂肪含量低，早产儿仅占体重的 1%~3%，足月儿占 12%~15%，脂溶性药物（如地高辛）不能与之充分结合，使血液中游离药物浓度升高。脂溶性药物浓度增高，脑组织富含脂质，血脑屏障发育未完善，新生儿易出现药物中毒及神经系统的反应。

（三）血浆蛋白结合率低

血浆蛋白结合率是影响药物分布最重要的原因。新生儿血浆蛋白含量少，尤其是早产儿血浆清蛋白产生不足，并且以胎儿清蛋白为主，因此与药物的结合能力弱。若再患有严重感染、营养不良或低蛋白血症，则药物与血浆蛋白结合得更少。药物与血浆蛋白呈疏松、可变性结合。凡与血浆蛋白结合的药物相对分子质量变大，不能再透过毛细血管壁进入组织液抵达靶细胞发生效应，只有游离型药物才能保持其药理活性。药物间可以竞争与血浆蛋白的结合部位，结合力强者可置换出弱者使其游离，同时后者血浆浓度增高，生理效应增强。

（四）血脑屏障发育不完善

新生儿和早产儿血脑屏障易被透过，游离药物可自由通过，尤其是缺氧时其通透性增强，许多药物如青霉素在新生儿脑脊液中可达较高浓度，有助于治疗细菌性脑膜炎。但有些药物如磺胺类等与胆红素争夺清蛋白，使游离胆红素增加，透过血脑屏障可引起核黄疸。容易穿过血脑屏障向脑组织转运增加的药物：镇静催眠药、全身麻醉药、吗啡等镇痛药。这些药物在脑脊液中浓度高，易引起呼吸抑制，故新生儿最好避免使用吗啡及巴比妥类药物。

三 药物代谢

药物代谢主要在肝脏进行，代谢速度取决于肝大小和酶系统的代谢能力，其次是消化器官，也有一些在肾、肺、血液中进行，过程包括氧化、还原、水解和结合。早产儿及新生儿的药物代谢特点如下：

（1）新生儿及早产儿肝细胞微粒体中的细胞色素 P450 氧化还原多功能酶和还原型烟酰胺腺嘌呤核苷酸（NADPH），这两种酶的总量仅为成人的一半，对茶碱、咖啡因、地西泮、苯巴比妥等水解清除率低，半衰期明显延长。

（2）新生儿葡萄糖醛酸转移酶活性低，早产儿此酶的活性只有成人的 36%，对药物的代谢能力较差，药物代谢清除率减慢。与葡萄糖醛酸结合后排泄的药物如吲哚美辛、水杨酸盐和氯霉素，必须减量和延长给药时间间隔。通过该途径代谢的药物还有吗啡、对乙酰氨基酚等，所以应用时须非常谨慎。若不适当地调整给药方法方案（给药时间、给药间隔及疗程），往往会造成药物蓄积而致中毒。

（3）新生儿磺基转移酶发育已完善，可对葡萄糖醛酸结合力不足起补偿作用。新生儿对某些药物可以产生与成人不同的代谢产物，如早产儿使用茶碱可产生咖啡因。大多数脂溶性药物需与葡萄糖醛酸、甘氨酸、乙酰基或硫酸盐等结合成为水溶性而排出。

总之，影响新生儿药物代谢因素多，要全面考虑、综合分析、实现用药个体化。

四　药物排泄

排泄是药物在体内彻底清除的过程之一，肾脏是药物排泄的主要器官，其次从肠道、胆道和肺排出。新生儿和早产儿的肾功能特点：肾组织结构尚未发育完全，肾小球数量较少，是成人的 1/8~1/5，肾小球和肾小管功能低，肾血流量及肾小球滤过率均不足成人的 40%。早产儿更低 1 周后，肾小球滤过率增加，出现球管不平衡现象并且持续几个月。由于肾脏的清除率低，往往造成血药浓度高，半衰期延长，导致主要以原型由肾小球滤过及肾小管分泌排泄的药物及其代谢产物在体内发生蓄积中毒，如抗生素、地高辛、氨基苷类、呋塞米等。一般来说，日龄越小，出生体重越轻，药物半衰期越长。给药间隔时间应按胎龄、体重和月龄决定。

病理情况的影响：如缺氧和低血压可使肾血流量减少，使药物的消除减慢，应注意减少剂量，延长间隔时间。应根据新生儿及早产儿的药物代谢特点，针对病情合理用药，以便使药物最大限度的发挥药效，使不良反应限制在最低限度。

第二节　药物选择及给药途径

由于早产儿及新生儿器官发育不成熟，器官功能未发育完善，酶系统不够健全，药物在其体内的药代动力学及药物毒性反应受其胎龄、日龄及患病的影响。不能将成人的药理学资料应用于早产儿及新生儿。要使这类人群的用药有效并且安全，必须熟悉其药代动力学特征和药效学规律，如给药的剂量、给药的途径、给药的时间间隔等，使药物发挥治疗作用的同时，不会导致毒性反应。

一　早产儿抗生素应用特点

新生儿患有感染性疾患时，应采用抗感染治疗。由于新生儿脏器尚未发育成熟，血中药物浓度增加，不良反应阈值低下，特别是早产儿和未满1周的新生儿，更应注意用药量比成熟儿小，同时也必须考虑给药的间隔时间。选择用药种类时应掌握适应证，最好采用经过血液、气管分泌物和咽培养等的药物敏感性检查结果，使抗生素的选择更具针对性。为了增加疗效，减少不良反应，延长耐药菌的产生，可考虑联合用药。

（一）早产儿抗菌药物应用要求

1. 采用静脉给药

对血培养阳性的败血症，疗程10~14d。B组溶血性链球菌（GBS）及革兰阴性菌所致化脓性脑膜炎（简称化脑）疗程14~21d。国内外多种教科书均将早产儿不同孕龄或不同出生体重分开列出各种抗菌药物的用量和间隔，同时注意致病菌的耐药问题。

2. 不主张预防性使用抗生素

预防性使用抗生素客观上造成抗菌药物的高选择性压力，不易筛选出更多的耐药菌株。

（二）抗生素使用一般原则

（1）临床诊断败血症，在使用抗生素前收集各种标本，不需等细菌学结果即应及时使用抗生素。

（2）根据病原菌可能的来源初步判断病原菌种，未明确前可选择既针对革兰阳性菌又针对革兰阴性菌的抗生素，可先用两种抗生素。掌握不同地区、不同时期有不同优势的致病菌及耐药谱，经验性地选用抗生素。

（3）一旦有药敏结果，应做相应调整，尽量选用一种针对性强的抗生素；如果临床疗效好，虽药敏结果不敏感，亦可暂不换药。

（三）抗生素的序贯疗法

序贯疗法即在急性期或住院期间采用静脉用药，病情稳定或出院后改为口服用药，以达到巩固疗效、清除致病菌的目的。静脉用药转换为口服药继续治疗的标准：静脉用药 48~72h 后，感染的症状与体征改善或消失；早产儿未发热（腋温 ≤ 37℃）或热退后 24h 以上；白细胞总数和分类恢复正常；C 反应蛋白恢复正常。

（1）选择可行序贯疗法的抗菌药物，见表 9-1。

（2）考虑口服抗菌药物的生物利用度，要达到有效的序贯疗法，必须保证有效的血药浓度，口服药必须要有较好的吸收率即生物利用度。氨苄西林 + 舒巴坦 80%，阿莫西林 + 克拉维酸 60%，头孢克洛 90%，以药物除了具有杀菌效果外，还有较高的口服生物利用度，故成为较常选择的用于序贯疗法的药物。

（3）序贯疗法的禁忌证。①完全禁食需要胃肠道休息的婴儿。②有影响胃肠道吸收的因素如严重的恶心、呕吐、持续鼻胃管引流、吸收不良综合征、短肠综合征等。③病情严重如白细胞太低、化脓性脑膜炎、脑脓肿、骨髓炎、感染性休克及心内膜炎等。④极低体重儿。⑤早期新生儿。⑥多重耐药菌如 MRS 感染。

新生儿抗菌药物的序贯疗法,在治疗效果、药物经济学等方面都显示出其广阔的应用前景,随着更多的新的高效口服药物不断研制成功并投入临床应用,现已是口服抗菌药物治疗的时代。

表 9-1　序贯疗法的抗菌药物

药物类型	常用药物	制剂类型	适应证	不良反应
青霉素类	氨苄西林＋舒巴坦因 阿莫西林＋舒巴坦因（口服制剂） 阿莫西林＋克拉维酸	静脉制剂 口服制剂 静脉制剂	链球菌属感染	过敏反应,过敏性休克
头孢类	第1代头孢菌素 头孢氨苄和头孢拉啶	口服制剂	革兰阳性菌感染且没有并发化脓性脑膜炎时可以选用	
	第2代头孢菌素 头孢呋辛酯	口服制剂	革兰阳性、革兰阴性菌均有效,易于进入脑脊液	
	第3代头孢菌素 头孢克洛 头孢克肟 头孢布烯	口服制剂	革兰阴性菌尤其对肠杆菌科细菌作用较强	金黄色葡萄球菌、表皮葡萄球菌、肠球菌、铜绿假单胞菌和不动杆菌属耐药
大环内酯类	红霉素和阿奇霉素	静脉制剂 口服制剂	革兰阳性菌,衣原体及支原体感染	对流感杆菌仅有中等活性,对肺炎链球菌、溶血性链球菌及葡萄球菌耐药率已升到20%,故常推荐与口服头孢菌素联用

二　新生儿复苏药物应用

早产儿、新生儿复苏中药物应少用。心动过缓通常是肺膨胀不全及严重低氧血症所致。建立足够的通气是最重要的纠正方法,但在充分的100% 氧正压通气和胸外按压后心率仍低于 60 次 / 分,应给予肾上腺素、扩容或二者兼用。复苏后可用碳酸氢钠或血管活性药。新生儿复苏用药见表 9-2。

表 9-2　新生儿复苏用药

药物	用药指征	给药途径	给药剂量和浓度
肾上腺素（必要时可 3~5min 重复一次）	在 30s 正压人工呼吸和 30s 胸外按压配合人工呼吸后，心率仍 <60 次 / 分，应使用肾上腺素	首选脐静脉、外周静脉注射、气管内注入，如首剂气管内给药，需重复给药时应选择静脉途径	每次 0.01~0.03mg/kg（0.1~0.3ml/kg 的 1∶10 000 溶液）
扩容剂生理盐水同型血或 O 型红细胞悬液（必要时可重复）	（1）对其他的复苏措施反应不良（2）新生儿、早产儿呈现休克（尽管已做了复苏措施但新生儿仍肤色苍白、脉搏细弱、持续心动过缓及循环状态无改善）（3）合并有胎儿失血的病史（如胎盘早剥、前置胎盘等）	外周静脉或脐静脉在 10~15min 注入	单次剂量为 10ml/kg

三　肺表面活性物质应用

新生儿呼吸窘迫综合征（NRDS）是指出生后不久，出现进行性呼吸困难，甚至呼吸衰竭。多见于早产儿，也可见于剖宫产儿。病理特点是肺泡壁及细支气管壁上覆以嗜伊红的透明膜和肺不张，又称新生儿透明膜病。病因主要是缺乏肺泡表面活性物质（PS）。目前对 PS 维持正常呼吸功能的重要性已有充分认识，PS 替代性治疗新生儿呼吸窘迫综合征和急性呼吸窘迫综合征（ARDS）等疾病得到了肯定疗效。PS 有天然型 PS 和合成型 PS。

（一）用药指征

早产儿由于肺泡 II 型细胞发育不成熟，不能分泌足够的 PS 而发生早产儿呼吸窘迫综合征。

（1）预防用药：胎龄 < 30 周或有高危因素的早产儿，出生后进行 PS 预防性用药，对减少 NRDS 发病、降低病死率有明显作用。

（2）治疗用药：已诊断为 NRDS 的患儿应尽早用药，可迅速改善肺的换气功能，提高动脉氧分压，改善肺的顺应性，降低吸入氧浓度、机械通气压力及平均气道压力等。天然型 PS 优于合成型 PS，重复用药效果优于单次用药，但超常规剂量用药不增加疗效。

（二）给药途径

常规经气管插管直接将药注入气管。PS 进入肺内后，影响其分布重要因素：①按重力分布；② PS 量越大分布越好，给予速度越快，分布越好。

采用气管内滴注药物时，单次给药维持疗效较短暂，对小胎龄者常需重复给药。经气道滴入的另一个缺陷是肺内分布不均匀。为使 PS 能在肺内分布均匀，药液容积不能过少。但滴入液体过多可致肺水肿加重和循环系统不稳定等。滴注速度缓慢不利于均匀分布，滴注过快易造成药物反流，故推荐给药时间在 1~2min 为宜。

（三）给药操作方法

吸净患儿气道分泌物，置患儿于右侧卧位，将 PS 用 4~5ml 生理盐水配成混悬液加温至 37℃左右，将其与注射器与细硅胶管相接，送入气管插管口处，注入所需药量的 1/2，抽出管，机械通气或气囊正压通气 1min，以利于药液更好的弥散。再置患儿于左侧卧位，用以上方法将剩余药液注入肺内。给药时变换患儿体位，有利于 PS 在肺内均匀分布。为减少药液损失，除有明显的气道阻塞外，用药后 6h 内不进行拍背吸痰。

（四）给药剂量及次数

目前，多数推荐剂量为 100~200mg/kg，早期 PS 应用一般仅给药 1 次，若疗效不理想，可按需给药。在第一次给药后，如呼吸机参数吸入氧浓度（FiO_2）> 50%，或者平均气道压力（MAP）> 0.78kPa，可考虑重复给药，但最多给 4 次，间隔时间为 10~12h，视患儿病情而定。

四 新生儿抗惊厥药物应用

新生儿惊厥的治疗主要是积极治疗原发病，纠正生化代谢失调和抗惊厥药物的应用。

（一）纠正生化代谢失调

1. 纠正低血糖

先以 25% 葡萄糖 2~4ml/kg 于 3~5min 内静脉注射，继而用 10% 葡萄糖 5~6ml/（kg·h）静脉注射，维持血糖在正常稍高水平。

2. 纠正低血钙

静脉滴注 10% 葡萄糖酸钙 1~2ml/kg，同时应监测心率。因低血钙引起的惊厥，在血钙浓度恢复正常后抽搐可停止。

3. 纠正低血镁

血镁浓度低于 0.65mmol/L，可确诊为低镁，可用 50% 硫酸镁 0.2ml/kg 肌内注射。

4. 纠正维生素

维生素 B_6 缺乏或依赖静脉注射维生素 B_6 50mg 试验性治疗而确诊，给药同时做脑电图监护。

（二）抗惊厥药物的应用

经上述病因性治疗后仍反复发作惊厥，或者确诊为颅内器质性病变所致，则需应用抗惊厥药物。

1. 地西泮

新生儿惊厥首选药，对控制惊厥持续状态作用迅速，但需缓慢静脉注射，注意呼吸抑制，速度宜 <50mg/min。氯硝西泮：静脉注射，维持时间更长。有黄疸的患儿要慎用。

2. 苯巴比妥

首剂每次 10~20mg/kg，而后每次 5mg/kg 肌内注射，每隔 12h 1 次；紧急情况下，可予静脉注射。为保证安全，血药浓度不应超出 40μg/ml。

3. 苯妥英钠

若苯巴比妥负荷量已超过 20mg/kg 而惊厥未得到控制，考虑应用苯妥英钠，要监测血药浓度，以随时调整用药剂量。苯巴比妥和苯妥英钠可联合应用，仍未能有效控制惊厥，说明颅内有器质性病变。

4. 水合氯醛

以上药物疗效不佳时，临时用 10% 水合氯醛 0.5ml/kg 灌肠，可增加抗惊厥效果。

第三节　早产儿的用药监护

治疗药物监测（TDM）是指在临床进行药物治疗过程中，观察药物疗效的同时，定时采集患儿的血液（有时采集尿液、唾液等液体），采用现代的分析测定手段，定量测定血液或其他体液中药物代谢的浓度，并将所测得的数据运用药动学原理，拟合成各种数学模型，并根据求得的各种药动学参数制订最佳给药方案，从而提高药物疗效、降低药品不良反应，实现给药个体化，从而达到满意的疗效及避免发生毒副反应。同时也可以为药物过量中毒的诊断和处理提供有价值的实验室依据，将临床用药从传统的经验模式提高到比较科学的水平。

一　治疗药物监测概述

（一）血浆药物浓度与药效密切相关

一般来讲，药物的体内过程是从用药部位吸收进入血液循环，随血液循环分布进入病变部位，与受体作用而发挥药理作用。因此，"受体部位"活性药物的浓度应当是最能反映药物的指标。体液中药物治疗作用的强弱与持续时间的长短，理论上取决于受体部位活性药物的浓度。因此，将血药浓度作为一个指标来指导临床用药具有重要意义。

（二）临床应用

在临床上，并不是所有的药物或在所有的情况下都需要进行 TDM。在下列情况下，通常需要进行 TDM。

（1）药物的有效血浓度范围狭窄。此类药物多为治疗指数小的药物，如强心苷类，它们的有效剂量与中毒剂量接近，需要根据药代动力学原理和患儿的具体情况仔细设计和调整给药方案，密切观察临床反应。

（2）同一剂量可能出现较大的血药浓度差异的药物，如三环类抗抑郁药。

（3）具有非线性药代动力学特性的药物，如苯妥英钠、氨茶碱、水杨酸等。

（4）肝肾功能不全或衰竭的早产儿使用主要经过肝代谢消除（利多卡因、氨茶碱等）或肾排泄（氨基糖苷类抗生素等）的药物时，以及胃肠道功能不良的早产儿口服某些药物时。

（5）长期用药的早产儿，依从性差，不按医嘱用药；某些药物长期使用后产生耐药性；原因不明的药效变化。

（6）怀疑早产儿药物中毒，尤其有的药物中毒症状与剂量不足的症状类似，而临床又不能明确辨别。如普鲁卡因胺治疗心律失常时，过量也会引起心律失常，苯妥英钠中毒引起的抽搐与癫痫发作不易区别。

（7）联合用药产生相互作用而影响疗效时。

（8）药代动力学的个体差异很大，特别是由于遗传造成药物代谢速率出现明显差异的情况，如普鲁卡因胺的乙酰化代谢。

（9）常规剂量下出现毒性反应，诊断和处理过量中毒，以及为医疗事故提供法律依据。

（10）当早产儿的血浆蛋白含量低时，需要测定血中游离药物的浓度，如苯妥英钠。

（三）TDM 一般流程

治疗决策（医生/临床药师）→处方剂量（医生/临床药师）→初剂量设计（医生/临床药师）→调剂（药师）→投药（护师/药师）→观察（医生/临床药师/护师）→抽血（医生/临床药师/护士/检验师）→血药浓度监测（临床药师/检验师）→药动学处理（临床药师/医生）→调整给药方案（医生/临床药师）。

在 NICU 开展用药监护，使药学、医疗、护理监护有机结合在一起，临床医生、临床药师、护士形成全方位的监护团队，药师发挥积极作用，指导医护人员合理用药、经济用药，监测患儿用药的全过程，发现和报告药物的不良反应。临床护士在 NICU 实施用药监护的主要工作内容如下。

（1）及时准确给药：药名、浓度、剂量、给药途径等准确给药，防止差错。

（2）用药反应观察：包括药物疗效、副反应、中毒反应等观察。

（3）采集各种药物浓度监测的样本。

（四）采集样本的时间

药物在体内的血药浓度是随时间变化的，取样的时间不同，测得的血药浓度值也会不同。因此，在 TDM 工作中取样时间的把握非常重要。取样时间的确定是根据 TDM 的目的及所使用的药物的动力学特点等因素决定的。

（1）长期使用某药物而进行的定期监测，需测定稳态浓度，即在用药后至少 5 个半衰期（$t_{1/2}$）以后取样。

（2）治疗指数低，安全范围窄的药物，通常需要分别测定稳态的峰浓度和谷浓度。如果患儿临床表现类似中毒症状，此时需要测定的是药物的峰浓度；若中毒情况紧急可随时取样以明确诊断。毒副作用较强的药物应尽量减少药物的用量。药物使用中感觉疗效不明显，应测定谷浓度。

（3）需要确定某个具体患儿的药代动力学参数，取样点不得少于 10 个，时间段为 3~5 个半衰期。其中吸收相、平衡相不得少于 3 个点，消除相 4~6 个点。

不同目的浓度的样本采集时间见表 9-3。

表 9-3　不同目的浓的样本采集时间

目的浓度	样本采集时间
稳定浓度 Css	开始用药后 4 个 $t_{1/2}$ 血药浓度可达稳定浓度的 94%；经过 5 个 $t_{1/2}$ 血药浓度可达稳定浓度的 97%；经过 7 个 $t_{1/2}$ 血药浓度可达稳定浓度的 99%。因此，给药 5 个 $t_{1/2}$ 取血可认为血药浓度可达稳定浓度
峰浓度 Cmax	静脉滴注给药后 15~30min，肌内注射给药后 1h，口服给药后 1~2h，取血测得的结果为峰浓度
谷浓度 Cmin	下次给药前取血测得的结果为谷浓度

（五）几种新生儿常用药物的监测

新生儿的药物动力学复杂，药物毒性反应高，为 24%，儿童及成人为 6%~17%。新生儿需监测的药物是治疗量与中毒量比较接近的药（氨茶碱、地高辛等），毒性较大的药（氨基糖苷类）。几种新生儿常用药物监测见表 9-4，几种药物监测时取血样本的时间见表 9-5。

表 9-4 几种新生儿常用药物的监测

药物名称	治疗浓度范围	潜在中毒剂量
地高辛	0.8~2ng/ml 新生儿 <2ng/ml	>2ng/ml
氨茶碱	成人：10~20μg/ml 新生儿：5~10pg/ml	成人：20μg/ml 新生儿：15μg/ml
庆大霉素	Cmax15~12μg/ml Cmin<2μg/ml	12μg/ml
阿米卡星	Cmax15~25μg/ml Cmin<5μg/ml	
万古霉素	Cmax20~40μg/ml Cmin5~10μg/ml	
氯霉素	10~25mg/L	100mg/（kg·d）
苯妥英钠	10~20μg/ml	25μg/ml
咖啡因	5~25μg/ml	

注：摘自《临床药理学》第 3 版，徐叔云主编

表 9-5 几种药物监测时取血样本的时间

药物名称	给药途径	测峰值	测谷值	达稳态时间
氨茶碱	静脉注射 口服	1h 2h（负荷量） 4h（普通量）	5h 下次给药前	儿童：6~4h 新生儿：>7d
丙戊酸钠	口服	1~4h	晨间服药前	2d
庆大霉素	静脉注射	0.5~1h	下次给药前	儿童：2.5~12.5h 新生儿：10~45h
地高辛	口服	12h	下次给药前	2~10d
苯巴比妥	口服	Css 任何时间	下次给药前	10~18d

续表

药物名称	给药途径	测峰值	测谷值	达稳态时间
阿司匹林	口服	3d		3d
氨甲蝶呤	口服	24h		12~24h
利多卡因	静脉注射	1h		5~10h
		6~12h（负荷量）		
		6~12h（维持量）		
卡马西平	口服	7d	下次给药前	7d

注：摘自《儿科药物治疗学》第 2 版，胡亚美等主编

二 NICU 用药监护的观察重点及护理

1. 应用 PS 时的监护

治疗同时应对血氧和生命体征进行监测，使 PaO_2 维持在 6.7~9.8kPa，SaO_2 维持在 87%~95%，对同时应用 CACP 或机械通气的患儿进行呼吸管理。

2. 应用氨茶碱时的监护

氨茶碱作为兴奋呼吸中枢药物，多年来一直用于预防和治疗早产儿出生后出现呼吸暂停，但氨茶碱治疗浓度与中毒浓度接近，且个体差异较大，监护内容包括：

（1）有条件的 NICU 应测定氨茶碱的血药浓度。

（2）注意给予准确剂量，微量泵控制滴注速度和给药时间间隔。

（3）观察患儿有无茶碱中毒体征，即烦躁不安、易激惹、心跳呼吸次数加快、四肢震颤、抖动等。

3. 应用抗感染药物时的监护

细菌感染仍是早产儿死亡最常见原因，院内感染常为多重耐药菌。因此，临床护士在 NICU 中应加强抗菌药物的观察监护，为医生提供第一手临床资料。主要对策如下：

（1）严格掌握抗生素的应用指征：应根据 NICU 感染流行菌株及院内耐药菌株的监测结果，重视细菌培养（可反复多次培养）与药敏试验，与医生、药师一起制订合理的用药方案。

（2）密切观察使用抗生素导致的并发症：

1）早产儿新生儿的神经系统仍在发育阶段，血脑屏障发育未成熟，药物易透过血脑屏障，直接作用于较脆弱的中枢神经系统，产生不良反应。卡那霉素、庆大霉素等氨基糖苷类药物易致听神经损害。碳青霉烯类如亚胺培南/西司他丁剂量较大时，在中枢神经系统浓度较高，会出现惊厥症状，如脑膜炎球菌在应用头孢菌素效果不佳需要使用碳青霉烯类时，临床药师建议尽可能使用中枢毒性较低的美罗培南。

2）早产儿生存能力差，肝药酶系统发育不成熟，肾功能不完善使药物的代谢和排泄受影响，且由于循环血浆蛋白较少，游离药物浓度较高，更易产生不良反应。可使用对肝肾功能影响较小的第三代头孢菌素，如头孢噻肟钠。

3）不主张用广谱抗生素预防感染。早产儿用抗生素预防感染是没有意义的，反而更易导致耐药菌株的出现，引起消化道和呼吸道的菌群失调。

4. 早产儿光疗时血钙的监测

早产儿黄疸是常见的症状，而且持续时间较长，光照疗法作为降低血清非结合胆红素首选方法，方法简单，疗效肯定。但有研究结果显示，患儿光疗后血清总钙和游离钙明显降低，尤以早产儿为甚，部分早产儿会出现低钙体征，故早产儿接受光疗的过程中应监测血清钙水平。当血清总钙低于 1.8mmol/L 或游离钙低于 0.9mmol/L 时，应及时补充 10% 葡萄糖糖酸钙 1~2ml/kg 或光疗的同时常规补钙。

NICU 开展用药监护，医疗、药学、护理有机结合在一起，临床药师与医生、护士形成全方位的监护团队，监测患儿用药的全过程，降低药物的不良反应。并设计药物治疗方案（即个体化用药），对药物做出综合评价，从而提高临床治疗效果。

第四节　相关护理技能

一　口服给药法

（一）目　的

药物经口服后被胃肠道吸收和利用，以达到治疗疾病、缓解症状、协助诊断等目的。

（二）评　估

（1）早产儿一般情况：孕周、日龄、体重。

（2）早产儿用药史、过敏史、不良反应等情况。

（3）早产儿的病情、吞咽能力、有无口腔或食管疾病、有无胃食管反流等。

（三）计　划

（1）用物准备：口服药、药卡、治疗车、药杯、研钵、搅拌棒、水壶、洗手液、毛巾。

（2）家属准备：了解家属对早产儿所服药相关知识的认知程度。告知家属用药目的及相关注意事项等，取得配合。

（3）环境准备：整洁、安静、安全。

（四）实　施

1. 操作步骤（表9-6）。

表9-6　口服给药法的操作步骤及要点与说明

操作步骤	要点与说明
（1）洗手，戴口罩	防止交叉感染
（2）备齐用物	
1）核对：早产儿信息、药物信息	严格遵循查对制度（药物信息包括药名、浓度、剂量、方法、时间等）
2）根据医嘱准备药物	能吞咽的早产儿，用研钵研碎药物，药杯内可放少许糖水混合 为鼻饲早产儿给药，应将药物研碎，用温水溶解后由胃管注入
（3）携带用物至早产儿处	
（4）核对早产儿信息、药物信息	核对早产儿口服药卡、腕带信息相符 特殊药物必须经双人核对
（5）喂药	喂药应在喂奶前或2次喂奶间进行
1）适度抬高早产儿头部并使头部偏向一侧	半卧位体位，避免呕吐、引起窒息
2）用小毛巾围于早产儿颈部	
3）操作者左手固定早产儿前额并轻捏患儿的双颊，右手拿药杯或小汤匙从早产儿下口角喂入口内，并停留至早产儿咽下药物	防止药液溢出，打湿衣服 协助早产儿张口和吞咽，确保喂药顺利 若患儿有呛咳，应停止喂药并轻拍背部

续表

操作步骤	要点与说明
4）喂药顺利，再喂少许温开水或糖水	若有异常，及时与医生沟通
（6）喂药后	
1）核对早产儿信息和药物信息	操作后查对，确保准确无误
2）协助早产儿取舒适卧位，必要时头偏向一侧	防止呕吐，引起窒息
3）观察用药效果及不良反应	
（7）整理用物	按分类处理原则
（8）洗手、记录	医嘱执行单上记录给药时间、药物不良反应等，并签名

2. 健康教育

向患儿家属宣传药物的有关知识，使家属主动遵守医嘱以提高疗效，减轻不良反应的发生。指导患儿家属在服药时应该遵守以下要求：

（1）吞服的药物通常用40~60℃温开水送下，一般不用牛奶等代替温开水。

（2）健胃药宜在饭前服，助消化药及对胃黏膜有刺激性的药物宜在饭后服，催眠药在睡前服。

（3）对呼吸道黏膜起安抚作用的药物服用后不宜立即饮水，同时服用多种药物应最后服用止咳糖浆。

（4）抗生素及磺胺类药物应准时服药，磺胺类药物服药后要多饮水。

（5）服强心苷类药物需加强对心率、节律的监测，脉率 < 60 次 / 分或节律不齐时应暂停服用，并告知医生。

（6）服用利尿剂需记录出入量。

（五）评 价

（1）早产儿家属能主动配合，遵医嘱按时、安全、正确服药，达到治疗效果。

（2）早产儿家属了解用药的目的和注意事项。

（3）早产儿家属了解治疗效果和不良反应，一旦发现异常，及时报告医护人员。

二 雾化吸入法

（一）目 的

（1）预防和控制呼吸道感染。

（2）解除支气管痉挛。

（3）稀释和松解黏稠的分泌物。

（4）湿化呼吸道。

（二）评 估

（1）评估患儿的过敏史、用药史。

（2）用药目的、呼吸道状况及配合能力等。

（三）计 划

1. 用物准备

药液、药物治疗单、无菌注射器、雾化驱动装置（氧驱动、空气驱动等）、雾化器面罩、治疗盘、弯盘。

2. 家属准备

了解治疗目的、药物名称，患儿家属愿意配合。

3. 环境准备

安静、整洁、安全，远离火源。

4. 护士准备

由注册护士执行；进修护士在其能力得到带教护士的认可后，方可执行；非注册护士、实习护士见习。

（四）实　施

1. 操作步骤（表9-7）。

表9-7　雾化吸入的操作步骤及要点与说明

操作步骤	要点与说明
（1）核对早产儿信息、药物信息	核对医嘱、床号、姓名、药物名称、剂量、浓度、时间、用法
（2）向家属解释	指导家属合作，早产儿喂奶后慎雾化，避免呛咳引起窒息
（3）洗手，戴口罩	
（4）按医嘱抽吸药液，注入雾化器；准备雾化装置	
（5）携用物至早产儿床旁	
（6）核对早产儿	准确无误
（7）协助早产儿取安全、舒适体位	避免仰卧位
（8）连接雾化装置	确保连接紧密
（9）打开开关，待药液呈雾状喷出后调节适宜的雾量，给早产儿戴上面罩或口含嘴，辅助早产儿吸入。对于气管切开的早产儿，可直接将面罩置于气管切开造口处，直至药液用尽	墙式氧气流量表，建议流量调至4~5L，避免压力过大，导致导管脱落 雾化器应竖直，防止药液外漏 对于烦躁的早产儿，嘱家属用手托住面罩 勿将雾化气体喷及眼部
（10）注意观察早产儿的面色，有无呛咳	
（11）雾化结束，先摘去面罩或口含嘴，再关闭雾化装置开关	
（12）雾化后评价疗效和不良反应	必要时帮助拍背，鼓励咳嗽、吸痰
（13）合理安置早产儿，助早产儿清洁面部，整理床单位	
（14）清理用物	依废弃物处理原则处理 雾化吸入的面罩、口含嘴一人一套，防止交叉感染
（15）洗手，脱口罩	
（16）记录	在医嘱执行单上记录时间并签名

2. 健康教育

（1）向早产儿家属介绍雾化吸入的相关知识，指导家属协助患儿正确地吸入药物，更好地发挥药物疗效。

（2）指导早产儿家属雾化后正确拍背，帮助早产儿排出痰液，避免或减轻呼吸道感染。

（3）向早产儿家属宣传预防呼吸道疾病的相关知识。

（五）评 价

（1）早产儿雾化吸入后痰液较容易排出，吸入支气管解痉药后，治疗作用明显。

（2）早产儿家属了解雾化吸入的相关知识，在治疗中积极配合。

三 微量输液泵使用法

（一）目 的

精确控制输液给药的输注速度和总量。

（二）评 估

（1）早产儿的病情、年龄、体重、心肺功能、血管情况等。

（2）药物的种类、渗透压特性、浓度等。

（三）计 划

1. 用物准备

微量输液泵、延长管、输注药液。

2. 患儿准备

输液通路保持通畅。

3. 环境准备

安静、整洁、安全。

4. 护士准备

由注册护士执行；进修护士在其能力得到带教护士的认可后，方可执行；非注册护士、实习护士见习。

（四）实　施

1. 操作步骤（表9-8）。

表9-8　使用微量输液泵的操作步骤及要点与说明

操作步骤	要点与说明
（1）核对治疗信息和早产儿信息	两人合作保证查对准确、安全
（2）计算输液速度（ml/h）	
（3）洗手，选择合适的针筒配置输注药液，接上延长管，排气，并在针筒上贴标签	标签上注明床号、姓名、药物稀释浓度、用药时间、姓名
（4）携至早产儿床边，核对早产儿信息	
（5）接上电源，打开电源开关	尽可能直接接入电源使用，避免电池使用寿命缩短
（6）将针筒正确放在微泵上，待微泵确认针筒大小	微量泵自动确认或根据相应确认键确认放置针筒时针乳头朝下
（7）设置输液速度	
（8）将延长管与早产儿静脉注射部位连接	
（9）再次核对早产儿信息和用药信息，按"开始"键，微泵开始运作	绿色指示灯闪动时提示正常运作
（10）输液巡视，观察早产儿	常规每小时巡视1次 观察输液速度与实际进液量是否符合 观察有无与输液相关的并发症 微泵报警，及时排查并处理（阻塞、低电压、药液将尽等）
（11）输液结束后关机，断开电源	
（12）处理用物	使用中的微泵每日用消毒液擦拭，微泵用毕进行总消毒
（13）微泵保养	备用状态时每周充电1次（至少24h）

2. 健康教育

（1）早产儿家属了解报警发生时，要立即报告医护人员。

（2）指导早产儿家属观察有无与输液相关的并发症，若有异常，及时报告医护人员。

（五）评　价

微量输液泵运作正常，及时、准确输入药液。

四　眼部给药法

（一）目　的

（1）眼部治疗用药，如眼部感染（如杀菌、消炎）或其他原因（如扩瞳，缩瞳）需要眼部用药时。

（2）眼部检查或手术前准备。

（3）对眼部的异物或分泌物实施冲洗治疗。

（二）评　估

（1）早产儿一般情况：孕周、日龄、体重。

（2）早产儿用药史、过敏史、不良反应等情况。

（3）早产儿的病情，眼睑、结膜、角膜有无异常，有无眼部受伤等。

（三）计　划

1. 用物准备

医嘱指定眼药、无菌棉签或棉球、生理盐水棉球、给药治疗记录单。

2. 家属准备

向家属解释，以取得合作。

3. 环境准备

整洁、安静、安全，光线适宜。

4. 护士准备

由注册护士执行；进修护士在其能力得到带教护士的认可后，方可执行；非注册护士、实习护士见习。

（四）实　施

1. 操作步骤（表9-9）。

2. 健康教育

（1）指导早产儿家长眼药要保持无菌，放置在阴凉、干燥、避光的地方保存。

（2）指导早产儿家长观察早产儿眼部情况，正确使用眼药，了解用药后的反应。

表 9-9 眼部给药法的操作步骤及要点与说明

操作步骤	要点与说明
（1）洗手，戴口罩	防止交叉感染
（2）备齐用物	严格遵循查对制度，医嘱与执行单查对准确无误，如有疑问应核对无误后方可给药
1）核对：药物信息、早产儿信息	药物信息：包括药名、浓度、剂量、方法、时间等，检查药物是否过期、变质、沉淀
2）根据医嘱准备药物：眼液或眼膏	早产儿信息：与腕带核对床号、姓名、性别、孕周、住院号疾病等
（3）备齐用物携至早产儿床旁	
（4）核对早产儿信息	核对早产儿医嘱执行单、腕带信息相符特殊药物，必须经双人核对
（5）助手或家属协助采取舒适姿势，可取仰卧位或坐位，头微向后倾	
（6）确定需滴药的眼睛，观察患眼，若有分泌物或结痂，以无菌生理盐水棉球擦拭，不易擦掉时可用棉球湿敷几分钟，再从内眼角向外眼角方向轻轻擦拭	双眼用药，应先右眼或健眼，再左眼或患眼，先轻后重 从内眼角到外眼角方向擦拭可预防微生物进入泪道
（7）一手拇指轻轻向下拉开下眼睑	将下眼睑压下眼眶，可预防直接压迫和损伤眼球，还可以预防手指碰触眼睛，使敏感的角膜上移离开结膜囊，并减少眨眼反射
（8）再次核对药物	
（9）用眼药	若同时应用眼药液或眼药膏，应先滴眼药液数种药物同时应用，应先滴刺激性小的药液，间隔 2~3min
1）眼药液滴入法 ①将药液瓶盖打开，瓶盖向上放置；②另一手持药液，先弃去 1~2 滴，距早产儿结膜囊上方 2~3cm，滴管呈 45°，以小指固定于早产儿前额上，将医嘱规定数量的药液滴入下穹隆；③使下拉开的眼睑复原早产儿闭眼 1~2min；④以无菌棉球轻按眼内眦 30~60s；⑤以无菌棉球将多余药液由眼内眦向外轻拭	避免瓶口污染 滴药时防止滴管触碰眼内组织，避免眼睛损伤和感染 若药液为混悬液，使用前应摇匀 若药液须避光，用完后即放回避光处 眼药液不宜直接滴在角膜上 可使眼药液均匀分布整个眼球 眼部神经受损无法闭合者，协助闭合，将过多的药液吸收，或者用无菌纱布覆盖于双眼 预防药液流到鼻咽部而吸收入血，进而引起全身反应

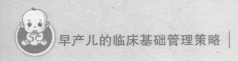

续表

操作步骤	要点与说明
2）眼药膏给药法 ①手持眼药膏，由眼内眦向外眦，挤1cm长的药膏于下穹隆部结膜囊内；②使下拉开的眼睑复原闭上眼睛，用棉球轻轻按摩眼睑	眼药膏宜在晚上睡前或于手术后使用 注意眼药膏管口勿触及眼睛的任何部位，以防污染 进一步促使药物均匀分布
（10）核对早产儿信息及治疗信息	确保用眼药准确无误
（11）观察用药后反应	
（12）整理早产儿床单及用物，洗手	按废弃物分类原则处理
（13）记录	给药后在医嘱执行单上记录并签名

（五）评　价

（1）滴眼药方法正确、及时、准确。

（2）早产儿家属了解用药目的、积极配合。

五　鼻部给药法

（一）目　的

（1）鼻腔治疗用药达到消炎、消肿、抗过敏等目的。

（2）减轻鼻塞症状保持呼吸道通畅。

（3）治疗严重鼻出血。

（二）评　估

（1）早产儿一般情况：孕周、日龄、体重。

（2）早产儿用药史、过敏史、不良反应等情况。

（3）评估早产儿鼻腔，有无堵塞、感染和严重的鼻出血等状况。

（三）计　划

1. 用物准备

医嘱药物、棉球、给药执行单。

2.家属准备

向家属解释用药的目的和注意事项，以取得合作。

3.环境准备

整洁、安静、安全，光线适宜。

4.护士准备

由注册护士执行；进修护士在其能力得到带教护士的认可后，方可执行；非注册护士、实习护士见习。

（四）实 施

1.操作步骤（表9-10）。

表9-10 鼻部给药法的操作步骤及要点与说明

操作步骤	要点与说明
（1）洗手，戴口罩	防止交叉感染
（2）备齐用物	严格遵循查对制度，医嘱与执行单查对准确无误，若有疑问，应核对无误后方可给药
1）核对药物信息、早产儿信息	药物信息包括药名、浓度、剂量、方法、时间等，检查药物是否过期、变质、沉淀
2）根据医嘱准备药物：滴鼻药液	早产儿信息：与腕带核对床号、姓名、性别、孕周、住院号、疾病等
（3）备齐用物携至早产儿床旁	
（4）核对早产儿信息	核对早产儿医嘱执行单、腕带信息相符特殊药物，必须经双人核对
（5）用生理盐水棉签清洁鼻腔	清除鼻腔黏液和分泌物，促进药物分布
（6）助手协助早产儿取适宜的姿势，若采取坐姿，侧头向后仰；若采取卧姿，则平躺或取患侧卧位，于肩下垫枕头，使头向后仰；取侧卧仰颏位时鼻部转向上肩方向	恰当的体位有助于药物到达病变部位
（7）将药瓶打开，瓶盖向上放置	避免瓶口污染
（8）一手将鼻尖往上轻推，使鼻孔打开，另一手将药瓶口对准鼻孔上方1cm，挤压药瓶将药物向筛骨中线方向滴入，轻捏鼻翼	注意瓶口勿接触鼻孔，如用鼻滴管，插入约1.5cm预防早产儿将药物吸入气道

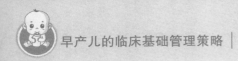

续表

操作步骤	要点与说明
（9）协助早产儿保持此姿势约 5min	促进药物吸收
（10）用棉球将鼻孔外药液擦拭净	
（11）协助早产儿恢复舒适体位	
（12）整理早产儿床单位及处理用物	按废弃物分类原则处理
（13）洗手	
（14）记录	给药后在医嘱执行单上签名

2. 健康教育

（1）指导早产儿家属用药后观察用药反应 15~30min，观察早产儿的鼻部情况。

（2）指导早产儿家属保持早产儿适当的姿势，促进药物疗效。

（五）评　价

（1）滴鼻药方法正确、及时、准确，达到治疗目的。

（2）早产儿家属了解用药目的、积极配合。

（李胜玲　李　玉）

第十章

早产儿相关疾病
的筛查策略

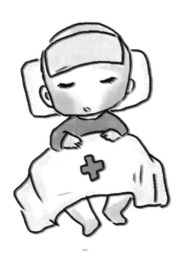

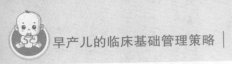

第一节　早产儿听力筛查

　　根据 2006 年我国第二次残疾人抽样调查数据统计，全国各类残疾人总数为 8296 万人，其中听力残疾 2780 万人。由此可见，听力障碍的发病在所有致残疾病居首位。听力损失如不能被及时发现，不但影响儿童（言语和认知发育、教育、就业、婚育）及家庭（沟通障碍、心理、经济负担），还会成为社会沉重的负担，影响社会经济发展。现代科学技术已经可以对新生儿及婴幼儿进行早期听力检测和诊断，如能对明确诊断为永久性听力损失的婴幼儿在出生 6 个月内进行科学干预和康复训练，绝大多数可以回归主流社会。

　　新生儿及早产儿听力早期检测及干预项目包括听力筛查、诊断、干预、随访、康复训练及效果评估，是一项系统化和社会化的优生工程，需要严格的质量控制。

一　早产儿听力筛查

　　新生儿听力筛查（UNHS）是指通过耳声发射、脑干听觉反应和声阻抗等电生理学检测，在新生儿出生后自然睡眠或安静的状态下进行的客观、快速和无创的检查。国内外报道表明，正常新生儿和存在听力损失高危因素的新生儿听力障碍的发病率差异较大，正常新生儿发病率为 $1‰~3‰$，高危因素新生儿发病率为 $2\%~4\%$。

　　1. 耳声发射

　　耳声发射是通常声波传入内耳的逆过程，即产生于耳蜗的声能经中耳结构再穿过鼓膜，进入耳蜗的外毛细胞，然后由外毛细胞反射出能量，在外耳道记录得到。较自动听性脑干诱发电位技术更快，但更易受外耳、中耳分泌物或液体影响，导致重筛率较高。另外，它不能检测某些感觉神经性耳聋，包括听不同步。

　　2. 自动听性脑干诱发电位技术

　　自动听性脑干诱发电位技术是对置于头皮的三个电极产生的咔嗒声致听觉系统反应引起的脑电波进行检测。随日龄增长更易获得稳定的脑电波。在超过 34 周龄进行自动听性脑干诱发电位技术更可信。通过专用测试探头可实现快速、无创的自动听性脑干诱发电位技术检测。目前由于听神经以上的听路损伤的风险增加，包括听不同步，故推荐用自动听性脑干诱发电位技术筛查 NICU 出院的失聪儿。自动听性脑干诱发电位技术与筛查型耳声发射联合应用于筛查工作，可更全面地检查新生儿耳蜗、听神经传导通路、脑干的功能状态。

（1）听力筛查的时间：①初步筛查过程（初筛），即生后 3~5d 住院期间的听力筛查。②第 2 次筛查过程（复筛），即出生 42d 内的婴儿初筛没"通过"；或初筛"可疑"；甚至初筛已经"通过"，但属于听力损失高危儿，如重症监护病房患儿，需进行听力复筛。

（2）听力筛查对象：听力筛查对象主要有两种。①所有出生的正常新生儿。②具有听力障碍高危因素新生儿。

（3）听力障碍高危因素：①母亲在怀孕期间使用耳毒性药物。②母亲患巨细胞病毒、风疹病毒、疱疹病毒、梅毒或弓形体引起的宫内感染。③出生体重小于 1500g。④出生后 1min Apgar 评分低于 4 分；出生后 5min Apgar 评分低于 6 分；具有先天性或迟发性的儿童期听力损伤的家族史；父母近亲结婚。⑤ NICU 中住院超过 24h。⑥机械通气时间超过5d。⑦患高胆红素血症。⑧患细菌性脑膜炎。⑨颅面形态畸形，包括耳廓和耳道畸形等。⑩有听力障碍家庭史。⑪临床上怀疑存在与听力障碍有关的综合征，如常见的 Usher 综合征等。

（4）听力初筛和复筛方案正常分娩和 NICU 新生儿应采用不同的筛查方案：①正常分娩，用筛查型耳声发射或脑干听觉反应作为一线初筛工具。所有新生儿在出院前均应接受听力初筛。未通过初筛的应在出生42d 内进行复筛。复筛时一律双耳复筛，即使初筛时只有单耳未通过，复筛时亦均应复筛双耳。复筛仪器同初筛。②入住 NICU 的新生儿及早产儿，病情稳定，出院前应施行自动听性脑干诱发电位技术筛查，以免漏掉蜗后听力损失（如听神经病）。未通过自动听性脑干诱发电位技术测试的早产儿，应直接转诊到听力中心复筛，并根据情况进行包含诊断性自动听性脑干诱发电位技术在内的全面听力学评估。③在 1 月龄内再次住院治疗的婴幼儿（无论住 NICU 或普通病房）。当伴有迟发性听力损失的可能时（如有换血指征的高胆红素血症或血培养阳性的败血症等），出院前应复筛听力。

在听力筛查时除力求发现已经存在的听力损失外，还要通过分析病史和家族史，了解受试者是否有迟发性听力损失的高危因素，可疑者应对其听力进行定期跟踪和随访。

3. 不同因素对筛查结果的影响

研究表明，听力筛查用筛查型耳声发射或自动听性脑干诱发电位技术结果受多种因素的影响，主要包括以下 4 个方面：

（1）新生儿期外耳道羊水、胎脂、胎性残积物滞留会使耳声发射的传入刺激声和传出反应信号衰减或消失，从而导致耳声发射引出信号的减弱或消失。因此，筛查前适当用小棉棒清理外耳道，使外耳道洁净尤为重要。此外，筛查时间的确立也是引起假阳性的重要因素之一，过早进行听力筛查会导致假阳性增高。国内外研究显示，初筛的适宜时间为新生儿出生后的 48h 以后。

（2）新生儿中耳积液是筛查型耳声发射测试结果的主要干扰因素。中耳积液的患儿，无论耳蜗功能正常与否，其测试结果均可显示为异常。笔者认为如果是由于新生儿中耳积液导致筛查未通过，随着中耳积液的吸收，3 个月后听力诊断性检查时有的患儿听力可转变为正常，这种情况称为"阳转阴"可能更为合适。

（3）筛查时小儿体动较多或烦躁。会出现假阳性，应该尽量避免。另外，如发现小儿感冒、鼻塞、流涕、咳嗽或喉鸣及呼吸音重等情形，建议先行治疗，等待症状好转后再进行复查，以免出现假阳性。如果小儿喉鸣及呼吸音较重，反复治疗效果不佳，又确实需要了解听力情况时，建议直接进行诊断性听力检查。

（4）技术及操作等不规范。如耳塞未完全插入外耳道、耳塞的插头与导线之间断线、测试环境不符合标准等。

二 诊断性听力学评估

未通过复筛的婴幼儿，都应在 3 月龄接受听力学和医学评估确保在 6 月龄内确定是否存在先天性或永久性听力损失，以便实施干预。目前新生儿筛查技术主要有耳声发射和脑干听觉反应，两种技术是目前国际公认的，都是无创性的。阈值 ≥ 35dB 视为异常，需要进一步检查。

复筛未通过的患儿应由听力检测机构进行耳鼻咽喉科检查及声导抗、耳声发射、听力脑干诱发电位检测、行为测听及其他相关检查，必要时进行医学和影像学评估，做出诊断。对于具有听力损失高危因素的儿童，应根据可能发生的迟发性听力损失状况，制订个体化的听力再评估的时间和次数方案。对于通过新生儿听力筛查通过但具有听力损失高危因素的婴幼儿，至少 3 岁内每 6 个月进行 1 次听力随访，若可疑有听力损失，应及时进行听力学评估。

1. 测试时间

出生后 3~6 个月。

2. 测试环境要求

环境噪声低于 30dB（A）的隔声屏蔽室。

3. 客观听力检测项目包括

诊断性耳声发射，1kHz 声导抗测试，短声及短纯音自动听性脑干诱发电位技术和骨导自动听性脑干诱发电位技术等。

4. 主观听力检测项目包括

小儿行为测听（BOA、VRA、PA、PTA），言语检测及听觉言语发育评估表。

诊断性听力学评估未通过复筛的婴幼儿，都应在 3 月龄接受听力学和医学评估，确保在 6 月龄内是否存在先天性或永久性听力损失。

三 随访检查

（1）自动听性脑干诱发电位技术异常早产儿应进行随访检查。双耳均异常者应在 2 周内进行诊断性自动听性脑干诱发电位技术。单侧异常者在 3 个月内随访。检查包括全面诊断性特定频率、自动听性脑干诱发电位技术检测听阈值。评估中耳功能，观察婴儿对声音的行为反应，父母描述的交流初期表现及听觉行为也应纳入评估。

（2）有进行性或晚发性感觉神经性耳聋和（或）传导性耳聋高危早产儿应持续监测，即使开始检测结果正常。目前要求在2岁前至少每6个月检测一次。

（3）轻或单侧耳聋患儿也应密切监测，其发生进行性耳聋及异常语言交流能力的风险增加。

（4）应有基础护理人员监测所有婴幼儿听力语言发育是否正常。

四 听力损伤

1.听力损伤的病因

（1）遗传：如果听力障碍是先天性的，多伴有其他畸形存在，听力障碍只是其中的一个表现，称为综合征性听力障碍。它也可以单独存在，没有其他畸形的称为非综合征性听力障碍。先天性遗传性听力障碍中约有80%为常染色体隐性遗传，18%为常染色体显性遗传，2%为X性遗传。

（2）非遗传性：①胎儿期，宫内病毒感染，特别是风疹病毒。②围生期，患有严重疾病新生儿可能导致听力障碍。如严重窒息宫内窘迫、碱中毒、长期机械通气、出生体重<1500g、高胆红素血症等。③产后，产后引起新生儿听力损害的因素很多，如急慢性中耳炎、中枢神经系统感染、应用耳毒性药物、自身免疫性疾病、听觉传导通路肿瘤等，对新生儿来说前几种为主要因素。

2.听力损伤的评估

（1）内科评估。

（2）由对婴儿诊治有经验的耳鼻喉专家、耳科医生进行彻底检查。必要时进行CT或MRI检查。

（3）所有真性耳聋者进行遗传评估会诊。

（4）儿眼科医生检查可能与耳聋相关的眼部异常。

（5）如果需要，应请儿童保健科、神经科、心脏科、肾脏科会诊。耳聋分级及严重程度的界定见表10-1。

表 10- 1　耳聋分级及严重程度的界定

轻	中	重	严重
15~30dB	30~50dB	50~70dB	> 70dB

五　小儿康复治疗

真性耳聋婴儿应早期选用合适的干预设备以帮助儿童获得适当的语言能力，尽快选用助听方法。严重或双侧完全耳聋者应在 1 岁内植入人工耳蜗。应尽早提供早期干预咨询信息，使患儿父母根据医生建议尽早做出决定。

1. 听力损伤确诊后的干预

新生儿听力筛查、诊断和干预，这是完整的听力康复系统工程。干预措施为最后环节。采用何种方法及何时进行干预，对患儿的听力、言语及语言康复很重要。干预包括医学干预、听力补偿或重建及听功能训练和语言康复训练。

2. 医学干预

医学干预是指医生提出医学诊断，即听力损失的原因、程度及部位，并采用治疗手段来恢复听力的方法。

（1）先天性外耳及中耳发育畸形：根据畸形分类不同，采用不同的外科手术治疗，一方面外耳整形和耳廓再造，另一方面改善听力。双侧耳廓及外耳道畸形，应尽早选配助听器，促进言语语言发育。

（2）外耳道耵聍：在新生儿时期，耵聍过多且难以自然排出，可阻塞外耳道。在这种情况下，因此采用耳声发射检查往往可造成耳声发射能量消失，而且也可影响声导抗检查，必须要清除外耳道耵聍。

（3）急性分泌性中耳炎：新生儿期少见，婴幼儿可发生。急性分泌性中耳炎往往是由上呼吸道感染及免疫变态反应引起。其可以造成鼓室积液减少及听力下降。根据临床症状、耳科显微镜检查及听力学检查，包括耳声发射、声导抗检查等可以明确。可采用病因治疗，应用糖皮质激素及抗过敏药物，在鼻腔内可滴麻黄碱。药物治疗无效可采用经鼓膜穿刺抽液，切开引流及经鼓膜安装通气管，以改善和恢复患儿的听力。

3. 听力补偿或重建

听力补偿或重建主要包括助听器选配和人工耳蜗植入。

（1）助听器选配：永久性感音神经性听力损失患儿选配助听器听力障碍的程度一般在中度至重度，甚至有专家主张轻度听力障碍也需选配助听器，进行听力矫正。单侧听力损失者也可以选配助听器，双侧听力损失应选配双侧助听器。双耳选配优点是有利于分辨声源，提高声源定向能力，整合效应好，听声音的响度增加等。

（2）人工耳蜗植入：人工耳蜗植入装置是一种模拟人耳蜗功能的转换器。它将声音信号通过言语处理器转变成电信号，传入内耳的电极，直接兴奋听神经，从而产生听觉。人工耳蜗装置主要分两大部分，即植入部分（包括接收装置和多道电极）和外接部分（包括耳机、发射器、言语处理器等）。对双侧重度或极重度感音神经性听力障碍患儿，使用助听器3~6个月无明显效果，在10个月左右进行人工耳蜗术前评估，建议尽早实施人工耳蜗植入手术。

4. 听功能训练和言语－语言康复训练

患儿经助听器选配和人工电子耳蜗植入听力矫正之后，需进行听功能训练和言语－语言康复训练。需要有医生、听力学家、言语语言治疗师、特殊教育者和心理学家参加。与患儿建立长期关系对支持儿童的听力和语言的发育相当重要，使失聪患儿能听到声音，并能理解讲话。

（1）听功能训练：内容包括听觉察觉、听觉注意、听觉定位、听觉识别、听觉记忆、听觉选择、听觉反馈。

（2）言语－语言康复训练：言语训练程序为音素、音节、单词以及短句训练。对于语言康复应遵循以下几点：①有条件最好在康复中心进行系统训练。②激发失聪儿的语言兴趣。③循序渐进，从音素到短句，重复攻关。④抓住言语行为环节，安排对话内容。⑤言语－语言康复训练评估为言语识别率和语言表达率。

六 预 后

预后依赖于异常严重程度及诊治时间。中枢听力途径正常成熟依赖于早期最大信号输入，为使大脑听觉区获得最佳发育，越早启动康复计划，婴儿获得年龄相当的语言交流能力的可能性越大。6 月龄时安装助听器有助于改善语音效果。在 3 个月前应用早期干预设备可改善 3 岁时的认知发育结果。早期植入人工耳蜗，并由多学科团队积极治疗的患儿语言交流能力，结果也极有希望改进。

第二节 早产儿视网膜病的筛查

早产儿视网膜病变（ROP）因其终末期表现曾被称为晶状体后纤维增生症，是一种发育性血管增殖性病变，多发生于视网膜血管化不完全的早产儿。仅次于皮质盲，ROP 是美国儿童期致盲的最常见原因。早产儿经常发生的其他眼科疾病包括弱视、斜视和屈光不正。

一 眼部特征

早产儿和足月儿眼球的大小和特征是不同的。

（1）妊娠 28 周时胎儿眼球直径为 10~14mm，而足月时为 16~17mm。

（2）早产儿的角膜和玻璃体可能是混浊的，妨碍观察眼底。常见晶状体周边部小空泡。此外，退化不全的玻璃体动脉可能在玻璃体内呈现为白色或红色的条带。

（3）晶状体的前血管囊的血管退化方式一致，并与 27~34 周孕龄具有较好的相关性。

（4）早产儿瞳孔较足月儿略小，为 3~4mm。瞳孔对光的反射性收缩在妊娠 30~32 周开始出现，35 周后一直存在。

（5）早产儿泪液产生减少，可能会导致眼部检查时角膜干燥、局部用药吸收增加或掩盖先天性泪道阻塞。

二 发病机制

眼部血管化的顺序对于了解 ROP 的发生机制至关重要。

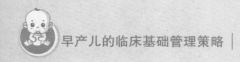

1. 正常血管化

妊娠约 16 周前视网膜无血管。从妊娠第 6 周起，眼前段从玻璃体动脉接受血供。玻璃体动脉起源于视神经，其穿过玻璃体，为晶状体和虹膜表面提供血管。到妊娠 34 周时这些血管通常会被再吸收。

妊娠 16~18 周时，视网膜开始血管化，血管由视盘（视神经由此进入眼）发出，并向周边生长。约 36 周时，鼻侧视网膜血管化完成。到妊娠 40 周时，颞侧视网膜通常完成血管发育，早产儿视网膜血管成熟可能延迟至纠正胎龄 48~52 周。

2. ROP 血管化

ROP 的发生机制尚未完全了解，目前认为涉及 2 个阶段。最初损伤由低血压、缺氧或高氧、自由基形成等因素所致，会损害新形成的血管，中断正常的血管生成。随后血管恢复正常生长，或者新生血管从视网膜向玻璃体内异常生长。这些异常新生血管（新生血管形成）的通透性增加，可导致视网膜水肿和出血。异常纤维血管组织可能沿新生血管形成而形成，随后收缩，从而对视网膜产生牵引。在部分严重病例中，会导致视网膜变形或视网膜脱离。

3. 光感受器发育

ROP 可能影响光感受器的发育。不论是否伴 ROP，早产儿光感受器的发育均发生变化。影响光感受器细胞的事件（如 ROP、ROP 治疗）可能降低视网膜敏感性，宫外经历也可能影响视网膜神经元发育。

三　流行病学

随着孕龄和出生体重的降低，ROP 的发病率和严重程度都增加。发达国家的研究表明，孕龄 ≥ 32 周的新生儿无发生 ROP 的风险。此外，大多数孕龄 > 28 周的患 ROP 的新生儿病情轻微，不需要治疗。与发达国家相比，发展中国家发生严重 ROP 的新生儿体重更大，且估算的孕龄更大。一项对来自低度、中度及高度发达国家的眼科医生的调查发现，发展中国家严重 ROP 新生儿的平均出生体重大于发达国家。同样，发展中国家严重 BOP 新生儿的平均孕龄也大于发达国家。

四　危险因素

发生 ROP 最重要的危险因素是早产。但已确定了 50 多个独立的危险因素。在多变量分析中，低出生体重、低孕龄、辅助通气超过 1 周、表面活性剂治疗、高输血量、累积的疾病严重程度、高血糖和胰岛素治疗均与 ROP 更高的发生率独立相关。

其他可能的危险因素包括脓毒症、血气测量值的波动、脑室内出血、支气管肺发育不良、全身性真菌感染及早期应用促红细胞生成素治疗早产儿贫血。发生 ROP 的风险似乎还与纵向体重增加及 IGF-1 和胰岛素样生长因子结合蛋白 3 的血清浓度相关。

动脉氧分压升高也被认为是 ROP 的危险因素。然而，ROP 并不是决定早产儿目标氧浓度的唯一考虑因素。目标氧饱和度降低与死亡率增加相关。感染可能会使 ROP 的病程恶化，感染还与激光光凝后的不良结局相关。

五　分　类

早产儿视网膜病变国际分类法（CROP）提供了一个记录疾病范围及严重程度的统一方法。该分类系统不但可以促进医护人员间的交流，还可以促进临床研究相互合作。对分区、分期、范围及有无附加病变这 4 项特征进行评估。

1. 分区

以视神经为中心，将眼分为 3 个区域，以此定义视网膜病变在视网膜中的位置。

（1）Ⅰ区：眼后极中心区，以视盘为中心，以视盘至黄斑距离的 2 倍为半径画圆，约 60° 圆弧内。

（2）Ⅱ区：以视神经至鼻侧锯齿缘的距离为半径画圆，除去Ⅰ区的环形区域。

（3）Ⅲ区：剩余的颞侧视网膜月牙形区域。

2. 分期

5 个分期表明疾病严重程度逐渐上升：

（1）1 期：含一条划分视网膜血管区和无血管区的平坦白线。

（2）2 期：在视网膜血管区和无血管区之间区域，纤维组织嵴隆起突入玻璃体。

（3）3 期：新生血管和纤维组织沿嵴生长并常常延伸入玻璃体。

（4）4 期：部分视网膜脱离。根据视网膜脱离是否包括黄斑可进一步细分为 4A 期（不包括黄斑区脱离）和 4B 期（包括黄斑区脱离）。

（5）5 期为全视网膜脱离。

发生 1 期、2 期和 3 期的中位 PMA 分别为 34.3 周、35.4 周和 36.6 周。

3. 范围

通过将视网膜表面分为 12 个 30° 的扇区（类似于钟点）对病变范围进行描述。病变可累及多达 12 个钟点，并且这些扇区内视网膜病变的分期可以不同。

4. 附加病变

附加病变是指视网膜后极部的视网膜小动脉和小静脉扩张和迂曲，根据标准图像来确定。附加病变的产生是一种不祥的临床征象，紧随其后的常是快速进展为视网膜脱离。玻璃体混浊、虹膜血管充血及瞳孔散大不良，有时伴随附加病变，且这些因素是预后不良的标志。

（1）附加病变前期：定义为后极部小动脉及小静脉扩张和迂曲，但不足以诊断为附加病变。它是附加病变的先驱，并在一项研究中预示着病变进展为需要治疗的严重 ROP。

（2）阈值 ROP：定义为 I 区或 II 区内累及 5 个连续时钟范围，或者总共累及 8 个时钟范围（虽不连续）的 3 期病变，同时伴附加病变。

（3）阈值前 ROP：具有下列表现之一即为阈值前 ROP。①I 区内任何未到达阈值的 ROP 分期。②II 区内 2 期伴附加病变。③II 区内 3 期但无附加病变。④II 区内 3 期伴附加病变，但 3 期病变所累及时钟数小于满足阈值 ROP 所需。

（4）高危阈值前 ROP：①I 区内任何分期的 ROP 伴附加病变。

②Ⅰ区内 3 期 ROP 但无附加病变。③Ⅱ区内 2 期或 3 期 ROP 伴附加病变。

（5）急进性后极部 ROP：一种罕见但更严重的 ROP 变异型被称为"急进性后极部 ROP"。急进性后极部 ROP 以附加病变严重、视网膜的发现更轻微、病变位于后极部及进展迅速为特征。其预后被认为比临床表现更常规的 ROP 差。

六 自然病程

ROP 通常始于纠正胎龄 34 周时，但也可见于早至 30~32 周。ROP 不规律进展直至纠正胎龄 40~45 周，在大多数婴儿中 ROP 自发消退。2/3 出生体重 ≤ 1250g 的婴儿发生 ROP，但仅有 6% 的婴儿发展为需要治疗的严重 ROP。

ROP 的消退也取决于纠正胎龄及病变的位置。ROP 消退始于纠正胎龄平均为 38.6 周，且 90% 患儿的病变在 44 周之前消退。当 ROP 从Ⅱ区向Ⅲ区转变（消退）时，99% 的患儿结局是有利的。在连续检查中，局限于Ⅲ区的 ROP 从未见发生部分或全视网膜脱离。

未经治疗的严重 ROP 患儿的眼结局较差。未经治疗的患儿中，3.1% 出现结构性不良结局（如视网膜皱褶、严重视网膜脱离），5.1% 出现较差的 Snellen 视力（20/200 或更差）。所有结构性不良结局和几乎所有视力不良结局均有严重 ROP 病史（Ⅱ区累及 6 个以上钟点的 3^+ 期病变或Ⅰ区 ROP 病）。当观察到 ROP 仅局限于Ⅲ区时，110 只眼中仅 2 只（1.8%）出现视力差。

七 筛 查

1. 评估

由具有新生儿疾病专业知识的眼科医生进行全面眼部检查。必须散大瞳孔观察玻璃体及视网膜。一般在检查前 30min 滴入复方滴眼液（含低浓度的去氧肾上腺素和环喷托酯）。眼部操作及用于散瞳的滴眼液均可产生全身性后果，最严重的是心动过缓及心律失常。因此，眼部检查

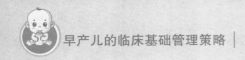

全程仔细监测婴儿十分必要。若进行检查的临床医生更青睐表面麻醉剂，则可以使用。

使用开睑器固定眼睑，同时使用间接检眼镜及 20D 或 28D 聚光透镜通过瞳孔检查视网膜。ROP 最常见于周边视网膜，但周边视网膜常常被虹膜遮挡。可以使用巩膜压器在眼外部压巩膜来完全看到该区域。应用标准化分类法描述 ROP（如果存在）。

2. 筛查标准

对所有出生体重 ≤ 1500g 或孕龄 < 30 周的早产儿，以及临床病程使其 ROP 风险增加（由主治医生决定）的出生体重为 1500~2000g 或孕龄 > 30 周的早产儿进行筛查。

ROP 筛查是一项检出率相对较低的劳动密集型过程，所筛查的早产儿中需要治疗的早产儿不到 10%。将出生后危险因素加入筛查指南中可能会增加筛查的检出率。目前已开发了应用孕龄、出生体重、出生后体重增加及血清 IGF-1 水平的各种组合预测严重 ROP 风险增加的模型，但仍没有发现最好的组合。

3. 评估时间安排

根据孕龄在出生后 4~8 周开始筛查检查（22~26 周出生的早产儿在 PMA 为 30 周时筛查，≥ 27 周的出生者在 4 周龄时筛查）。该筛查计划与循证筛查标准相符，循证筛查标准是基于两项大型随机试验的自然病程数据为出生体重 ≤ 1250g 或孕龄 < 31 周的早产儿制订的。

根据筛查情况每 1~3 周进行随访，直至视网膜血管完全长到锯齿缘。如果发生早产儿视网膜病变（ROP），需要根据疾病的严重程度及进展速度更频繁地进行眼部检查。

（1）推荐对具有下列情况的早产儿在 1 周内进行随访：

1） Ⅰ 区血管化不成熟，无 ROP。

2）未成熟视网膜延伸至 Ⅱ 区后部，接近 Ⅰ 区的边界。

3） Ⅰ 区内 1 期或 2 期 ROP。

4） Ⅱ 区内 3 期 ROP。

5）疑似急进性后极部 ROP。

（2）推荐对具有下列情况的早产儿在 1~2 周内进行随访：

1）Ⅱ区后部视网膜血管化未成熟。

2）Ⅱ区内 2 期 ROP。

3）Ⅰ区内正在消退的 ROP。

（3）推荐对具有下列情况的婴儿在 2 周内进行随访：

1）Ⅱ区内 1 期 ROP。

2）Ⅱ区内视网膜血管化未成熟，无 ROP。

3）Ⅱ区内正在消退的 ROP。

（4）推荐对具有下列情况的婴儿在 2~3 周内进行随访：

1）Ⅲ区内 1 期或 2 期 ROP。

2）Ⅲ区内正在消退的 ROP。

对于视网膜血管发育成熟前出院回家的早产儿，家长必须了解及时随访的重要性。

4. 终止筛查

ROP 消退和视网膜血管成熟或需要治疗时可停止筛查。当出现以下任一情况时，可以终止筛查检查。

（1）纠正胎龄 45 周时，阈值前 ROP（Ⅱ区 3 期 ROP 或 Ⅰ区任何期 ROP）或更严重的 ROP 无进展。部分专家建议该阈值可延长至 50 周 PMA。

（2）视网膜血管化进展至Ⅲ区，而Ⅰ区或Ⅱ区之前无 ROP。

（3）低危婴儿中已证实的Ⅲ区轻度、正在消退的 ROP。

（4）全视网膜血管化。

八 治 疗

1. 治疗适应

（1）临床发现，视网膜消融术适用于具有阈值 ROP 或高危阈值前 ROP。

（2）对不满足高危阈值前 ROP 标准的患儿应继续密切观察。

2. 治疗方法

标准治疗包括冷凝疗法或激光光凝来消融视网膜周边无血管区。这些治疗方法降低了视网膜结构和功能不良结局的发生率。但仍有 15%~20% 的病例阈值 ROP 进展至视网膜脱离。当有治疗指征时，治疗应尽可能快速进行（在诊断后的 72h 内）。

（1）冷凝疗法：在 20 世纪 90 年代以前，视网膜冷凝疗法是唯一经证明有效的 ROP 治疗手段。但作为标准疗法，现在在很大程度上已被视网膜激光光凝术取代。冷凝疗法在局部麻醉或全身麻醉下进行，透过眼球壁（包括巩膜与脉络膜）冷冻周边视网膜。该法常引起结膜水肿，并导致眼前段和后段的炎症，在少数病例中可出现浆液性视网膜脱离（视网膜下积液）或黄斑瘢痕等更严重的并发症。一些早产儿，尤其是支气管肺发育不良或被给予全身麻醉的早产儿，可能在操作过程中或操作后出现呼吸失代偿，需要辅助通气。

（2）激光光凝：视网膜激光光凝（应用半导体激光或氩激光）已经成为 ROP 的标准治疗方法。将激光（安装在间接检眼镜上）瞄准穿过瞳孔，并使用聚光透镜（类似于观察视网膜所用的透镜）聚焦于视网膜无血管区。激光光凝与冷凝疗法同样有效，但激光治疗耐受性更好。治疗后早产儿出现结膜水肿、炎症、疼痛，或者呼吸暂停与心动过缓的可能性更低。

激光治疗后可能出现白内障，但较影响视力的晶状体混浊似乎很少见。半导体激光光凝术比氩激光光凝术出现白内障的可能性更低。

（3）贝伐株单抗：贝伐株单抗（一种抗 VEGF 单克隆抗体）是治疗 ROP 的另一方法。贝伐株单抗被批准用于治疗转移性结肠癌，也适用于治疗新生血管性眼病，包括年龄相关性黄斑变性、糖尿病性视网膜病变及 ROP。

玻璃体内注射贝伐株单抗较光凝治疗 ROP 的潜在优势包括容易应用（通常在床旁）和临床反应更快（因其直接结合 VEGF）。此外，贝伐株单抗可用于不可能行光凝治疗的早产儿（如角膜或晶状体不透明、玻璃体混浊、瞳孔散大不良）。其潜在缺点包括可能出现长期全身性反应（包括对脑、肺和肾脏的潜在损害）及注射的关键时机要求较高（过早可能干扰正常的血管化，过晚可能导致早期视网膜脱离）。

尽管多中心试验表明，贝伐株单抗在视网膜脱离发作之前治疗 ROP 有效，但还需要更多的试验来确定以下问题：最佳给药时机、剂量及疗效持续时间；应当单用贝伐株单抗还是联合其他疗法；贝伐株单抗对视力及视野的长期影响；随访的持续时间及频率；复发的处理。

（4）视网膜脱离：当 ROP 进展为部分或完全视网膜脱离时（4 期或

5 期），尝试手术干预以促进视网膜复位，保留视力。一般应用的操作为巩膜扣带术或玻璃体切除术。

巩膜扣带术中，用硅胶带环绕眼球并拉紧，使视网膜与眼球壁再次贴附使其复位。玻璃体切除术为手术移除玻璃体，并切除牵拉视网膜的纤维组织。为了促使视网膜复位，有时需要在操作过程中移除晶状体。随后通过注入全氟化碳气体或硅油替代玻璃体，使视网膜与眼球壁贴附并保持在位。尽管视网膜复位成功，但许多患儿术后视力极差甚至为盲儿。

3. 随访

治疗后，通常每 1~2 周随访检查 1 次，持续 1~2 个月，随后根据临床病情延长随访检查间隔时间。ROP 患儿出现近视、散光、屈光参差和斜视等异常情况的风险增加，应由眼科医生随访。

九　预　防

目前预防或限制 ROP 进展的干预措施尚不成功，需要进一步评估。因为氧化损伤会促进 ROP 的发生，已经对维生素 E、D 青霉胺及限制光暴露等抗氧化疗法进行了研究。

补充维生素 E 虽然使发生 3 期或以上 ROP 的风险降低，但增加了脓毒症和坏死性小肠结肠炎的发生率，且整体风险 – 获益比尚不确定。目前的研究资料发现，D 青霉胺不能预防早产儿罹患急性或严重 ROP。没有证据显示，减少环境中的光照能降低急性 ROP 或 ROP 不良结局的发生率。

第三节　早产儿遗传代谢病的筛查

一　高苯丙氨酸血症

1. 定义

高苯丙氨酸血症（HPA）是一种常见的先天性氨基酸代谢异常，为常染色体隐性遗传病，由于苯丙氨酸羟化反应障碍引起血苯丙氨酸持续升高。大部分为苯丙氨酸羟化酶（PAH）缺陷所致，即苯丙酮尿症（PKU）；少部分由于 PAH 的辅酶——四氢生化蝶呤（BH_4）缺乏引起，即 BH_4 缺乏症（BH_4D）。

2. 发病机制

HPA 是由于 PAH 缺乏和 BH_4 缺乏所致。由于 PAH 基因突变导致 PAH 活性降低或丧失，苯丙氨酸（Phe）不能转变为酪氨酸（Tyr），导致血 Phe、Phe/Tyr 增高，酪氨酸减少，同时刺激转氨酶发育，次要代谢途径增强，生成苯丙酮酸、苯乙酸和苯乳酸，并从尿中大量排出。BH_4 是苯丙氨酸羟化酶、酪氨酸羟化酶、色氨酸羟化酶的辅酶，其合成代谢中任何一种合成酶或还原酶缺乏，均可导致 BH_4 生成不足或缺乏，不仅影响 PAH 的活性，导致血 Phe 浓度增高，出现类似 PAH 缺乏性 HPA 的临床表现。且由于降低了酪氨酸羟化酶、色氨酸羟化酶活性，影响了脑内神经递质（如多巴胺、5- 羟色胺）的合成，使之出现严重的神经系统症状，预后更差。

3. 筛查

新生儿期患儿无任何临床表现，新生儿筛查即是通过血液生化检测在群体中对每个新生儿进行筛检。我国 1981 年开始 HPA 筛查，全国筛查覆盖率逐年上升。新生儿筛查必须在取得新生儿监护人（父母）的知情同意下进行。对每个出生 72h（哺乳至少 8 次）后的新生儿进行血标本的采集，在新生儿足跟针刺取血滴于特制的滤纸片上测定血 Phe 浓度。HPA 筛查方法由以往 Guthrie 细菌抑制法（半定量法）逐步转化为全定量的荧光法或高效液相色谱仪（HPLC），少数单位采用串联质谱方法。原标本血 Phe > 120mol/L 者，进行原标本复查；复查 Phe 仍 > 120mol/L 者，召回新生儿复查；召回标本血 Phe > 120mol/L 者，可进一步做血色氨酸、酪氨酸等氨基酸分析，以排除其他原因如酪氨酸血症等所致 HPA。

由于新生儿期临床无特异症状，难以鉴别 PAH 或 BH_4 缺乏症。因此，在治疗前首先要进行尿蝶呤谱分析。干血滤纸片测定红细胞 DHPR 活性或结合 BH_4 负荷试验以做早期鉴别诊断，明确病因，对症治疗。

二 先天性甲状腺功能减退症

1. 病因

先天性甲状腺功能减退症（CH）的患病率为 1/40 000~1/3000，其病因包括甲状腺发育不全（占 75%）、甲状腺激素合成障碍（占 10%）、中枢性甲状腺功能减退（占 5%）、新生儿一过性甲状腺功能减退（占 10%）。国内自 1981 年开始进行新生儿先天性甲状腺功能减退症的筛查，目前全国筛查覆盖率已经超过了 60%，发病率为 1/2050。

2. 筛查指标

国际上通常采用的筛查指标是足跟血促甲状腺激素（TSH）（滤纸干血斑标本）。足月新生儿采血时间为产后 48h 至 4d。如果在出生后 1~48h 采取标本，可能会受到新生儿出生后 TSH 脉冲式分泌的影响，产生假阳性结果。中国卫生部新生儿疾病筛查技术规范（2010 版）规定：足月新生儿出生 72h 至 7d 之内采取标本。早产儿可以延缓至出生后 7d 采取标本。TSH 浓度的阳性切点值根据实验室和试剂盒而定，一般 > 10~20mIU/L 为筛查阳性。

3. 筛查时间

（1）新生儿先天甲状腺功能减退症筛查应当在出生后 48h 至 75d 进行，如果在出生后 2~4d 内进行最好。足跟血 TSH（DBS 标本）切点值是 10~20mIU/L。

（2）筛查阳性者应立即复查血清 TSH、TT4。诊断标准由各地实验室根据本实验室的参考值确定。Lafranchi 在 JCEM 提出的以血清 TSH > 9mIU/L、FT4 < 0.6ng/dl 作为 CH 的诊断标准可以参考。尚需结合 CH 病因检查的结果。

4. 治疗与随访

（1）常用药物：优甲乐片（左放甲状腺素钠片）服用方法：优甲乐于早餐前半小时，空腹将一日剂量一次性用适当液体送服。

（2）初始剂量：临床甲状腺功能减退症 8~10μg/（kg·d），亚临床甲状腺功能减退症 3~5μg/（kg·d），病情需要服药的高 TSH 血症患儿 2~3μg/（kg·d）。

（3）维持剂量：根据血甲状腺功能指标调整药物剂量，使血清 T4 维持在正常参考高值的一半以上，血 TSH 维持在正常低值水平，最好维持在 0.5~1.5ng/dl。

（4）随访：治疗开始每 2 周复查血清甲状腺功能。根据血甲状腺功能指标调整药物剂量，血清甲状腺功能恢复正常者每 3 个月复查 1 次，3 岁后 6 个月复查 1 次。需减量或加量者 1 个月复查 1 次；甲状腺功能检查指标有异常，但尚不改变剂量者 2 个月复查 1 次；确诊后即予甲状腺 B 超检查，必要时 1 周岁复查 1 次，有形态、大小有改变者须定期复查；确诊前后进行体格发育评估，以后每半年评估 1 次；周岁行骨龄检查（左手腕），智力测定 1 年 1 次。

三　红细胞葡萄糖 -6- 磷酸脱氢酶缺乏症

1. 定义

红细胞葡萄糖 -6- 磷酸脱氢酶（G-6-PD）缺乏症是世界上最多见的红细胞酶病，有多种 G-6-PD 基因变异型，包括伯氨喹型药物性溶血性贫血、蚕豆病、感染诱发的溶血、新生儿黄疸等。该病是由于调控 G-6-PD 的基因突变所致，呈 X 连锁不完全显性遗传。

2. 筛查试验

（1）红细胞 G-6-PD 缺乏的筛选试验常用 3 种方法：①高铁血红蛋白还原试验：正常时还原率 > 0.75，中间型为 0.74~0.31，严重缺乏者 <0.30。此试验简易，敏感性高，但特异性稍差，可出现假阳性。②荧光斑点试验：正常时 10min 内出现荧光，中间型者 10~30min 出现荧光，严重缺乏者 30min 仍不出现荧光。本试验敏感性和特异性均较高。③硝基四氮唑蓝（NBT）纸片法：正常时滤纸片呈紫蓝色，中间型呈淡蓝色，显著缺乏者呈红色。

（2）红细胞 G-6-PD 活性测定：这是特异性的直接诊断方法，正常值随测定方法变化。但需注意的是，在继续溶血时送检做本试验，酶活性可能正常，因代偿性造血增加，新增红细胞及网织红细胞的酶活性较高，可致假阴性，故应在溶血停止后 3 个月再复查，以确定是否为 G-6-PD 缺乏。

（3）变性珠蛋白小体生成试验：在溶血时阳性细胞 > 5%，溶血停止时呈阴性。不稳定血红蛋白病患者此试验亦可为阳性。

3. 诊断依据

若不受药物、蚕豆或感染等刺激，G-6-PD 缺乏症患儿与正常小儿无异。有阳性家族史或既往病史中有急性溶血特征，并有食蚕豆或服药物史，或者新生儿黄疸，或者自幼即出现原因未明的慢性溶血者、间歇性溶血者，均应考虑本病。结合特异性实验室检查即可确诊。

四 其他先天性遗传代谢病

新生儿先天性肾上腺皮质增生症（CAH）在筛查时需严格按照 2010 年卫生部"新生儿疾病筛查技术规范"执行。对 CAH 筛查需特别关注以下问题：

1. 信息收集

标本采集人员必须准确填写采血卡片中的新生儿信息，尤其是孕周、出生体重。

2. 标本采集

正常新生儿出生时 17- 羟孕酮生理性增高，12~24h 可降至正常。因此，筛查的血标本的采集不宜过早，以免造成假阳性。

3. 筛查技术

采用时间分辨荧光分析法或酶联免疫法测定干滤纸血片中的 17- 羟孕酮浓度。液相色谱 – 串联质谱（LC–MS/MS）方法具有较高的特异性。

4. 阳性切值

由于 CAH 筛查有较高的假阳性率和较低的阳性预测值，尤其是对于早产儿或低体重儿，使筛查面临极大的挑战。因此，17- 羟孕酮阳性切点值的合理设定是 CAH 筛查的关键。正常足月新生儿血 17- 羟孕酮浓度 <30nmol/L，早产儿及低出生体重儿的血浓度可有不同程度的增高；孕周、出生体重与 17- 羟孕酮浓度存在一定的负相关，前者相关性更好；用出生时孕周代替体重来调节阳性切点值可改善筛查特异性；按照不同孕周、出生体重来设定切点值操作繁琐，也未能明显改善早产儿筛查的假阳性率。

目前国内多数筛查实验室参照试剂盒提供的 17- 羟孕酮正常值 30mmol/L 作为阳性切点值，部分实验室也有各自的阳性切点值，无统一标准。结合国内实验室的经验，推荐足月儿或正常体重儿（≥ 2500g）的 17- 羟孕酮阳性切点值为 30mmol/L；早产儿或低体重儿（< 2500g）为 50mmol/L。各筛查中心也可根据当地新生儿群体特点、筛查统计资料、检测方法等调整阳性切点值，改善筛查的敏感性与特异性。

5. 筛查结果假阳性

CAH 筛查结果假阳性的主要原因包括出生应激反应、出生 24~48h 内采血、早产儿、低体重儿（肾上腺功能不成熟、酶活性较低）、危重疾病（如呼吸衰竭、败血症等）、黄疸、脱水及 17- 羟孕酮阳性切点值设定偏低等。

6. 筛查结果假阴性

对于新生儿筛查疑似假阴性者（孕母或新生儿糖皮质激素治疗史等），须在出生后 2 周再次复查。有研究报道，约 30%CAH 患儿未能被筛查检出，这可能与血 17- 羟孕酮延迟升高等因素有关，故对筛查阴性、临床高度疑似者仍需要进行诊断性实验室检查。

7. 实验质量控制

如同其他新生儿筛查项目，所有进行 CAH 筛查的实验室均需要定期进行实验室室间质量评价。

8. 二级筛查

由于单纯采用 17- 羟孕酮浓度进行 CAH 筛查的假阳性率高，阳性预测值低，使 CAH 筛查面临高度挑战。因此，国际上部分筛查中心采用其他方法进行二次筛查，以提高筛查的特异性及阳性预测值，降低假阳性。

二级筛查方法是对 17- 羟孕酮筛查阳性的原标本采用 LC–MS/MS 技术，同时测定血片中 17- 羟孕酮、雄烯二酮、11- 脱氧皮质醇、21- 脱氧皮质醇、皮质醇，计算酶反应的底物与产物比值（17- 羟孕酮 + 雄烯二酮）/ 皮质醇、（17- 羟孕酮 +21- 脱氧皮质醇）/ 皮质醇等进行判断，该方法有较高的特异性和敏感性，可提高阳性预测值达 30%~100%。此外，该方法还可筛查其他类型 CAH，有条件的筛查实验室可探索性开展。

（段小凤　谢丽龙）

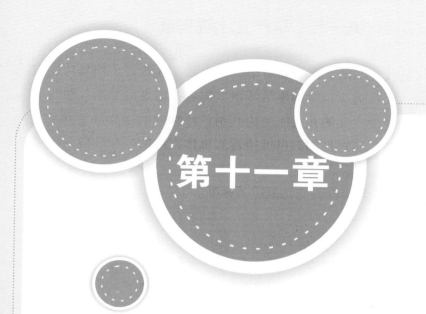

第十一章

早产儿出院及管理策略

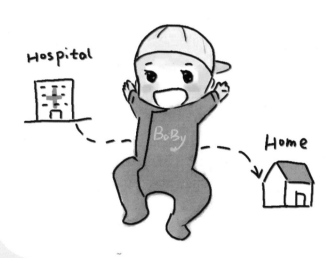

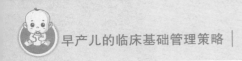

第一节 早产儿出院指征

早产儿与足月儿不同，由于胎龄小、体重低、各器官结构与功能均发育不成熟等，无法适应自然的生活环境。加之在出生后早期各种并发症的影响，他们需要专业的儿科医生为其制订特殊的治疗及营养方案，需要专业的儿科护士照顾他们，以维持近似母体宫内的生存环境，促进其生长发育。

一般来讲，早产儿出院时应达到以下标准。

一 呼吸功能稳定

自主呼吸良好，1周以上无呼吸暂停；未吸氧状态下氧饱和度维持在 90% 以上，无明显呼吸困难如气促、吸气性凹陷征等表现。国外允许早产儿在吸氧或有呼吸暂停的情况下出院，进行家庭式监护治疗，但家庭内需要配备监护仪、氧疗设备、咖啡因或氨茶碱等；出院前应对患儿父母或照顾者进行心肺复苏培训，并要求掌握心肺复苏技术；社区医生会定期进行家庭访视。目前国内医疗条件还不能满足上述需要，不建议呼吸不稳定的早产儿出院。对于需持续低流量吸氧的早产儿，建议有条件的单位允许父母在医院陪伴，参与患儿的护理，这样可能会加速氧疗的撤离。

二 体温稳定

早产儿出暖箱后体温稳定，在室温状态下正常穿衣，在开放式小床上能保持体温稳定（腋温 36~37℃），须至少观察 24h。

三 喂 养

经口喂养良好耐受，喂养期间不伴氧饱和度和心率下降（$SaO_2 > 85\%$，心率 > 100 次 / 分）。每 3~4h 喂养 1 次可以满足热量需要（120kcal/kg），每次喂养时间不超过 30min。能自行吸吮乳汁，吸吮与呼吸、吞咽相协调。

四　体重增长满意

不管是母乳喂养还是配方奶喂养，体重都应稳定增加，早产儿平均每天应增加 15~20g/kg。对于出院的体重标准仍存在争议，一般要达到 1800~2000g，同时要考虑成熟度、喂养、体温稳定和体重增长情况。

五　纠正胎龄

多数早产儿在预产期前 2~4 周出院，一般在纠正胎龄 36 周以后出院较为合适。

总之，早产儿能否出院是根据其生理成熟度而定的。且每个早产儿在宫内发育状况不同，出生后并发症不同，适应能力不同，能否出院还要因人而异。

第二节　早产儿出院前指导

当早产儿接近出院标准的时候，主管医生、护士和父母要为其出院做好相应的准备工作。

一　早产儿出院前准备

（一）总结和评估

1. 对早产儿出生前后的情况进行全面的回顾和总结

包括母亲疾病、孕期合并症及对胎儿的近远期影响、早产儿出生情况、各系统并发症、住院期间的诊疗过程、肠内外营养、体格发育状况。极不成熟的早产儿往往住院时间较长，在阶段小结的基础上，要在出院前对其整体情况进行全面的梳理和总结，书写一份完整详细的出院小结。

2. 对早产儿目前的情况进行了全面评估

（1）对其生活能力的评估：如生命体征是否稳定，是否需要依赖氧气，有无呼吸暂停，脱离暖箱后在室温下体温是否正常，自行吃奶如何，吸吮与吞咽是否协调，消化功能是否良好，每日摄入热量是否足够，体重增长是否满意等。

（2）对其原有疾病进行评估：如各种并发症是否痊愈，实验室指标是否恢复正常，能否停用治疗药物，各系统功能状况如何等。

（3）对其生长发育和神经系统功能进行评估：如按照校正胎龄评价早产儿的各项体格发育指标，记录体重、身长和头围在相应胎龄的百分位数，并与出生时的百分位数进行比较；观察和评价神经运动发育状况，如活动和反应、睡眠和觉醒、肌张力状态，眼底检查有否异常，听力筛查是否通过等。

（二）父母培训

由于早产儿的出生，其家庭一直承受着心理和经济各方面的压力，这种压力不仅表现在孩子住院期间，而且持续至出院以后。一个早产儿的家长比普通家长更多地经历了孩子病重时的紧张与焦虑，当被医生告知他们的孩子可以出院回家时，他们既兴奋又担心，唯恐由于他们失误使得孩子再次遭受疾病的痛苦。因此，对家长进行培训和指导，给予心理的支持是非常重要的，是保证早产儿健康成长的关键。在出院前，医护人员要指导家长如何给早产儿洗澡、喂养、更换尿布、监测体温，如何给早产儿服药，因为大多数早产儿需要服用铁剂和钙剂、鱼肝油等；教会家长如何判断奶量是否足够，如何观察呼吸、心率，以及进行窒息复苏培训等。目前国内汽车拥有量逐渐增多，儿童汽车安全培训也应纳入宣教项目。

（三）筛查指导

1. 听力筛查

出院前所有早产儿都应进行听力筛查，可以采取简单易行的耳声发射法（OAE）检查，有条件的单位可进行脑干听觉反应（ABR）检查。

筛查结果应告知父母，并记录在出院小结中。任何未通过者都应在临床检查耳朵和清理外耳道之后重新进行测试，仍不能通过者应登记并记录在出院小结中，同时告知父母在 4 周内或最迟 3 月龄前进行脑干听觉诱发电位检测（BAER）。如果存在听力进行性丧失的高危因素，如 BW < 1500g、耳聋家族史、颅面部畸形、脑膜炎、高胆红素血症、出生代谢缺陷、先天性肾脏疾病及巨细胞病毒（CMV）感染等，应进行 BAER 检查。

2. 早产儿视网膜病筛查（ROP）

根据我国早产儿视网膜疾病筛查指南，对 BW < 2000g 或 GA < 34 周的早产儿，以及所有用氧的早产儿，在出生后 4 周应进行早产儿视网膜疾病筛查。所有筛查结果应记录在病历中，并在出院小结中注明筛查日期和结果。对出院后仍需要筛查的早产儿，应同时告知（出院小结书面告知）出院后继续筛查日期、地点等。住院期间未到筛查时间应告知家长出院后筛查的日期和地点。因此，若早产儿需要进行 ROP 筛查，最好给家属一份早产儿视网膜疾病筛查告知书，注明出生胎龄、体重、用氧情况，住院期间的筛查日期和结果，出院时的体重、矫正胎龄、出院后首次筛查日期、地点等，并让家属签字。

3. 遗传代谢病筛查

新生儿疾病筛查项目各地不同，但都必须进行苯丙酮尿症和甲状腺功能低下筛查。新生儿疾病筛查时间应在肠道喂养后 72h 进行，尤以进食蛋白质饮食 24h 后最佳；如果筛查过早，应进行复查；任何临界值和初筛结果不正常的早产儿都应进行确诊试验，如甲状腺功能检查（筛查仅查 TSH，确诊需要静脉血检查 T3、T4、TSH、游离 T3、游离 T4、甲状腺结合球蛋白）。

4. 颅脑超声检查或影像学检查

GA ≤ 34 周的早产儿应在出生后 4 周内完成颅脑超声检查，PVL 除外。对于存在脑损伤高危因素（如窒息、低血压、感染、辅助通气等）的其他早产儿也应进行颅脑超声筛查。出院前有条件的单位应进行颅脑 MRI 检查，因为头颅超声仅能发现局灶性 PVL，而 MRI 检查可以发现弥散性 PVL。

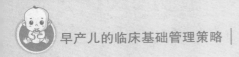

5. 血常规检查

出院前 3d 应进行血常规检查，包括网织红细胞计数。观察有无贫血，是否需要铁剂治疗。

6. 代谢性骨病筛查

应进行骨密度测定，可用骨密度仪或超声检查，同时测定钙、磷、镁。

7. 头颅 B 超

由于围生期的多种因素，早产儿易出现不同程度的脑室内出血和脑白质病变等，这是导致脑瘫和智力低下的主要原因。在住院期间常规头颅 B 超检查的基础上，出院后还应定期复查，观察有无脑室扩张，有无脑室周围脑白质软化等。必要时行头颅 CT 或 MRI 检查。

8. 心脏超声

由于早产儿发育不成熟，出生后往往会有动脉导管未闭和卵圆孔未闭的情况，出院后还应定期复查心脏超声，根据具体情况一般在出生后 3~6 个月时进行。

（四）疫苗接种指导

早产儿应该按照正常的时间和顺序与足月儿同样的剂量进行免疫接种，疫苗接种后早产儿可以获得足够的免疫应答。早产儿应根据出生年龄而不是矫正年龄进行预防接种。目前国内缺乏早产儿免疫接种的指南，多在出院后进行疫苗接种。但是，对于乙肝表面抗原阳性母亲所分娩的早产儿，应在出生后 12h 内给予乙肝免疫球蛋白和乙肝疫苗注射；乙肝表面抗原阴性母亲所分娩的早产儿应在出生体重 2000g 接种乙肝疫苗；母亲乙肝携带状态不明者，可检查母亲乙肝携带状态，最晚在出生 1 周内决定是否需要注射乙肝免疫球蛋白和乙肝疫苗；体重 > 2500g 的早产儿应接种卡介苗。

（五）用药指导

出院后需要服药的早产儿出院时应带药回家，并告知家长如何安全用药。患儿家长应知道服药时间、剂量、疗程，药物治疗的重要性，药物治疗可能的不良反应等。

（六）饮食指导

充足均衡的营养是保证早产儿健康成长的物质基础，早产儿营养治疗的目标是提供最合理的营养支持，使得早产儿早期的生长接近宫内生长速率，促进各组织器官的成熟，出院后要继续补充在住院期间营养的累积缺失，预防可能发生的营养缺乏和营养过剩，保证神经系统的正常发育，帮助其完成追赶式生长，有利于远期健康。

1. 乳类的选择

大多数早产儿出院时仍未足月（未达到预产期），故出院后奶粉的选择要基于维持强化营养的原则。母乳是健康足月儿天然理想的食物来源，母乳中很多优质成分能满足早产儿的营养需求，增强其防御功能，促进神经系统发育，并减少成年后慢性疾病的发生。但对早产儿尤其极低出生体重儿而言，由于他们生长发育速度快，对营养素的要求高，未强化的早产母乳并不能满足早产儿的营养需求。Lucas 认为有两个问题制约了未强化的母乳：首先，作为早产儿基本营养的唯一来源，尽管早产母乳的成分较足月母乳更接近早产儿的需要，但仍不能提供充足的能量、蛋白质、矿物质和维生素，来满足婴儿类似于在宫内快速生长和正常发育的环境要求；其次，与足月儿不同，早产儿的吸吮、消化和吸收能力有限，不能调节摄入量以补偿其营养的缺乏。因此，对于出生体重 < 1800g 的早产儿，临床上推荐使用母乳强化剂，不仅在住院期间，还应当持续至出院以后；对无母乳强化剂的早产儿，在母乳喂养的同时，可给予一定的早产儿配方奶。在国外，对无母乳的早产儿则在出院后给予过渡配方奶喂养，以补充营养素和能量的不足。营养强化的热量密度和具体时间根据早产儿生长发育的情况而定。

2. 营养物质的添加

如非强化母乳喂养儿要特别注意补充维生素 D 和铁剂，以预防佝偻病和缺铁性贫血的发生；未添加长链多不饱和脂肪酸（如 DHA、AA）配方奶喂养儿应注意补充 DHA，以促进神经系统的发育等。一般生后数天开始补充维生素 D800~1000IU/d，3 个月后改为 400IU/d 直至 2 岁，出生后 2~4 周开始补充元素铁 2mg/（kg·d）直至矫正年龄 1 岁。

3. 补充食物的添加

早产儿到纠正月龄 4~6 个月时应与足月儿一样，适时适当添加补充食物，以满足生长发育和代谢变化对各种营养物质的需要。在补充食物过程中，应遵循由少到多、由一种到多种、由稀到稠的原则，从泥糊状食物逐渐过渡到固体食物，锻炼孩子咀嚼和吞咽的协调能力。还应注意，不能以补充食物完全替代母乳或配方奶，注意摄入食物的蛋白质与能量的比值，避免营养不良或营养过剩。

二 出院前体格检查项目

1. 生长发育

出院时体重、头围和身长是否与同胎龄新生儿的生长发育指标一致。将测定值描记在生长发育曲线上，评估其百分位数。

2. 皮肤

注意黄疸情况，并结合日龄和胆红素小时曲线评估其处于的危险期及以后的进展情况，安排随访，特别是对于出院较早的晚期早产儿。注意血管瘤、神经皮肤标志（牛奶咖啡斑）等。静脉输液外渗的患儿应注意皮肤瘢痕是否愈合等。

3. 头颅

前囟是否增大或早闭，颅缝是否裂开。注意头型、血肿吸收情况。

4. 心肺

胸廓外形是否对称，有无吸气性凹陷，肋与软骨连接处有无突起，呼吸模式。两肺呼吸音是否对称，有无喘鸣音和啰音，有无胸骨上窝凹陷（喉软骨发育不良）。心律、心率是否正常，心音是否存在杂音，外周血管搏动、末梢循环、血压。

5. 腹部

是否有腹胀、肠鸣音，肝脾大小，脐部（脐疝），腹股沟斜疝等；自主排便情况。

6. 神经系统

四肢活动情况，肌力肌张力，原始反射，姿势，运动的对称性，是否存在不自主运动等。

7. 骨骼

关节活动度，臀部皮纹是否对称，应用 Bbarlow 或 Ortolani 检查评估是否存在先天髋关节发育异常，必要时髋关节 B 超筛查。

8.败血症症状和体征

体温，喂养情况，体重增长，氧饱和度波动，心率，呼吸急促等。

三　出院小结

（1）在住院期间及时更新病史小结，避免出院时匆忙书写。

（2）按照出院的顺序书写出所有的诊断。

（3）按照入院时病史体检、住院期间发生的问题及处理、出院时体检等顺序书写完整的诊疗经过。病史应包括胎儿母亲病史、分娩史，出生史等。

（4）实验室检查。应书写具有诊断和鉴别诊断意义的检查。

（5）记录所有特殊检查。

（6）新生儿疾病筛查、听力筛查、ROP 筛查结果。

第三节　早产儿出院后随访及早期干预

随着产科技术和新生儿重症监护技术的提高，早产儿的发生率和存活率均在增加，人们在关注存活率的同时，更加关注这些早产儿的生存质量问题。早产儿出院后的随访，不仅仅只为患儿和家属提供服务，同时也为产科医生和新生儿科医生提供信息反馈，优化早产儿的临床干预措施。因此，早产儿出院后的随访是早产儿重症监护的延伸，是早产儿临床管理不可分割的一部分，临床上必须重视早产儿的随访工作。

一　早产儿出院后随访

（一）早产儿随访的目的

（1）医疗并发症的识别和治疗：早产儿从 NICU 出院时，部分并发症没有表现出来或未能识别，通过出院后早期随访可以发现这些潜在的问题。

（2）早期识别发育障碍。

（3）为父母提供咨询。

（4）为新生儿科医生、儿科医生、产科医生和新生儿外科医生提供反馈信息。

（二）随访人员构成

早产儿随访是一项多学科协同完成的工作，需要新生儿科医生、小儿神经发育专科医生、儿童保健医生、眼科或耳鼻喉科医生、康复科医生的参与。有时可能涉及理疗师、神经心理医生、职业治疗师、发音和语言训练专家、营养师、呼吸科医生、小儿外科医生、矫形外科医生等。

（三）随访内容

1. 体格发育指标

体格发育指标包括早产儿的体重、身长和头围。出院后前 4~6 周内检测频率应为每周 1 次至 2 周 1 次，体格正常的早产儿可每月随访 1 次，此后每两个月随访 1 次。出生后 24 个月以内的体重、40 个月以内的身长及 18 个月以内的头围等生长体格的标准应该按矫正胎龄衡量。

（1）体重：建议使用 Fenton 早产儿生长曲线图，直至 44~48 周，可换用 WHO 的足月儿生长曲线图。若早产儿已达到 40 周，其生长速度仍低于标准生长曲线的第 3 百分位数，或者存在慢性健康问题（如支气管肺发育不良），则应继续每 2 周或每月随访 1 次，密切监测，直至达到正常且稳定的生长模式。

生长速度低于正常生长曲线的早产儿属于生长迟缓，一旦发现，应立即干预治疗，延迟干预会加重生长障碍的程度，并增加随后实现追赶性生长的难度。

（2）头围：头部生长缓慢与发育延迟有关。与头围增长正常的早产儿相比，极低出生体重儿在矫正年龄 8 个月时头围低于正常水平的，到 8 岁时的认知功能、学习成绩和行为均较差。但头围快速增大可能提示出血后脑积水，头部生长异常的早产儿应通过神经影像学检查分析原因。

（3）实验室检查：出院后生长不良的早产儿，生化监测（如血清钙、磷和碱性磷酸酶）价值有限，但血清碱性磷酸酶升高与日后身材矮小相关。目前仍不能明确对血清碱性磷酸酶升高（ > 600U ）的早产儿采取针对性干预措施（补充磷、钙或维生素 D ）是否能改善儿童期或成年期身高。

应仔细监测早产儿的生长发育各项指标和趋势，并标记于体格发育量表上，评估其体格发育状况。尽管大部分早产儿在生后第 1 年内可以赶上正常儿童，但有些小于胎龄早产儿（ SGA ），尤其是不成熟的患儿和存在慢性肺部疾病的早产儿仍然较正常儿小，极低出生体重儿（ VLBW ）生长通常接近或低于第 5 百分位数。然而，如果他们的生长曲线与正常曲线平行，提示是正常生长模式。

如果婴儿生长曲线明显高于正常的生长曲线，提示热量过多。如果生长落后，应积极寻找病因，并指导如何喂养，必要时咨询儿童胃肠专家和内分泌专家，胃肠疾病（如严重胃食管反流）和内分泌疾病（如生长激素缺乏症）等除外。头围增长缓慢是生长障碍的早期指标，也是神经发育不良的良好预测指标，因此头围的监测尤为重要。

2. 呼吸问题

约 25% 的极低出生体重儿和 35%~50% 的超低出生体重儿会发生支气管肺发育不良。当呼吸道病毒感染时，容易发生气道高反应性。这些极低和超低出生体重儿支气管肺发育不良（ BPD ）的发生率是出生体重 > 1500g 新生儿的 2 倍。存在严重 BPD 的早产儿需要气管插管或长期机械通气，通常情况下，BPD 可以在家中氧疗和给予支气管扩张剂或利尿剂治疗。

存在 BPD 的早产儿容易发生喂养困难、胃食管反流、体重不增、发育延迟等问题。

（1）再入院率：在第 1 年中 VLBW 的再入院率是体重较大新生儿的 4 倍，他们到学龄时需要再次住院的概率至少增加了 60%，呼吸道感染是第 1 年中最常见的并发症。高住院率一直持续到学龄早期，1 年中有 7% 的 VLBW 需要住院治疗，而体重较大新生儿只有 2%。

（2）呼吸道合胞病毒（ RSV ）：是引起早产儿毛细支气管炎和肺炎最常见的病因，尤其是慢性肺部疾病早产儿。为了预防 RSV 引起的疾病，VLBW 应当给予呼吸道合胞病毒单克隆抗体预防接种。美国儿科学会（ AAP ）建议，在 RSV 传播季节对出生胎龄 < 28 周的早产儿至少在

第 1 年或出生胎龄 28~32 周早产儿在 6 个月内进行预防接种。家庭成员与早产儿密切接触前须注意手部卫生，早产儿避免暴露在有呼吸系统感染的人群中（尤其是冬季），避免接触吸烟引起呼吸系统疾病的人群。VLBW 早产儿超过 6 月龄应当接种流感疫苗，密切护理早产儿者也应接种流感疫苗。

（3）空中旅行：一般来讲，患有 BPD 的早产儿不建议空中旅行，会增加感染概率，且由于座舱压力较低，导致舱内空气中氧含量较低。如果其 $PaO_2 \leq 80mmHg$，在飞行中需供给氧气。

3. 循环问题

早产儿出院时可能仍然存在动脉导管未闭（PDA），另外，很多早产儿在住院期间经历过中心静脉或动脉置管，且慢性肺部疾病发生率高，这些都是高血压的高危因素。早产儿出院后可能发生高血压，因此，出院后的早产儿随访应关注血压问题，同时注意既往存在的 PDA、房间隔缺损等是否愈合。

4. 喂养问题

VLBW 由于许多原因可引起喂养和生长问题。患有严重 BPD 的早产儿需要更多热量才能满足体重增长需要。许多此类情况早产儿因为早期缺乏口腔刺激而发生口腔运动发育异常或延迟，甚至拒绝经口吸吮。早产儿至少在 2 岁之内都要依据生长标准曲线密切随访，提供适当的营养以实现追赶性生长的需求。早产儿特殊配方奶粉增加了蛋白质、钙和磷的浓度，与母乳混合喂养或单独应用可满足前 6~12 个月需求。长期喂养困难这些早产儿经常发生长期喂养困难，对一小部分严重喂养困难的早产儿须置胃管，他们通常需要较长的特殊喂养及口腔功能治疗时间，最终可停用胃管喂养。

5. 贫血

VLBW 婴儿患缺铁性贫血概率高，故应于出生后头 12~15 个月补充铁剂。部分早产儿可能发生叶酸缺乏，必要时需补充叶酸。

6. 佝偻病

VLBW 由于钙磷和维生素 D 摄入量不足，易发生佝偻病。长期应用外周静脉营养和呋塞米，以及脂肪吸收不良导致维生素 D 缺乏的早产儿更易患佝偻病。在 NICU 中诊断为佝偻病的早产儿在生后第 1 年内要补充钙磷和维生素 D。所有母乳喂养的早产儿出院后都应补充维生素 D（400IU/d）。

7. 免疫功能

除乙肝疫苗外，VLBW 早产儿应该与足月儿一样，按预期预防接种常规接种疫苗。病情稳定、生长情况良好的早产儿可最早在生后 30d 接种，乙肝疫苗接种与胎龄及出生体重有关。如果早产儿在 30d 内病情稳定允许出院，可在出院时接种。研究表明，早产儿常规预防接种的长期免疫反应的抗体滴度较低，但绝大部分抗体滴度仍在有效范围。

8. 眼科随访

患有严重早产儿视网膜病（ROP）的早产儿如果发生视网膜剥离，视力将明显下降或失明。超低出生体重儿（ELBW）中患 ROP 概率最高，失明发生率为 2%~9%，患有眼科疾病的风险也会增加，其中包括屈光误差（近视最常见）、斜视（内斜视和歪斜视）、弱光和青光眼。因此，所有的 VLBW 都应该由具有丰富的早产儿眼病治疗经验的眼科专家随访。早产儿应该在胎龄 8 个月时开始检查，然后按照眼科专家的建议进行随访，最少至 3 岁。

9. 听力随访

听觉是语言学习的先决条件，因此尽早发现听力障碍很重要。VLBW 失聪概率为 2%~11%，VLBW 是发生中枢性听力障碍的危险因素。早产儿感音神经性和传导性耳聋风险增加，所以所有早产儿都应在新生儿期筛查和 1 岁时复查，如果父母发现异常或有其他耳聋的危险因素时，可以更早复查。VLBW 是发生中枢性听力障碍的危险因素。

10. 牙齿问题

VLBW 的牙釉质发育不全和颜色异常的发生率较高。早产儿长期口腔插管可以导致上腭和牙槽嵴变形，从而影响牙齿发育，建议在出生后 18 个月时看儿童牙医，以便常规补充氟化物。

11. 神经系统问题

神经发育是一个动态过程，一些表现在某一年龄段是正常现象，而在其他年龄段出现可能就是异常。检查者必须知道在不同的年龄段哪些是正常，是否与正常年龄表现相分离。如早产儿出生时肌张力低下，屈肌张力是从尾侧向头侧发育过程；近足月儿和足月儿的屈肌张力高，屈肌张力减弱也是从尾侧向头侧方向发育过程；足月儿到4月龄时，上肢和下肢的肌张力相等。

（1）神经发育的检查：包括意识状态、姿势、四肢肌张力、颈部和躯干肌张力、深部腱反射、病理反射、原始反射、姿势反射等。

（2）高危儿的异常表现：有些高危早产儿在生后第1年内有一些异常表现，至1岁时可能会消失。但即使症状消失或没有明显的功能障碍，这些早期神经支配异常的表现可能是晚期功能障碍的信号，包括平衡、注意力缺陷、行为问题或学习障碍等。临床表现持续异常伴运动生长迟滞提示存在脑瘫，对这些患儿应进行多学科联合评估。由于中枢神经系统损伤很少是局灶性的，有些运动障碍的早产儿很可能合并有更严重的缺陷如智力障碍、学习困难或感觉障碍。下列发育异常见于1岁以内的早产儿。①肌张力低下（全身性或颈部和躯干），多见于慢性肺部疾病的早产儿；②肌张力增高，最常见于早产儿下肢；③不对称性，可表现为功能、肌张力、姿势或反射等不对称；④颈部过伸和肩部收缩，多见于慢性肺部疾病和长期气管插管的早产儿，可能会影响头部位置的控制、手的使用、翻身、起立和坐下；⑤不随意运动、做鬼验及协调性差，提示锥体外系受累；⑥持续存在的喂养问题提示可能存在神经发育异常。

（3）发生颅内出血的早产儿，尤其是脑实质出血或脑室周围白质损伤可增加神经和认知发育延迟的风险。PVL的早产儿视觉运动障碍及视野缺陷风险增高。ELBW并发症包括BPD、脑损伤（通过超声诊断的脑实质神经鞘瘤、PVL、脑穿通畸形、3~4级IVH）和严重的ROP（单眼或双眼阈值病变或4、5级ROP），88%的早产儿在生后18月龄发生不良神经结局，如脑性瘫痪、认知延迟和双目失明。小脑出血的早产儿发生运动发育、认知、行为、运动及人际交往问题的风险增高。

VLBW脑瘫发生率为7%~12%，ELBW脑瘫发生率为11%~15%。最常见的脑瘫是痉挛性双下肢瘫痪，与其相关的解剖位置是脑室周围白质的皮质脊髓束受损。VLBW还会发生其他类型的运动功能障碍，包括运动协调功能障碍等，具体应注意以下问题：①所有婴儿期出现的暂时或长期的运动障碍都需要物理治疗师和专职治疗师治疗。早期可以对家长进行指导，建立家庭训练和康复计划。早期诊断及神经和矫形外科医生的介入有助于早期康复治疗。一些脑瘫患儿可以进行矫形或采取其他治疗措施；对典型痉挛性瘫痪患儿可通过肉毒杆菌毒素注射治疗；对严重痉挛性瘫痪患儿巴氯芬治疗往往有效（口服或皮下埋藏泵治疗）；稍大一些的婴幼儿可进行手术治疗。②认知延迟：孩子认知发育情况主要评估智商（IQ）和发育商（DQ），通过贝利婴儿发育量表及评估幼儿发育的量表进行评价。在一定程度上，VLBW早产儿的发育量表评分会低于足月儿，但是许多VLBW早产儿发育量表评分仍可在正常范围。VLBW婴儿发育量表评分低于2个标准差的发生率为5%~20%，EIBW的发生率为14%~40%。许多研究结果来自小于2岁的儿童，对年长儿童的研究表明，有严重表现的概率基本相同，不能上学或在学校有问题的百分比高达50%，其中20%的IQ在平均水平，超过50%的ELBW需要各种类型的特殊教育。相比较而言，健康足月儿中不到15%的人群需要特殊教育。但是，与足月儿相比，ELBW儿童到青春期时的自尊心没有显著差异。③早产儿NICU出院时须对家长进行宣教，告知家长早产儿可能需要早期干预，这样可早期发现儿童的认知延迟，并及时推荐给特殊教育专家和语言治疗师进行干预治疗。对患有严重语言生长迟滞的儿童通过专门的科学教育可以改善其交流和语言能力。

（4）感情和行为健康：①睡眠问题，早产儿比足月儿多见，与频繁的接受医疗行为有关。父母应从书本上掌握引导孩子睡眠的技巧，如果孩子睡眠障碍情况严重，需要咨询睡眠专家。②行为问题，VLBW早产儿发生行为问题的风险较高，如过度兴奋或注意力不集中。行为问题的危险因素有家庭压力、产妇抑郁症和吸烟，行为问题可导致上学困难。由于学习问题和其他健康问题，VLBW早产儿承担的社会责任比正常出生体重儿少。通常通过各种发育量表检查可发现儿童的行为问题，从而引起父母和老师重视，这种标准化发育量表最小可用于2岁儿童。根据问题特点和严重程度决定如何治疗，有些问题只需通过专门的教育措施干预，有些问题则需要适当的精神治疗。

（四）发育随访项目

完成早产儿生长发育随访需要依靠卫生专业人员和初级保健人员。改善 NICU 出院的早产儿的预后，为医护人员提供医疗护理反馈信息。制订个体化的随访项目，至少包括以下项目：

（1）与早产儿有关的治疗结果：早产儿存活后发生慢性病的风险。

（2）评估和建议：需要监测 NICU 出院早产儿发生的各种问题，并且可能需要采取的各种预防措施和康复手段。

（3）预后：评估 NICU 出院早产儿的健康问题和可能需要的干预措施以及干预效果，向父母解析早产儿的预后问题。

（4）干预方案：每个从 NCU 出院的早产儿都需要不同的随访服务，根据出生体重和发生的合并症制订相应的干预方案。

（5）随访时间：随访时间取决于早产儿的需要和社会资源。有些方案建议第 1 次随访时间在出院后几周内，评估从医院转运回家的一些情况。如果没有特别需要紧急处理的问题，之后按计划随访行为发育问题，一般每隔 6 个月评估 1 次。

（6）医务人员应具备的条件：通过随访可以促进孩子的生长发育和发挥家庭的功能作用。医务人员必须拥有广泛的专业知识，包括治疗早产儿的临床技能，评估神经系统和认知水平的能力，处理早产儿在家中出现的常见儿科问题及儿童复杂的医疗、运动和认知问题的能力，指导社区随访计划并获得社区的支持。

（7）间接评估方法：间接的生长发育评估方法可以根据 NICU 制订的条目进行问卷调查，向父母了解早产儿可能存在的问题，以及获得足够的社会资源支持。

（五）对家庭、父母的支持

对父母来说，早产是件很不幸的事情，需要对父母进行专门的心理帮助，辅导父母如何在家中照料 VLBW 早产儿，并提供足够的社会资源。还需要特别关注母亲因孩子病情危重产生的情感和焦虑问题，为她们提供专门的行为指导和支持。把母亲接回社区，由社区医疗团队提供额外的照顾，保证家庭的基本生活需要，包括医疗保险、产假、资金援助，以及减轻父母压力等问题。

（六）预防接种

AAP 制订免疫接种指南规定：早产儿和低出生体重儿采用全剂量的百白破疫苗、B 型流感嗜血杆菌疫苗、乙肝疫苗、脊髓灰质炎疫苗、肺炎球菌疫苗接种，接种时间与足月儿相同。在流感季节前或流行期间，所有早产月龄已 6 个月大的 NICU 早产儿和照顾他们的人员应接种流感疫苗。所有胎龄 36 周患有肺部疾病或在 NICU 有其他高危因素的早产儿是呼吸道合胞病毒感染的高危人群，是否需要应用帕利珠单抗应进行综合评估。目前国内没有相关的指南，可参照此执行。

二　早期干预

早产儿的神经系发育不成熟，出生后各种并发症（如缺氧、颅内出血、感染等）可引起脑损伤，发生脑瘫的概率高于足月儿。但未成熟脑的可塑性强，良好的刺激能促进早产儿脑的发育，这是进行早期干预的生理学基础。由全国 79 个协作单位参与的早期干预降低早产儿脑瘫发生率的临床研究表明，1 岁时脑瘫发生率干预组为 9.4‰（13 /1390），而对照组为 35.5‰（46/1294），两组差异有统计学意义（$P<0.0001$）。事实证明，以家庭为中心的全面早期干预是提高早产儿生存质量、改善预后的有效方法。

由于小儿神经运动及各项能力的发育具有关键期，要善于把握发育的关键期，在专业医生的指导下与家长共同完成对早产儿的早期干预和训练。这种干预是全方位的，包括视听训练、运动训练、生活能力和社会适应性的训练、品质和人格的培养。

1. 感知觉的发育训练

感知觉包括视觉、听觉和触觉。早期丰富的视听刺激，如注视、追踪红球、与新生儿说话、听音乐等能促进其中枢神经系统协调性的发展；早期与母亲直接的皮肤接触、对早产儿温柔的抚触等对早产儿的感知觉发育有积极的促进作用，已被专业人员认同并广泛采用。

2. 运动的发育训练

脑损伤的早产儿会表现为运动发育的落后、运动不协调和姿势及反射异常。早期主动运动训练的目的在于按照婴儿的发育规律，帮助早产儿形成与年龄相符的正常姿势，使他们顺利完成抬头、翻身、独坐、爬行、站立、行走的发育过程。婴幼儿动作的发育与心理的发育有密切的关系，早期动作的发育水平在某种程度上标志着心理发育的水平，同时动作的发育可以促进整个心理的发育。在定期的监测与评估中，一旦发现姿势异常或运动发育落后，需经儿科、神经科和康复科的专业医生共同会诊，制订个体化的干预方案，进行相应的强化和康复训练。

3. 心理行为的发育训练

早产儿出后在 NICU 经历了各种有创治疗、病痛的打击、灯光及噪声的刺微、与父母的分离焦虑，在出院后又受到家庭环境的过度保护及家长过重心理压力的影响，使得早产儿的心理状态更脆弱，表现为情绪不稳定、安慰困难和性格固执。医生在随访时要帮助和指导家长给孩子提供一个轻松的生长环境，利于他们良好的情感与心理发育。随着早产儿的成长，生活自理能力、社会交往能力和人格培养尤为重要，父母须懂得早产儿同样不能溺爱，同时对发育落后和异常早产儿家长，要给予心理上的支持与鼓励，使他们建立信心，积极配合康复训练，改善婴儿的预后。

（王晓燕　孙彩霞）

参考文献

［1］周文浩.早产儿临床管理实践［M］.人民卫生出版社,2016.

［2］中华医学会妇产科学分会产科学组.孕前和孕期保健指南（2018）［J］.中华妇产科杂志,2018,53（1）：7-13.

［3］叶鸿瑁,虞人杰,王丹华,等.中国新生儿复苏指南（2016年北京修订）［J］.中国新生儿科杂志,2016,31（04）：241-246.

［4］杨玉兰,吴本清,苏锦珍,等.经鼻高频通气治疗新生儿呼吸窘迫综合征效果的系统评价［J］.中国当代儿科杂志,2018,20（11）：897-903.

［5］霍言言,陈津津.早产/低出生体重儿的合理喂养［J］.中国儿童保健杂志,2018,26（12）：1336-1339.

［6］秦倩倩,张波,王晓玲,等.《国家基本药物目录》(2012年版)药品儿童用药信息分析［J］.中国医院药学杂志,2016,36（12）：1025-1028.

［7］高晓燕,冯琳,许靖,等.早产儿出院后追赶生长的随访观察及宫外发育迟缓的影响因素［J］.中国当代儿科杂志,2018,20（06）：438-443.

［8］Vogel, J. P., Chawanpaiboon, S., Moller, A.-B., etal. The global epidemiology of preterm birth［J］.Best Pract Res Clin Obstet Gynaecol,2018,DOI: 10.1016/j. bpobgyn. 2018.04.003

［9］Banerjee J, Leung TS, Aladangady N. Cerebral blood flow and oximetry response to blood transfusion in relation to chronological age in preterm infants［J］. Early Hum Dev. 2016 Jun; 97: 1-8.

［10］Efendi D, Rustina Y, Gayatri D. Pacifier and swaddling effective in impeding premature infant's pain score and heart rate［J］. Enferm Clin, 2018, 28（1）: 46-50.

［11］van der Spek J, Groenwold RH, van der Burg M, et al.TREC Based Newborn Screening for Severe Combined Immunodeficiency Disease: A Systematic Review［J］. J Clin Immunol. 2015, 35（4）: 416-430.